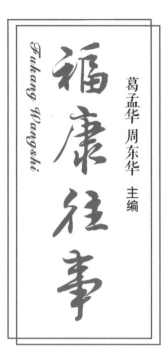

Fukang Wangshi

福康往事

葛孟华 周东华 主编

U0391105

天津出版传媒集团

天津人民出版社

图书在版编目（CIP）数据

福康往事 / 葛孟华, 周东华主编. -- 天津：天津
人民出版社, 2020.11
ISBN 978-7-201-16558-5

Ⅰ.①福… Ⅱ.①葛… ②周… Ⅲ.①医院-历史-
绍兴 Ⅳ.①R199.2

中国版本图书馆 CIP 数据核字(2020)第 205205 号

福康往事
FUKANG WANGSHI

出　　版	天津人民出版社
出 版 人	刘　庆
地　　址	天津市和平区西康路 35 号康岳大厦
邮政编码	300051
邮购电话	(022)23332469
电子信箱	reader@tjrmcbs.com

责任编辑	吴　丹
封面设计	汤　磊

印　　刷	天津新华印务有限公司
经　　销	新华书店
开　　本	710 毫米×1000 毫米　1/16
印　　张	16.75
字　　数	250 千字
版次印次	2020 年 11 月第 1 版　2020 年 11 月第 1 次印刷
定　　价	60.00 元

序

　　1847年美国长老会传教士苏美格偕华籍牧师谢百英，经宁波至上虞丰惠镇南街设布道所，进行传教活动，是为绍兴境内基督教传播之始。1904年，在绍兴传道的鲍斯菲尔德（C. E. Bousfield）为美北浸礼会的报告里写道"在绍兴及其周边地区有大约2 000 000人口，这足够你的传教士在他余下的日子里一直做着开拓工作，并让他的继任者也做着同样的工作。因为在附近，我们有比内华达州、犹他、蒙大纳、爱达荷州、特拉华和北达科他州都放在一起还要更多的人。"[1]在美北浸礼会医疗传教士福康医院创始人及首任院长高福林（Francis Wayland Goddard）的笔下，"绍兴是一个内陆城市，是一个直径约50~80英里的冲击平原的中心，这片区域交错分布着很多江河沟渠，几乎所有的货物运输和大部分的旅客运输，都靠这些水路来实现。在绍兴市区里，水路也纵横贯穿，且但凡重要的道路，也必有水路与之平行相依。马可·波罗曾到访过这个城市，称绍兴为'中国的威尼斯'"。[2]

　　绍兴的这种独特的沿海地理而又相对密闭的环境，为其当地的医疗活动带来了各种难以预料的后果，其中之一便是移风易俗的变化远远赶不上当时的开放风气，当时凡是民众生病，竟"不求医治，而以神话设法。如士林中信神方、妇女家之信籤方，又若招鬼眼、请悟婆、看日甲、送夜头、身上遮网、房内煎药、插姜太公、挂历日本、问卜、请符、扮犯人、

---

[1] *Annual report of the American Baptist Missionary Union, v. 90(1904)*, p.42.

[2] Francis W. Goddard, Called to Cathay, Baptist Literature Bureau, 1948, p.94.

审呆子、做大戏、放焰口,怪怪奇奇,不胜枚举"。①正规的医疗活动遭到极大困扰。高福林称:"我们所应当奋斗的,就是大体的百姓完全不懂近代医药的根本常识。他们对于解剖学的思想,并不是根据于实在人体的解剖或者动物体的解剖。他们对于病源的理论完全是武断的。他们治病的方法完全属于经验的……人们对于医药事业上种种常识的缺少,不但平民不明了,就是官府也不明了,所以没有国家的法律,来减轻时疫的流行。就如中国常流行一种瘟疫伤寒等。"②绍兴急需现代医学的洗礼。

1903 年底,高福林抵达绍兴,为这种呼吁划下圆满句号。初来乍到的高福林开始只能处理一些急诊病案。在一些老传教士建议下,同时为绍兴人提供医疗服务,但接受者甚少,效果亦不甚理想。"绍兴人对现代医学的愚昧及对西医的无知"令高福林产生了"必须在绍兴创办一所医院"的想法。1904 年,高福林将教会男校的一间 14 英尺宽、34 英尺长的教室,以及一个 6 英尺×8 英尺的微型私人办公室改造为了候诊室和接诊室。在当时,这样一所五脏俱全的小诊所相当于一所医院。1905 年 4月,高福林将这个微型医院迁移到南街,继续提供医疗服务,并向差会等募款筹建一所正规医院。

1908 年在当地牧师陈芝珊介绍下,高福林在南街马坊桥购置了一块地皮,破土动工修建医院。两年后,一幢占地面积 4.24 亩的西式大楼建成。医院正式 1910 年 3 月 9-10 日,高福林与绍兴地方官员、社会名流以及浸礼会其他成员共同见证了一所名为 "绍城耶稣教医局"(The Christian Hospital Shaohsing China)的落成典礼。

1912 年 2 月 23 日,医院正式收治病人。绍兴人对待西医的态度虽然仍有怀疑,但已经有较大好转,对于肿瘤、痔疮、鼻窦炎流脓等症,人们已经能够接受乃至欢迎手术方案。1914 年,医院事业蒸蒸日上,拥有

---

① 裴吉生主编:《绍兴医药学报》,1915 年 7 月版(总第 45 期)。

② 高福林:《中华浸会百年来既往之医务事业》,《真光》1937 年第 3 期,第 31 页。

有 41 张床位,收治男女病人,分为 5 个小病房区,还有一个光线充足的手术区和一个具有显微镜、化学、细菌研究能力的实验室。到 1919 年,医院仅专业和行政管理部门就有 21 名员工,在病人收治、手术、公共卫生、护理专业等各方面都取得了巨大发展。1921 年应元岳受聘为医院住院部医生。这一时期,医院的中文名字,从"耶稣教医局"正式转变为"基督教医院"。

1922 年是医院发展史上重要的一年。首先,医院在原有建筑顶层加盖了一层和屋顶,使得这座三层的西式建筑成为绍兴城的地标建筑;其次,医院中文名称正式定为"福康医院";最后,院方将"Head, Hand, Heart, All in His Service"确立为医院精神,希冀医院全体员工"动脑、亲手、用心为患者提供医疗和灵性服务"。1924 年,医院增设人力升降机、应元岳获得美北浸礼会奖学金,赴美国霍普金斯医学院和英国伦敦热带病研究所进修一年,计划于 1925 年返回福康医院任内科主任。1926 年任庭桂任外科医师、高境朗任儿科医师、医院董事会成立,恭思道任会长。1927 年医院员工增加至 27 人,其中医师 7 人,护士 14 人。1928 年医院"本土化",管辖权从美北浸礼会转移到中华基督教浙沪浸礼会,医院董事会职权加重,高福林仍为院长,应元岳因为个人原因离职。1929 年高福林回国休假,由蓝烈尔(Charlotte Larner)代理院长职务。1931 年高福林回绍兴,继任院长。1932 年是高福林莅临绍兴 30 周年,在这 30 年间,医院通过多种医疗和手术设施,收治住院病人超过 1000 人,门诊病人达 1.9 万人。1933 年 8 月,毕德明成功从匹兹堡浸礼会募集到资金,开建专门的护士之家。1934 年 6 月,护士之家落成,6 月底,护士学校和护士们搬进医院大楼之外唯一一幢配备有热水淋浴和抽水马桶设施的楼房,为纪念毕德明小姐的贡献,取名"思毕堂"。1937 年徐纪法来院担任内科医师。"七七事变"爆发,绍兴危在旦夕。12 月,高福林回美国休假,临别时医院同仁赠送"救治病人、难以数计"匾额,以表彰他为绍兴医疗事业所作的攻陷。高福林时代正式落幕。

烽火岁月中,福康医院院长实现了从外国人到中国人的转变。高福林返回美国后,原宁波华美医院医生 R.E.施乃德(R. E. Stannard)来绍兴担任代理院长。1943 年他在医院被日军逮捕,先送往上海日军集中营,后被遣送回美国。潘连奎临危受命,接任院长一职。由此,福康医院进入中国人担任院长的时期。

抗日战争胜利后,福康医院在潘连奎领导下,谋求重建与新的发展。1945 年 9 月 18 日,院董事会议决请施乃德及早回绍兴继续服务。该年门诊数为 22 246 人数,较 1944 年有较大回升。1946 年初施乃德从美国回到绍兴,担任外科主任兼妇产科主任。该年 9 月,潘连奎获美北浸礼会部分资助,第二次赴美进修,院长由徐纪法代理。该年医院门诊数为 23 802 人次,较前一年略有增加。1947 年医院设有内科、外科、妇产科、眼耳鼻喉科和肺科,并开设有两个免费诊所,为乡民免费诊疗眼疾、疟疾、内脏寄生虫病等。12 月 24 日,潘连奎结束在美国的进修和考察,经上海返回医院。该年医院门诊 31 070 人次,出院 989 人。1948 年元旦,潘连奎接任院长;6 月,施乃德一家离开绍兴回美国休假。该年医院将浚德病房改为肺结核病房,投入使用小型发电机,成立烟民调研所和烟民戒烟所。除继续服务乡梓外,医院趋向进步,积极救助中共金萧支队伤员。1949 年 5 月 7 日,绍兴解放,医院各项工作未受影响,井然有序。原定 9 月返回绍兴的施乃德一家,留美未归。 10 月 1 日,中华人民共和国成立,医院归属新成立的绍兴市(县级)人民政府,医院历史翻开新的篇章。

在医院发展过程中,逐渐形成"福康泽民"(To Provide the Benefits of Modern Medicine in the Prevention and Cure of Disease)院训,字面含义即"防病治病提供现代医学的福祉"。

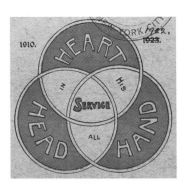

"3H"服务理念的院标

　　这一院训化为"3H"服务理念，即"在 Head 层面为院务管理提供理性规划和引导，在 Hand 层面为所有来院患者提供优质医疗技术服务，在 Heart 层面为所有病患及病属提供心灵医务服务"。

　　110 年来，这一院训已经成为绍兴第二医院最重要的医学人文遗产。2014 年 3 月 27 日习近平总书记在巴黎联合国教科文组织总部发表演讲中指出："每一种文明都延续着一个国家和民族的精神血脉，既需要薪火相传、代代守护，更需要与时俱进、勇于创新。中国人民在实现中国梦的进程中，将按照时代的新进步，推动中华文明创造性转化和创新性发展，激活其生命力，把跨越时空、超越国度、富有永恒魅力、具有当代价值的文化精神弘扬起来，让收藏在博物馆里的文物、陈列在广阔大地上的遗产、书写在古籍里的文字都活起来，让中华文明同世界各国人民创造的丰富多彩的文明一道，为人类提供正确的精神指引和强大的精神动力。"本书是挖掘医院的医学人文遗产，让档案说话的一次尝试。

　　谨以此书纪念绍兴第二医院建院 110 周年！

周东华、葛孟华

2020 年 11 月 8 日

目录

上篇　口述与回忆

第一章　中外院长文录 ································· 003

第一节　高福林文录选 ································· 003

第二节　潘连奎文录选 ································· 012

第二章　口述历史中的福康往事 ················· 021

第一节　服务宁波、绍兴的高氏家族 ················· 021

第二节　施乃德家人的口述与回忆 ················· 024

第三节　福康医院里的潘家 ································· 040

第四节　我和徐纪法在福康医院的日子 ················· 052

第三章　传记中的福康医事 ················· 059

第一节　高福林自传 ································· 059

第二节　日军集中营遇难记 ························· 091

第三节　潘连奎传略 ································· 093

下篇　福康医院历年年报摘译

第四章　筚路蓝缕之时（1905—1914） ················· 105

第一节　1906—1909 年医院概览 ················· 105

第二节　1912 年医院年报 ························· 111

第三节　1913 年医院年报 ························· 113

第四节　1914 年医院年报 ························· 116

第五章　五四新文化时期的院务（1915—1919） ················· 121

第一节　1915 年医院年报 ……………………………………… 121

第二节　1916 年医院年报 ……………………………………… 126

第三节　1919 年医院报告 ……………………………………… 134

第六章　1920—1928 年间的院务 ………………………………… 141

第一节　1920 年医院年报 ……………………………………… 141

第二节　1921 年医院年报 ……………………………………… 147

第三节　1922 年医院年报 ……………………………………… 156

第四节　1924 年医院年报 ……………………………………… 166

第五节　1926—1927 年医院年报 ……………………………… 171

第六节　1928 年医院年报 ……………………………………… 178

第七章　抗日战争初期的院务（1931—1936） …………………… 181

第一节　1931 年医院年报 ……………………………………… 181

第二节　1932 年医院年报 ……………………………………… 183

第三节　1933 年医院年报 ……………………………………… 189

第四节　1935 年医院年报 ……………………………………… 200

第五节　1936 年医院年报 ……………………………………… 206

第八章　全面抗战时期的院务（1937—1945） …………………… 212

第一节　1937 年医院年报 ……………………………………… 212

第二节　1938 年医院年报 ……………………………………… 217

第三节　1939 年医院年报 ……………………………………… 225

第四节　1940 年医院年报 ……………………………………… 231

第五节　1942 年医院报告 ……………………………………… 241

第九章　抗战胜利后的院务（1946—1949） …………………… 244

第一节　1946 年医院报告 ……………………………………… 244

第二节　1947 年医院报告 ……………………………………… 247

第三节　1948 年医院报告 ……………………………………… 250

第四节　1949 年医院报告 ……………………………………… 251

后　记 ……………………………………………………………… 254

上篇　口述与回忆

第一章　中外院长文录

　　绍兴福康医院 1910 年正式开院门诊,1912—1949 年间共有四位中外院长,分别是高福林、施乃德、潘连奎和徐纪法。民国时期这四位院长都留下了一些文字,或记录院务,或研讨病理,或关涉时局,是他们对医院、医务、医事的第一手记录。

第一节　高福林文录选

一、《耶稣施医局广告》

　　本医士悯绍地哀鸿之苦,前在本会发起小集捐资,并承附近士绅平宜生君助洋八十元,任德卿君助洋三十元,函请俞知事给示通告,于阴历十八日开工,就大云桥至东郭门一带河道,纠集贫困无业之夫开浚疏掘,为以工代赈之计,使卫生、救贫双方均受利益。现查该处河道绵长,工程颇大,预算前集捐资恐多不敷用,刊登广告,敢请乐善诸君再为解囊补助,共襄盛举。窃维五洲均同胞,仆以海外人暂作寓公,尚不忍为肥瘠之视,诸君子越人爱越,其热诚更必有百倍于仆者也。如蒙慨助,请至马方桥下医局内接洽为盼。

善医士 高福林 谨启

(1912 年 6 月 17 号《绍兴公报》第 1265 号)

二、《中华浸会百年来既往之医务事业》

　　基督教浸礼会在华之工作,首先就注重于医药事业。浸礼会第一位西教士粦为仁（William Dean）在未到中国以先,正在他要毕业神学院和预备来华上船之际,他与他的医药界的朋友相商量,要一同研究初步的医药常识,使他到了中国,能帮助一般有病而得不到医药之人。到了中国后的头三年,每日诵读中文及工作余暇,他就在下午五至六时,设一门诊间施医,有时到了六时以后,尚有人来求治。求治的人,每日平均约有 30 余人。这样的门诊间,不但对于病人肉身上得了好处,并借此可表示他本人及差遣他来的教会的一种好感,然这样的办法,他总认为不是十分妥当,所以他最初就要求差会速即派遣一位正式的医生来华。过了好多年之后,一直到了 1843 年,才有一位玛高温医生（Dr.D.MacGowan）到了香港,用了几月功夫,去读中文,并与一位广东派克而医生（Dr.Poter Parker）来往,以后就沿着中国海岸来到宁波,成为第一个长住宁波的西教士,于是就建设了华东教会,起初称为宁波西差会。很值得我们注意的一件事,就是他在宁波街上走来走去好几天,想找寻一所房子,但总是找寻不着,后有一位中国的绅士,知道他是一位医生,想开设医院,帮忙病人,就很愿意给他一所好好的房子,并不要他出一个租钱。

医药工作是从建设以来,除了二次阻碍以外,一直顺利进行,而北浸会差会的政策,每一大区需有医药工作,除非别教会也有同样工作之外,那时不在此例。这样的政策,是照行于全中国,而且也是严格遵守的。后来浸会工作分为南北二派,在 1845 年南浸会有位第樊医生（Dr.T. Davan）担任医务工作,他就在广东工作了两三年。在 1846 年的时候,雅各医生（Dr. Mrs. J.A.James）及其夫人来华工作,不料从广东到香港的途中,他们遇到风浪,不幸溺亡!从 1851 年以后的几年,有位蒲尔登医生（Dr. G.W. Burton）在上海来做晏马太牧师（Dr. Mattbew T. Yates）很好的助理,这样以后差不多有 50 年的辰光,没有医药工作。在 1901 年爱亦儿先生（Dr. T.W.Ayers）到了山东,南浸会的政策也就改变了,并且在济南与别教会合办医学校与医院之外,南浸会在全中国只有在八个城市中开设医院。

到中国的第三队浸礼会西教士是英国浸礼会（English Baptist）,到了 1875 年才建立了稳固的根基,而在华北的工作一直到现在才开始发达。在山东、山西、陕西三省有八大城市的工作,其中五个有很好的职员及医药的设备。济南的医校、医院也是包括在内。

在 1847 年有安息会(Seventh Day Baptist)在上海与邻近之处开始医药工作。在 1885 年设一门诊间,以后又设一所医院,现在仍在继续工作。就我所知,除此以外,瑞士浸礼差会(Swedish Baptist Mission)、山东福音浸礼差会(Gospel Baptist Mission of Shantung)及其余自立差会,均无医药工作。

起初美国北浸礼会的西教士工作,在"三年议会"的记载中已明白地表显了。现在的这种工作,由南差会推广进行,已到 16 个城市。在浙江、广东、四川等省,其中 11 个均有医药工作。在某个城市中,曾与别公会合办一医院,但是现在的工作由该公会主理,然一半的产业权,仍归我们浸礼会所有。在南京的合办医科大学(Union Medical College)是南北浸会合办的。四川成都的华西大学(West China University)、上海女子医学院(Woman′s Christion Medical)等,均是合办。

总而言之,浸礼会在华的医药工作,设有 25 个医院及附属护士学校,分散在山东、山西、陕西、河南、江苏、浙江、广西、广东、满洲等省,并有一最大的麻风病医院在华南,并且在全国合办了 3 所医学校,一在山东济南,一在四川成都,一在江苏上海。他坚持舍弃一切、勇往直前的精神,用信心、勇敢、谦卑、耐心、坚忍和爱心视众人,包括男女工人为平等一员,以极其负责的态度担任以上工作,故而取得了成功。其详细情形,让我们来仔细研究:

在医药上一般开创的人所遇到的困难是什么? 第一我们所知道,差遣他们的团体,对于医务工作无切当的见解。照现在看来很稀奇,因几百年前人民解说传福音的使命,无非依照字面直译。假使一个西教士不用他的时间与金钱,在台上讲道或者教授《圣经》,往往以为不是传道。他们以医药工作无非引诱人来听传道人讲道的工具,因此,只要一包丸药之外,不必其余的设备了。虽像我迟来中国,第一年的医院及药科经费不过 150 元而已。差会总干事对我说："凡现在所差出去的医生,到了宣教区往往以为非办医院不可。"这是很奇怪,他们想非创设医院,他们的工作不能成功。因此我们可以看到爱亦儿先生所著的一本《医务与差会》,书中所说的开设医院的一种困难,他说:"在我到中国的时候,我不但觉得一个异乡人到了异乡地方,因我不认识一个黄种或白种人,也觉得没有金钱来开办事业的困难,因我被南浸礼会差遣来做一桩他们所没做过的事情,就是来造一个差会的医院,但我登陆之后,他们没有给我一块钱来购买一块砖头和一味药料。"当他问"我的工场在什么地方呢?"他的一位同工的西教士回答说:"我的夫人同我要你看看这块地,选择你所要的来创办医院。"爱亦儿先生继续报告说:"这块地有六排中国房子,有高的石围墙围住,并有一个大台门,门口的一边有一管门人的房间。我仔细看过这个地方,最好的房间还是管门的,有一丈五尺长,一丈阔,四周的墙壁像门房烧饭灶头的砖头那样的黑。这位管门者情愿搬到对面的小房间去。但他搬出去之后,我开了门户,只看到黑的墙壁、污秽的地板。我自己默默地说'这间房子不像一个人从一万英里来,负了南浸礼会的使命,来开设一所医院的地方'。后来我觉得这是一种开创工作,我也是一个开创的人,所以我情愿接受一丈五尺长、一丈阔的、一间又小又污秽的房子,来做我的工场,直等到神再给我另外好的地方。"

现在的宁波华美医院,全部的价值,值 20 万以上,再加有很多且有效力的职员,如医生、护士、试验员等,这样的大医院,是我们美北浸礼会值得夸耀的。但我在年幼的时候,我记得那个医院起初是很可怜的,那时只有 20 张病床为男病人用,放在一间很不好的房子里。后来白医生(Dr. Barchet)及其助理觉得很快乐,因为用尽他们的心血,能得再加一间房子,其中可放 10 张病床为女病人之用。差不多 50 年以前,白医生离开宁波后,兰医生(Dr. J. A. Grant)主理该院,他用尽全身之力为该院服务,该院的进款是很微薄的,而仰求于差会帮助购买重要设备也是没有的,所以兰医生在正常职务之外,又去接受了海关上的医务工作,如此他每个月可以积存两百元,一直等到他积起了 8 千元,于是建造一所男病院,可以容纳 50 张病床。这笔款子,在当时称为最大的款子,但是要注意,这个款子不是美北浸礼会有钱的人所拨助的,乃是兰医生个人用汗血所得来的。在他正式工作之外,他又做了别人最好的朋友,更做病人的基督化的顾问,凡受他感动的人,都极力爱护他。当 10 年之前,他们募捐要造一个合适医院的时候,捐募的款是从以前的病人与各界朋友,下至平民上至总统无不乐意捐助,捐数为 12 万元。在他未逝世之前的几个月,他自己很快乐地安放新屋的奠基石,这屋虽然不是以他的名字来做纪念,其实没有他的爱心、忠心及牺牲的精神,是不能成功的。

我们想,差他们来的教会尚未完全明白医药事业的含义。……教会诚恳地差我们去医治那有疾病的人,所以我们应当将最好的医疗条件去给患者!这并不是说,我们每一个差会的医院要像我们本国的医院那样设备完全,职员众多。但至少要使大部分来求治的病人,得到最好的诊断及医治方法;也至少有几个病症,要有特别设备来诊断,特别的技术来剖割;若有的病确实无法医治时,我们或者介绍他到相当的地方去求治,或者诚实地告之他的病症是我们医治力量所不及的。这些是那差我们来的人所应负的责任。假使他们不能尽责时那我们将如何呢?我个人的意见如下,我们现在尚能比本地医生好一点,我们一班医药界的西教士应当抱一种开创时期的精神去继续办理我们的医务。我们应当尽我们所能的,并且不要停止我们的筹划和祷告,直到从别的来源当中得到应有的设备及职员为止。

第二个困难,我们所应当奋斗的,就是大部分百姓完全不懂近代医药的根本常识。他们对于解剖学的思想,并不是根据于实在人体的解剖或者动物体的解剖;他们对于病源的理论完全是武断的;他们治病的方法完全属于经验的。因此我们不必稀奇,他们怕吃我们的药,怕独自进我们的医院,并且不肯接受我们医院的管束;或病要长久医治时,不肯让我们有充分时间来医治。但是对于那般肯来求治的人,我们应该如何呢？除非我们有合适的助手，如同医生、护士、试验员等等。我们应当如何训练我们的助手呢？除非我们有课本，若是没有医药上的术语集，我们如何预备课本呢？虽然在30年前，当我在浙江省开始工作时，一个离上海不到两百英里的城市，若有急难的时候，得不到一个受过训练或中或西的护士来帮忙，当然容易想到百余年前的创办人所遇到的种种困难，和他们一种无畏勇敢的精神来对付他们的工作了。在这样伟大的事业和极大的需要中，我们应尽我们的力，贡献我们的一点才干，来寻一个解决的方法。譬如我们的第樊医生，虽在香港和广东住不多几年（1844—1847），因他身体不好，尚且能够发行一本医药名称的书籍《华文医药名字初阶》（*Beginner's First Book in the Chinese Language*）。这本书在中国黄、胡二君所著的一本医学历史书中被称为有价值的刊物，因为这是第一本华文医药术语集。其次像宁波的玛高温医生很注意使民众知道近代医药及医药范围内的常识，如用影灯演讲，并表演解剖学、生理学、化学、物理学、天文学等等的模型。对于此事，玛医生曾说："单是实施内外科的技术，并不是医药界的西教士所最要紧的工作。最要紧的是要他去教授本地医生得到解剖学和生理学的学识，并且给他们实习的工作，用华文来教授他们其余的附属科学。如此而行，我们的事业，在中国能得良好的成效。其次是选择聪明的青少年，给他们实际上的训练，作医生的助手。更其次他们个人特别注意对付病人的法子，逐渐因为工作人员的增加及动作便利方法的进步，所以各种的合作，容易成功，并且积极的提倡。"

上海蓬医生（Dr. Boone）在1887年报告，他第一次开始训练男女人员作为护士。这个工作逐渐地引到在1909年所组织的中华护士会（Nurses' Association of China），该会在1935年成为中国教育部当中的一个护士部（Bureau of Nuring Education under the Dept. of Education），现在仍照常进行。在1887年10月1号，伦敦教士会（London Missionay Society）与香港政府通力合组了一个香港医科大学（Hong Kong Medical College）。这个大学就或为以后从香港、广东到满洲，从上海到成都，所设立医科学校的先锋。所有四所医科学校中有两个已归并了，只有英浸礼会与美浸礼会仍有重大的势力。

有的时候不好的景象反能或为开展新的机会的门，譬如安息会（Seventh Day Baptist Mission）曾欲在上海附近开设医院。有位年轻医生想谋外科的发展，但不知何故，没有病人来求治。经考察该地情形之后，该会将医院改作了肺病疗养院。又如在别的地方，也开设了各种医院，如戒烟所、疯人院、麻风院，公共卫生如施种牛痘的训练所，及战时与饥荒瘟疫时所组织的一种特别时疫病院。有几区地方尚有医药问题需待解决，如对新奇的病症，医治及除灭其的方法需待勤劳与长时间的科学研究来解决，新的方法需要长时期的试验方得实用。像这种种的新提议，我们医药的开创者很抱同情而谋改进，不愿墨守成规，愿牺牲个人的利益及愿望……在各种医药事业上，我们浸礼会都负了相当的责任。

在我们未结束医药界过去一百年所遇的困难之前，不得不提及人们对于医药事业上种种常识的缺少，不但平民不明了，就是官府也不明了，所以没有国家的法律来减轻时疫的流行。就如中国常流行的一种瘟疫伤寒，在我们本国，医生冒着危险行医的时候，政府会随时提供帮助。这种医生我们很尊重，但他在中国却不得政府帮助，为独手独脚的医生，冒着危险，医治病人。当我们读到对那班医生勇敢事略的记载，就起了十二分的悲伤和敬仰，今因时间的限制，只举一个例子来说明。

施医生（Dr. Creasy Smith）与秦镜医生（Dr. Stonley Jenkins）在 1905 年一起工作，但不幸在当年施医生抱病，所以只让秦医生独自在 8 个月中间，在中国建立了这个工作，他有奇伟的成功，于是人称他谓中国西北部（N.W.China）的医药开创者。在 1911 年中国革命的时候，这位秦医生正好例假回国。在那时这所医院的管理法格外先进，有许多病人来医治，而医院只有 34 张病床，职员也只有杨医生（Dr. Amrs Young）夫妇、楷德医生（Dr. Charter）、劳勃生（Dr. Vecil Bobortson）和一位女护士华德女士（Miss Watt），这样少的医生及又不懂医药学的助理，所遇到的情形真是困难重重。在革命发起的当时，城里只有楷德医生，所以负完全责任的就是他了。正在革命工作紧张之时，劳勃生医生尚在郊外西教士家中，官府邀他来襄助。这时因城门紧闭，只好将劳医生用绳索由城外挂进城内。十日以后，杨医生夫妇也由很远的延安府（Yenanfu）回来，在院的二位医生看了他们十分高兴。在此时，中国新成立的红十字会觉得他们自己的方法不善，所以请求劳医生收留他们转过来的病人，因此这班医院中医药上的责任愈加重大了。每日至少有600名病人来求医，在这些病人当中包括3个受伤的士兵和无辜被弹的平民，而且大部分的病人因为不及医治病势十分严重。除了门诊间病人之外，住院病人有130余人，于是再设立了5个附属医院，来容纳其余200名病人。战时期间两个西国医生和一个西国护士除了要照顾着门诊间病人之外，还要顾着350个住院的病人。到秋天秦医生回华，他又设法建造新医院，并推广他的工作于全省。1913年2月传来紧急消息，就是要去救治在甘肃省的一个小孩，到那边至少要4天的路程。但劳医生紧急赶赴两天之内就到了那里。很不幸的是，他在路上感染了斑点伤寒，等回到西安府已是14日以后，他不得已卧病在床，又过了11天，他被召回天府，享年不过28岁。

劳医生的噩耗传来，他的朋友与被他医好的病人皆同声悲恸，全城大受震动。他出殡的热闹为全城所未有。追悼会的时候，军队的长官也对于这神的工人发表演讲予以致敬。出殡的时候，有许多旗仗，上面写着如"他为陕西谋幸福""因他的爱使人起死回生"等语，残废医院（Chelsea Hospital）（是在革命以后所创立的）的一班病人送他一块大白纺绸来包裹他的尸体。

在劳医生未死之前的一日，秦医生也感染了同样可怕的斑点伤寒症，礼拜后也被召归天了！享年三十有九。他们两位有高尚的人格，是医药界中的巨擘，也是完全献身的西教士，从未顾念自己，而常谋别人的利益。

我们是第一批西教士的继承者，从他们所得到的是贵重的遗产。他们的成功是很显著的，如同地房屋医院、护士校医院、科学研究院、所出版的书籍、解决的问题等。他们在慈善事业公共卫生所创办的新运动救活了无数人的生命，解散了多年的愁苦，恢复了希望与勇敢。拢总这些东西……是百年前人所梦想不到的。然而以上所述的，对于我们不算为什么重要，若是我们能够发现并保守及成功这些事情的精神，虽放弃以上所述的成功也不妨，因为那不过是精神的果子，只要能识别并应用这种原则于我们的生活上就是了。这种原则就是规定我们开创西教士的行动，也作了他们伟大成功的要素，除了对于主耶稣忠心之外——这忠心就是每个西教士所应用的基本要素——我要举出三个原则，就是明显在过去的那班西教士的生活上，也就是今天我在百周年纪念中所尊重的。

第一个原则，照他们所有的去开始工作。他们有智识，他们四周的百姓有需要，至于设备呢？当然我们在一个设备齐全的医院里工作是很快乐的。因有清洁的墙壁与地板，有一种可适用于各种用法的桌子，并有很好的电光。当工作完毕之后，有淋浴，有清洁的衣服可以更换，且可到医生休息室休息，并备有点心，以便随时饮食。这样当然快乐，但是救人的生命和爱心的表彰，不必一定需要这类东西。有一种病人，因为智识的浅薄，或抱定一种偏见，不肯接受医生所给他最好的东西。那医生并不因此用一种骄傲的态度离开他，如在英美各国所行的反而要求他们尝试，俾得痊愈。病人与医生有时程度相隔太远，唯有爱心得以二相联络。

第二个原则，虽然照上述的话是不错的，然而同时那开创时期的医生，并不忘记他们本国有更好的东西，若是他们得不到，那是没有法子。然而他们常常去追求，写信去要求，求神赐给他们。他们略得一点，那就满心感谢了。总之，设施的方法，在不得已时可以妥协，然而对于进取的精神，却永不改变。

第三个原则，他们的目标，总是往前看的，不是向后看的。不但只希望得到他们已经所晓得的东西，更希望得到尚未发现的更好的东西。他们已经学习了许多，但是他们还有更大的追求。他们从什么地方得到进步呢？他们往往从他们所要帮助的人所发出来的冷漠与反抗，从医生自己的错误，从试验和科学的研究中……得了许多的进步。

以上所说的种种精神，是我们最宝贵的遗产。我们虽然今日能够用感谢的心指出物质上种种的成功，但是我们切切不可忘记除物质以外，所不能看到的东西，正如经上所记"所见的是暂时的，所不见的是永远的"。

第二节　潘连奎文录选

一、潘连奎与倪鸿文谈平民问题

鸿文兄：

在《平民》上看见你的大作，我虽然没有和你时常通信，你的思想，我却已窥其一二。欣幸得很！

我曾在"双杨"乡村里，刊行《新双杨》月刊，要想按现（在）社会的情形，本时代的思潮，用科学的考验，设法改进，希望实现一个良善的乡村。你们对于合作很有研究，所以请你们替《新双杨》做些关于农业合作的文字，使得平民的精神、合作的新潮，向乡村间流去；你也愿意做这个吗？

潘连奎　于苏州第一师校

连奎兄：

你夸奖我的作品，我自问粗浅得很！

合作主义包括很多，本社同志现在正分工研究，或者可免以前无力诸病。我们在功课做事的空闲，这些宣传事业，自然要社会学者热诚地指导。合作主义，对于中国社会的需要，留心改造社会者类能分别观测。本期陈君所译"印度合作运动"一篇，为假云："印人要想逃出这种悲惨境遇的一线希望，就是合作事业……"印人系被压迫民族之一，他们重视合作到什么程度？

你脚踏实地做乡村的改造，自然希望你不绝的前进，不绝的奋斗！我也主张利用闲时在本乡提倡一些合作，达到广布合作主义的实际运动。

农业合作,世界上当首推丹麦,本社侯君厚培在本刊上曾介绍几篇农业合作的文字,散见前几期《平民》,你可以参考。我也有"丹麦底农业合作银行"一篇,本定在六十三期《平民》发表,后被排字人遗失,没有登出,不能副你的下问。侯君对于农业合作很有研究,将来本社业书部,可有单印本行世。替《新双杨》做文章,实因时间关系,暂时不能应命,乞原谅。

倪鸿文

(《民国日报·平民》1921 年第 79 期,第 3 页)

二、肺痨诊断简说

痨病亦称结核病,其病源由于结核杆菌,为传染性疾病。痨病不限于肺,身体各器官均有被结核杆菌侵袭致病之可能,故有骨痨、肾痨、皮膏痨、淋巴腺痨、喉痨、眼痨,以及肠痨种种,但究以肺痨为最普通。肺痨为患几乎普及世界各处,而历史愈久、人烟稠密之地,肺痨猖獗愈甚。其猖獗之程度与公共卫生之普及与否适成反比例。于此,可见肺痨之为害于吾国必大可惊人也。据北平第一卫生区 1927 年之统计,肺痨死亡率十万人中为二五八人,多于日本约一倍,多于英美二倍有余。以此死亡率类推,吾国每年为肺痨而死亡者百余万人矣!试再一思,患肺痨而辍业或卧床者为数之巨,诚属可怕。良以吾国历史之悠久,而卫生事业尚未十分发达。故蒙害较各国为甚。卫生事业之进步足以减低肺痨病死亡率,征诸下表可知矣。

五十年前英国本部肺痨病死亡率

年代 ＼ 年龄	（10—15）		（15—20）		（20—25）		（45—55）	
	男	女	男	女	男	女	男	女
1861—1870	608	1050	2198	3121	3894	3972	3880	2865
1871—1880	483	851	685	2409	3109	3154	3865	3468
1881—1890	344	702	1293	1809	2341	2326	3505	2062
1891—1900	234	502	995	1290	1887	1591	3144	1642
1901—1910	171	396	756	998	1521	1235	2753	1310

从上表可以看出五十年前英国本部肺痨死亡率亦颇高，似与现在我国相仿。但五十年间，因卫生事业之进步，其死亡率逐渐减低一倍以上。现在死亡率更低，英国本部 1928 年肺痨之死亡率降至每十万人中六十七人。于此可见肺痨之预防与早期诊断以及有效的治疗确为吾国当今之急务。凡吾国民以及医界同人，宜如何急起直追，促进民族复兴之伟业。为今之计，防痨因为急务，而早期诊断岂容忽视？盖肺痨非不治之症，但须及早发现，施以相当治疗始克奏效。早期发现在防痨上亦能多收成效。早期诊断各赖于一般人能确切明了其价值以及医界之重视。兹就肺痨诊断上各点简说之。请先就肺痨之症状言之：

（一）疲劳乏力初期肺痨。症状不显著，故多迁延时。及病者自己觉察而后就医大都病情已重，懊悔莫及。通常病者大率感觉操作容易疲劳，精神不振。一般病者不以为意，或者曲为解释。初以为无需就医，而不知自己患肺痨也。即或就医，医家如不经意，不加详细检查，亦易轻易放过。盖初期肺痨，即就普通物理检查言，时有不能发觉之虞。故对此类病人，医家心中须存"肺痨"二字，详加检讨，必要时宜施行爱克司光（即 X 光，下同，编者注）检查焉。爱克司光为近代诊断上之利器，为医家所公认。肺痨初期，普通物理诊断未能确定时，爱克司光却能明显透视。然医家万不可走另一极端，忽略一切物理诊察，全以爱克司光代之，是诚大误。盖非特此种举动，于病者为不公允，而提高不必要之医费。抑且吾人所诊断而加以治疗者，整个之病人也，各个病人具有特殊之身心状况及环境历史，以爱克司光片代表病人，诚大谬也！溯自然科学发达，机械进步，一般年轻医家，每易信仰机械，而置极有价值之物理诊查于不顾，以实验室试验及机械代医家之耳目心思，是诚大不可也！医家是主，各种机械皆由医家之运用，帮助医家发现凭据。但如何解释，如何判断，是医家事，非器械所能也！余为此言非有意低视爱克司光之价值，余固极推重并利用之者也。

（二）体重减少，痨者兆也。患痨者类多消瘦，体重减少，然而彼骨瘦如柴、形容枯槁之辈，虽常人亦知其为病，实已临病之后期矣。今吾人所欲诊断者在乎初期肺病。当此之时体重减轻，非从实际推冲比较不可。又吾人慎勿仅以观察外形及其体重为满足，否则必为外形所欺，而予诊断上之谬误。盖身体肥胖者之患肺痨，每为人所不及料者也。然体重减轻，吾人当查考其原因所在。以此每每发现初期肺痨，或慢性肺痨复发之危险焉。

(三)咳嗽唾痰。咳嗽唾痰，未必肺痨所致。然患肺痨者，迟早有咳嗽唾痰之现象。故咳嗽在数星期以上者，慎勿以为平常伤风感冒而忽视之，须得受详细身体检备，证明非肺痨而可放心。痰之检查，不可忽略，痰中发现结核杆菌则为肺痨之极强证据。然初期肺痨痰中每无结核菌之存在，故痰中未发现结核菌，不可为非肺痨之铁证。如有浓痰屡次检查，未有结核菌，则其为肺痨之可能性不大。有时须作动物试验，将痰注射于荷兰猪数星期复解剖之，观其体内洧痨病之情形否以定痰内之是否有痨菌。

(四)寒热盗汗。患肺痨在进行时期中，体温在每日中之某时期(大多在下午三时至八时)每每增高。许多病者在绝对休息之时，体温正常；稍行动，体温即上升。余尝过肺痨病者，询以过去时未感觉到也。一日间体温最高之时，各人不同。故起初最好每二小时量一次，以定体温最高之时间。以后每日必须于此规定时间视其体温。凡病者长时间有微热，医家须联想到下列诸病：浪热病，又名米利他病(undnlent fever)，次慢性心内膜炎、毒癌、慢性肾炎、黑热病、白血病(leucemia)、疟疾，局部病实损害，以及肺痨，而以肺痨占最大多数焉。盗汗即病者夜间睡眠时多汗，重者衣服尽湿。此种现象，仅见于急性或进行性肺痨，对于静息性肺痨不多见也。

(五)咯血。咯血不尽限于肺痨。他如胃溃疡、胃癌、二尖瓣心瓣狭窄病、肝硬化病、支气管扩张病等，往往有咯血现象。但咯血如为病者之告诉，则医家首先须诊察者除鼻喉以外，即为肺部。又"咯血"二字，病者用意各各不同。痰中稍带血丝，有时仅为喉头或气管充血所致，而病者往往谓之咯血。又有许多病者，辄以咯血为受伤之现象，仅敷膏药，致酿大祸。

(六)肺部疼痛及气喘。肺部疼痛,最常见于肋膜炎。而肋膜炎之最主要原因,厥为肺痨。犹脓胸之最主要原因肋膜炎肺炎是也。普通肺痨病者,间或亦有诉胸痛,但常为暂时,且其痛之位置不因定。肺部病区广大,以致气喘,大概在病之郑重时期矣。因动作而容易引起气喘,较为多见。

(七)粪瘘。粪瘘非痔,原因亦多。但有粪瘘者,医家必生肺痨之疑心。检查其体格,因此而发现肺痨者有之。身体检查又名物理检查,为医家对病者直接之检查,对于诊断上当作一极重要位置。但初期肺痨病区变化未显著,物理检查所得甚有限。医家自当探求病者之历史症状,以及实验室一切应有检验之结果,连同物理检查,通盘推考而下定论。

初期肺痨,肺部不必消瘦,外形或无异状,肺部打诊声音无大变化,听诊或能探得杂音如细捻发音,大概须令病者作咳嗽声,始容具检得。膈膜之上升,在病肺一边受限制,而肺呼吸音或稍轻弱。迨病情稍重,则听诊可得迟钝之音,肺呼吸音低弱而不正常,大概肋膜炎支气管肺泡性声震颤及触觉性震颤加强。心声之传达有时亦呈异状,肺硬化故也,而肺部杂音(又名啰音,俗称水泡音)增加矣。及至病重之时,各种情形,亦较前显著,而病者身体瘦弱,形不正常,其他症状显明,诊断自易易矣。多数肺痨病之病区,发现于肺上,但背后及其他区域,不可忽略,盖有时可发现肺部之变化于肺尖之外也。更有一音欲肋膜炎医家进者,则检查肺部病人,以赤膊为宜,妇女虽不必如此,然检查务求周到,慎勿以他事繁忙,致令病者稍袒其胸之上端,约略一听了事也。

诊断之有赖于实验室者有下列各事:

甲、验痰:任何病人,咳嗽多痰,均以查验其有无结核杆菌肋膜炎安。有时做动作试验以验之。

乙、红血球沉降试验:此试验对于诊断肺痨上,并无特殊之意义。但对于肺痨病之预防上,有不少贡献。试验不啻检查病人之抵抗力以及进痰之情况耳。

丙、白血沭种类统计(araeth count):此试验对于肺痨过程中,亦给吾人以相当之了解。观白血球核辩多少之血球数，而以百分计之。普通一般人之白血球数可类别如下：

1.血球核一辩者百分之五。

2.血球核二辩者百分之三十五。

3.血球核三辩者百分之四十一。

4.血球核四辩者百分之十七。

5.血球核五辩者百分之二。在一郑重之肺痨，血球核之一辩者为百分之四十。

6.二辩者肋膜炎百分之四十九。

丁、肺量之测验(vital capacity)：肺量之缩小原因不止肺痨，而肺痨亦为一普通之原因。反之肺量正常者，为一非肺痨之重要证据也。

戊、结核菌苗测验(铁勃固灵测验)(Tuber-culinet)：阳性反应，非即证明肺痨之存在，却证明此人曾受或现受结核杆菌之侵袭，以致身体对之有过敏性反应，未必即患肺痨。而较之阴性反应者，对于以后肺痨杆菌之侵袭抵抗力却较强。病太重反无力反应矣。阴性反应除肺痨极郑重者外，可以表示身体上未曾受结核菌之侵袭，或年代已久无甚关系矣！

己、爱克司光检查：对于肺痨诊断上之重要，人皆知之矣。初期肺痨有非爱克司光不能下确实诊断者，但医家之吩咐病人受爱克司光检查，必有其强固之理由在。用之剖疑则可，用之代替一切其他之检查则不可。

结论：肺痨之为害于人类，由来久矣，而吾国受祸更烈。挽救之道，在于请求公共卫生，散布防痨常识，确切早期诊断，以免蔓延而圆康复。盖肺痨非不治之症也，戒在发现之太迟。故病者医家宜作有效之合作，方可于民族健康上迈进无已也。综上所说肺痨诊断须建立在病状身体检查及各种试验、爱克司光检验之上，须得通盘估量，方可判断。而下列几点，对于肺痨诊断上具有极大之价值焉：1.痰中有结核杆菌；2.肺之上部有继续存在之啰音；3.爱克司光发现肺部损害；4.咯血之历史而未查明其他原因；5.肋膜积水之症状或历史。

（《医药导报》1937年第2卷第10期，第66—71页）

三、荷尔蒙之作用及内分泌异常

分泌腺所产出之荷尔蒙,所以营养化学的调节作用者,换言之,即作用于脏器组织而调整其正常的生理作用者。因此之故,倘人体之内分泌脏器正常,分泌正常量(即不过多亦不过少)及正常质之荷尔蒙,则其生活机转,自循正常之轨道,并依生理的步骤,而成长而发育,整然有调,毫无缺憾。反之,此等内分泌腺所分泌之荷尔蒙,倘有不正常之情形,或来性质的异常,或采分量的异常,则全身之内分泌机转发生变故,不能顺应正常之化学调节作用,于是动物体之生命现象即失却正规,从而不能营生理的成长发育,至流于病的状态或成痼疾。

内分泌机转之异常,由各种之状态而现出,此可分为某种内分泌脏器全缺、内分泌机转特旺、内分泌化学的构成及其作用之异常状态等数项,兹缕述于下。

(一)某种内分泌脏器全缺。既然缺乏某种内分泌脏器,则该内分泌脏器所分泌之荷尔蒙自然缺之,其结果即现出因缺乏该内分泌素之症状,此种症状,即吾人所称之缺落症状。

亦有某种之内分泌脏器虽存在,但其产荷尔蒙之生理的机能,完全失却,若是者,吾人称之曰无机能。其结果与甚内分泌脏器之全缺者同,盖虽存在而失却其作用,则与不存在者等也。因之在此等情形之下,亦必发生缺落症状无疑。

亦有某种内分泌脏器存在,同时且有分泌机能,惟不如正常者之多,仅分泌微量之荷尔蒙,若是者,称之曰机能减退。其时生理需要之荷尔蒙,自必缺少,亦现若干之缺落症状,但程度有轻重之别耳。

(二)内分泌机能特旺。某种内分泌脏器,非特保亦其分泌荷尔蒙之机能,且其分泌机能,比较正常生理的者为尤旺盛,若是者,吾人称之曰机亢进,此际所有过剩之荷尔蒙,并不有益于人体,且反有害,盖荷尔蒙之灌溉,适可而止,一有多余,即可惹起自己中毒也。

(三)内分泌化学的构成及其作用之异常状态。内分泌脏器所分泌之荷尔蒙,自有其一定之化学的构造,该荷尔蒙且自有其一定之作用,设该荷尔蒙之化学的构造及作用有异常,生理作用亦不能顺应,其理易明。此种情形,吾人称之曰机能变调。

内分泌之分泌机能减退或分泌机能亢进,不论在内分泌正常之时或机能变调之时均能发生。所不可理解者,为荷尔蒙之性状如何能变化之一点,在现代研究成绩之下,尚难以充分之理由说明之云。但在内分泌腺解剖学所见,腺如肥大时,则必见其机能亢进,反之腺如萎缩时,必见其机能减退,则为已知之事实。

各内分泌腺,互有相互间之关系。盖某种内分泌异常及因此而化学的调节作用搅乱之结果,影响所及,全体各脏器组织之新陈代谢及发育,遂生种种之变化,不论其变化之程度何若,均由脏器组织之不同,个体之年龄以及男女性别等而异其种类,一种或二种内分泌腺分泌异常之际,其最先受其影响者,必为与之有密切关系之其他内分泌腺。详言之,某种之内分泌腺起有变化之际,他种之内分泌,往往来机能亢进或机能减退或机能变调,乃至来解剖学的形态变化,如肥大、萎缩及变形等。一般内分泌相互之间,其机能营为上有化学的密接关系,直接的或间接的彼此均得受其影响,例如甲内分泌脏器变化时,直接予影响于乙丙内分泌脏器,更由乙丙内分泌脏器之变化,丁戊等内分泌脏器,亦起变化,此变化于乙丙为直接之影响,实亦间接受甲内分泌脏器之影响也。若是错综复杂之现象,吾人称之曰多腺性变化。

又内分泌腺所分泌之荷尔蒙,所及于各种内分泌相互之间之化学的作用,亦绝非简单者,于此吾人可大别为二:1.促进作用;2.抑制作用。

内分泌素之名称,今日恒汎称为荷尔蒙或激素,然考之 Schafer 氏,尝分别分泌素为二种:

内分泌物:1.激素(荷尔蒙);2.抑素(却龙)。

由此吾人可知某种内分泌腺所生之内分泌素,一方面有促进甲脏器之活动之作用,另一方面,则又有抑制乙脏器之活动之作用,又甲与乙之间,更有互相促造或抑制之作用存乎其间,故内分泌之学,为饶有兴趣者。譬如某内分泌腺肥大之际，欲究其原因所在，抑系抑制作用之减少或系促进作用之增多，就有关系之他腺研究之，必有所发现，此等事实，在病理解剖时，恒能证明之云。然临休所见，则错综复杂，亦有难以理解者。

当内分泌异常之际，往往有为同一之内分泌异常，然因此结果所发现之病变，有所不同，此因另有个体关系及其他之各种条件支配之，故结果不一定也。所谓个体异常，例如因个体之发育时期及年龄等之不同等。

最初注意内分泌之事实者，为 Berthold 氏，氏于 19 世纪中叶已注意之，其后 Brown Sequard 氏始加以实验，将雄鸡鸡行去势术，于幼时即除去其睾丸，其结果该鸡之第二次性征不明，其发育状态，介乎雌雄之间。更就他种动物或人类割去其睾丸而观察之，不但形态的如身体之发育及外貌等起有变化，精神方面，其变化亦甚显著。至此得一结论："除去雄生殖腺时，生体质的及精神的变化。"更知睾丸之为物，非仅为生殖细胞，且有内分泌素分泌，此性腺荷尔蒙，对于全身之发育，其关系异常密切，且知此作用并非存于睾丸之细精管上皮而存于间细胞中。

就上所述，知内分泌之机能，与全体之新陈代谢机能、发育状态、机能营为能力及精神状态等，有密切之关系，此外尚有各种相互关系且极复杂，解释上亦有难以充分明确之处。

少数之荷尔蒙如肾上腺素及甲状腺素等，吾人虽已明了其化学的构造，但尚有多种之荷尔蒙至今仍难明了其化学构造者。欲得荷尔蒙之纯品，亦非常不易，依内分斑腺种类之不同及抽出方法之各异，成绩殊不一致。依上述情形，内分泌之研究有下述之三标的：

1.实验的割出内分泌腺以检查其缺落症状；

2.内分泌腺之移栽试验；

3.荷尔蒙之抽出法及其作用之研究。

（《医药导报》1941 年第 4 卷第 3 期，第 26—29 页。）

第二章 口述历史中的福康往事

晚清民国时期,福康医院在历任院长统筹服务下,院务发展迅速。院长们和他们的家属,留下了一些文字,记录曾经的岁月点滴。在105周年院庆前后,绍兴第二医院医史研究中心同仁更是对医院老员工、老院长家属等进行了口述历史采访,留下了他们口中的福康往事。

第一节 服务宁波、绍兴的高氏家族

一、高德、高雪山和高福林简史

高德牧师为美国马萨诸塞州温德尔人,生于一八一四年,自幼笃信基督。既长,初攻读于布朗大学,后入牛顿神学院,于一八三八年八月毕业,九月与安宝(Abbolt)女士结婚。次年奉遣至新加坡传道,一年后又抵曼谷。当时与田为仁牧师最为莫逆,启后日来浙播道之动机。牧师在曼谷工作有八年之久,著作等身,因此积劳罹肺疾,病情严重,以上海气候适宜疗养,遂于一八四八年抵沪。明年四月八日来宁波,健康渐复,努力推广真理,倡建浸会第一所西门教堂,并以文言文编撰新约全部及旧约一部,为当时巨著。不幸于一八五四年九月四日在任逝世,殊深悼念。享年仅四十,教内人士咸惜其蒙召之速。

高雪山牧师为高德牧师哲嗣,于一八四〇年九月七日生于新加坡,稍长由父执康特夫人(Mrs. Coutter)携回美国抚养,聪慧机灵,人多器重。先在华西德中学肄业,高德牧师逝世时,方攻读于密德波中学校,因之经济中断,生活困难,无法继续求学,遂入某出版公司服务。时见曼谷报上载有其父事迹，认为最有价值者，遂立志来华继承父志。一八五七年，母亡故后，牧师又重入学，次年进布朗大学，至一八六二年毕业，继入牛顿神学院，于一八六七年修业期满，翌年即自动申读总差会来华宣道……抵甬后，高夫人以长途旅行，水土不服，仅三个月竟逝尘土。因于一八七一年继取田为仁牧师令嫒田恩女士为继室。牧师在甬，发展教会不遗余力，并周流各教堂，躬亲巡视指导，设立学校，栽培人才，又以罗马文翻译新约，成绩斐然。一八九九年，其母校特赠予神学博士学位。一九〇三年，高师母突染虎疫亡故。两年后，又娶康尔宝女士为续配，夫妇工作，益为积极，奠定浸会事业基础。牧师于一九一三年在甬逝世，功在浸会，永垂千古。

高福林医师为高雪山牧师次公子，于一八七七年一月二十日出生在宁波，十一岁时携其姊返美，就读于公立学校，智勇过人。一八九一年入柯盖尔大学附中，毕业后，因自幼受白保罗医师之激励，遂于一八九八年考入费列特非亚城之×××医学院肄业，于一九〇一年获得学位，继任扩马利敦医院医师，并悉心研究眼科之诊治，尤有经验。一九〇三年，应差会之召来华服务，十月抵绍兴，并在大坊口设立诊所，救治贫病，后在南街购地造屋，创办医院。即今日之福康医院，苦心计划，规模大具。医师不但医术高明，为浸会第一具有现代新医科学子医师，且道德高尚，仁爱逾恒，尤其服务精神，绍兴人民无不感动敬仰，医师于一九三七年疗养回国，医院董事会特立碑以为纪念，文云："高福林医学博士在吾越首倡新医，创设福康医院，规模宏远，意美法良，历任院长，救治病人，难以数计，宣教斯土，三十四年，导此蒙昧，同响天和，诚社会之救星，斯民众之良友，今于其归国也，公议立碑，以表扬其功绩，并以志去后之思。"医师虽年逾古稀，现仍服务桑梓。哲嗣高士奋先生于一九一〇年当医师夫妇假期时生于美国，长于绍兴，先在上海美童学校受教育，于一九二八年返美入 Colgnle 大学攻读，至一九三三年毕业，即来华服务。抗战期间，先后参加华南及华西浸会工作，后来担任沪江大学教授。现任于美国纽约总差会办事处。

（《华东浸会百年史》，第 123 页）

二、高福林与绍兴的社会公益事业

（一）早在 1919 年 9 月，高福林鼎力支持毕德明创办了福康高级护士职业学校，后又在资金、实习和校舍方面继续提供方便和支持。据统计，该护校培养了 214 名高级护理人才，"各公立医院争相聘请为护士主任、护士长等职"。抗日战争全面爆发后，护校师生和毕业生"服务战区者不少，履险如夷，救护伤众，为国效力"。

（二）以资助等形式支持创办越光初级中学等十余所学校。鉴于那时绍兴民众文盲甚多，失学失业青年奇多（尤其女性），各方面人才奇缺，高福林辈历经艰辛，想方设法，在绍兴办起了许多教会学校（含培训班）：

1. 越德小学。1903 年，由高福林、邬福安等美籍传教士创办，校址在大坊口真神堂内。初系初小，后升为完小。

2. 越材初级中学。1915 年，由基督教浸会美籍牧师聂士麦、邬福安等人创办，起初借用会稽县学宫等处作为校舍，后美籍魏夫人慨捐巨款，1926 年在新弄东侧新建校舍（1936 年，与浚德女中合并为越光初中）。越材初中草创时期，经济拮据，几难维持，幸有高福林等雪中送炭，慷慨解囊，他还兼任该校"校医"。

3. 越光初级中学。1936 年由越材初级中学和浚德女中合并而来。校址在绍兴新弄东侧（今塔山中心校所在地），附小设在柔遁弄原浚德女中校址，时任福康医院院长的高福林是"校医"，该院华籍护士姚舜英则在该校教"卫生"课。邬福安、邬海珊夫妇，裴德生、海维玲等美籍传教士或是校董或授英语。

除了上述三所中小学为高福林创办或直接服务外，浚德女中、承天中学、浚德小学、越材小学、浸会初小、悟道妇女初习学校、绍兴国英算补习日校及附设义务学校等，高福林夫妇也有热情帮助。

三、热心赈灾,施医,济贫等慈善公益事业

高福林参与组织基督教联合非常时期服务团、耶稣施医局,开展施衣被、施医药、施米粥、收养孤儿弃婴等活动。

通过举办强华工艺社培训,以工代赈等方式救贫、济贫。绍兴强华工艺社创办于1904年,主要负责人是美籍女教士陶琳美。她看到绍兴妇女就业尤为困难,至多从事锡箔外加工副业,就请人传授抽纱花边、制作儿童玩具和台毯等技艺,使她们能以此谋生。高福林也经常同陶琳美等商议,及时解决问题。

第二节　施乃德家人的口述与回忆

一、烽火岁月中之绍兴来信

（一）1940年2月7日信

亲爱的福康医院的朋友们:

因为我给你们的上一封信好像没几天就能印刷出来寄给你们了,所以我开始动笔写接下来的这一封,早日写完早日送去印,这样才不会叫你们失去对我们的关注。上一封信时我运气不错,把信邮递到上海,印刷出来后递回,前后只花了6周左右。我不能总是指着这样的好运气,所以这次我早点开始写信。

自上次的信后,我们的生活变化不大,然而,仍然有那么多的不确定,让我们跃跃欲试,不知生活会给我们带来些什么。也许我应该从上次写完的地方接着讲。施乃德医生回了趟宁波,去把孩子们接回来上学。他去后很快就回来了,因为医院董事会议有太多筹备工作要做,而孩子们在那儿等了几天的船,所以等他们到后学校已经开学两天了——考虑到现在的战争时局,这也不算太糟糕的情况。

1月份时我们这个教区的牧师们回来了,也是这个时候,这儿举办

了一次大型的信徒培训(Lay Training Class)。我记不清确切学员数,但有好几十人。他们早上七点就集合在我们的门房前,让我愉快地听到了他们唱诗,也从歌声后面听到了他们的热忱和渴望。这个时候是农闲,农村的人有空余时间。这些学员从不同地区而来,聚集在这儿参加培训。他们学习怎样教主日学校的课,怎样带领唱诗,怎样布道,诸如此类。我甚至觉得,连我们都可以从这些充满热忱的学员身上学到些什么。他们学了十天,每天从早上七点到晚上八点半。尤其让我赞叹的一点是,这些男女学员去了教堂街对面的礼拜堂,试着向愿意听的人讲道。这样的事做起来并不容易。幸好,教区的牧师也在场,后来给了他们不少改进的建议。而我,其实挺希望自己也是跟他们在一起学习的。我很确信,这些学员在这儿得到了很多帮助,也学到了很多……对于学员们的热忱,我们要用更多的知识传授来回应,这是件好事……

周五教堂的庆典活动是这段时间整个事件的高潮。庆典的重要节目是纪念邬福安(Ufford)牧师及夫人为这座城市服务30余年。其实真正的纪念在两年前就该举行了,但当时局势那么乱,人们在逃难,我甚至一点儿也不怀疑那时大家会担心30年的努力废于一旦。但后来好起来了,人们回来了,学校重新开学,教堂继续开放,这两年我们的工作也硕果累累。我们的中国同事们觉得,我们的成绩应该让众人看到,所以他们决定借这个机会,为邬福安夫妇赢得更多来自公众的敬意,同时也募集一笔善款作为乡村教堂发展的核心基金。所以我们邀请了一些嘉宾,近的远的都有。本教区的牧师和信徒培训班的学员自然是绍兴本地的代表,此外还有来自上海的浙沪浸礼会秘书和来自金华的两位代表。我们也邀请了绍兴各大教会学校、军队、市政府、乡绅名流的代表出席庆典。每一位重要人士都邀请到了,至少我是这样觉得的。

当然,别的教会也给予了我们大力支持。这是我们的工作中令人欣喜的一面,各个教会,各大学校、医院,以及各方面的宗教力量,都能很好地互助协作。那天,我们很早就去了教堂,因为知道人一定会很多。去了以后,发现果然如此,我们只能坐在了礼堂后排的长凳上。礼堂台子的中间有两把大椅子,两边还摆着许多小椅子。教堂里挂满了中国朋友送来的匾额,我从没见过这多么金光闪闪的字,满满的溢美之词。还有要颁给邬福安牧师的一块奖章,用以表彰他为这座城市做出的贡献。

到了开始的时间,乡绅和官员们却还没有来,我们说的是七点半,但庆典组委会却忘了说明这是绍兴时间的七点半,而非重庆时间,所以我们又等了一个小时。邬氏夫妇正在礼堂大厅门口的小会客厅里,忙着给贵宾们招待茶点。人来齐了以后,要坐到台子上去的那些贵宾,在礼堂后排的地方排起了婚礼仪式一般的队伍,然后由邬氏夫妇领头,郑重地穿过走廊,走到台上。邬氏夫妇的位置是最中间的那两把大椅子,他俩看起来都很棒。邬夫人银灰色的头发跟合身的黑色中式礼服相互映衬,而他们夫妇俩的表情都是那么的慈祥亲切。当你想到在一个地方服务 30 年,你大概会觉得那时候我已垂垂老矣,可事实却并非如此。邬氏夫妇给我们的感觉仍然是年轻而充满了活力,尽管他们已经头发花白。我甚至都意识不到他们已经快到退休年龄了!我也十分不愿意去想他们的离去对我们会是多大的损失,我们这些还在这里的人,要把工作继续做得跟他们一样好,该有多么不易!

现场的音乐很美妙,来宾的颂词也很热烈。浙沪浸礼会秘书遵从了邬氏夫妇的意愿,致辞的时候主要颂扬了这些年来教会工作取得的成就,而没有花大篇幅在对他们夫妻俩的个人表彰上。这是一对为人谦逊的夫妇,收到太多的赞美之词会觉得难为情,尽管实际上他们知道这是因为身边的人爱他们,而这些赞美也是他们该得的。事先安排好的来宾致辞完毕后,其他来宾自由发言的时间到了。有人讲了,也有人婉拒了。而医院的总务主任,则在不断地邀请和劝说人发言,他很擅长这一套,也很喜欢做。而对我来说,这些事儿既有趣却又永远像谜一般领会不了——什么时候别人拒绝了你还要继续劝、什么时候则不劝下去了,诸如此类的中国式礼节。

最后,邬氏夫妇讲了一段话,感谢来宾,还谈到了他们自己。邬夫人说起了这些年来她所看到的变化,比如,过去中国女子藏于深闺,而现在,这个台子上面就坐着当众致辞的大家闺秀。而结束时,她笑着说了一句感人的话:"在这个世界上,没有什么朋友是比绍兴的朋友们更好的了。"这样的话真心让人感动,因为对于这对夫妇,如果非要说点儿什么的话,那就是:他们是绍兴人民真诚而忠实的朋友,所以他们也赢得了其实并不轻易表达情感的绍兴人民的友谊和爱。我看着台下的人,有这样一种感觉:与其说邬氏夫妇所做出的成绩是台上之人的那些颂词,倒不如说是台下那一张张热切的脸。我从来没见过教堂里有这么多人,用人类共通的爱的情感来关注着台上……

第二天是医院的董事会议。好多人没法出席,但会议仍然很成功。我们听取了院长年度工作报告,通过了新的预算,也安排了其他一些事务。新预算不是个小数目,已经从两年前的四万五千多元增长到了十五万一千元。有点惊人,但从过去两年的工作来看,确实需要这么多。时局变了,但我们也不能就这样干坐着,等待战争结束或者我们获胜。我们得尽可能地计划好自己的事儿,然后祈祷我们的努力可以奏效。在我看来,这次会议最重要的成果是投票表决同意了两个用于医院持续发展的基金,一个是硬件建设基金(Building Fund),一个是员工福利基金(Welfare Fund)。去年圣诞节的时候,施乃德医生收到了五十块钱(fifty Chinese dollars)的捐赠。现在,这五十块钱大概只相当于不到四美元,但这只是一个小小的开始,我们希望今后会有快速的增长,这样的话,当我们需要用钱时,就可以有钱用了。你看,这就好比一个人在期盼着他儿子将来的所作所为,那么首先他得有个儿子,而这个儿子是从小小的婴儿开始长大的,这就像那个小小的开始,然后他成熟起来,可以完成父亲所寄予的期望了。如果父亲没有早早地为儿子订下成长计划,那么儿子成功的可能性也就没那么大。当然,我们也知道,日军的轰炸在继续,即便有钱我们也无法把医院建设得十分完善。然而,就是这场战争,让我们明白了医院必须得发展和扩张。有相信西医的外地人也来我们医院就医,他们的选择让本地人相信了福康医院是一个可以获得完善医疗的地方,可是现在,我们的医疗服务也不再完善了,这让我们既难过又忧心。1910 年建立这所医院的时候,它的目标是为公众服务 25 年。现在,第一个"二十五年"的目标早已完成,而如果在这第二个"二十五年"里,我们还像之前那样继续发展,那么老的医院硬件将难以满足相应的需求。所以,我们得现在就准备起来,等时候到了,就要开始建设新院楼的项目。我们现在所能提供的服务就已经无法满足患者需求了,每天回绝掉的病人要比收治的还多,我们十分不愿意看到这种情况。我们已经有了一个设计小组,来研究怎样最大化地利用现有硬件来满足当地民众的医疗需求,但是无论如何,新的院楼还是要建的。我们有了想要实现的愿景,然后也许就可以慢慢落实资金,把这个愿景变成实实在在的砖瓦。而且这可真不是个坏主意,从现在就开始筹集钱款,并期盼在医院友人们的帮助下可以筹足,设计小组也因此可以制定更明确的建楼计划。现在的这些日子,我们收治了比医院现有负荷能力超出近一倍的病人,这样的困难有目共睹。战争给我们带来了无穷无尽的麻烦和难以避免的恐惧,但是它也迫使我们去想办法扩展业务,这也给了我们更多的机会去帮助需要帮助的人们……

你或许难以相信,小小的一笔钱也能成就大大的事业。比如,有个比我年长的单身朋友,从美国寄了 10 块金元(ten dollars gold)给我。现在我有个也许会让他吃惊的消息要宣布:他的这笔捐赠带来了一对双胞胎,一男一女! 这 10 个金元,我兑换到了 117.35 美元(按现在的汇率就是 134.40 美元)。我平日里比较在意我们这儿的一位员工,工宣会(Industrial Mission)里当宣教老师的倪雪梅小姐,她在金陵女子大学念过书,后来又去了美国一年。她平时的工作很忙,是管教会贫困妇女的,你们也可以想象,现在这样的人比非战时要多得多。除了这项工作以外,这位小姐还负责管理百来号难民妇女,让她们打草鞋或者做些别的东西,拿去卖几个钱用以谋生。她还是上海国际救济会(International Relief Committee)的主席,也需要花大量时间在这项工作上。这个夏天,她负责了一大批奎宁的分发救济工作,多数时候她亲自看着这些药品送到病人手上服用下去,以确保药品到了真正该去的地方。此外,她还要教来华的外籍人士中文,管唱诗班,总之你可以想象她是够忙的。而她所得的薪水却并不与她的付出相匹配。我们的其他很多人也都是这样。在这些人的身上,都是有一种奉献牺牲的精神的。倪小姐已经从上海领养了一个女孩儿,很可爱,大概 12 岁的样子。所以我并不奇怪她还会收留一个跟这个女儿差不多大小的流浪儿。这孩子已经在医院里呆了数月,快能出院了,但她的父母亲人都已经死了,她无家可归。那时候这个孩子是跑来跟倪小姐讨御寒衣物的。在这之前,这女孩儿跟她奄奄一息的母亲在街上乞讨,我们好些人见过她们,公共健康护士,还有路过的医生,但她们好像宁愿死在街上也不愿意进这所洋医院来试试里面那些"可怕"的玩意儿。她妈妈临死之前,告诉这女孩儿,她的两个哥哥以后大概会把她打死,因为他们乞讨来的东西连自己都养不活,更别说加上她了。然后,在一个寒风凛冽的日子,女孩儿的一个哥哥带着她来找倪小姐,想问问看能不能要一点儿御寒的衣服。工宣会的难民妇女之前用上海民事救济委员会(Committee for Civilan Relief)的钱做了一批棉衣和裤子,他们知道,所以他们想来要。问了一番话后,倪小姐发现这女孩儿没有家,没有父母,也没有生活来源。她的头发跟个鸡窝似的脏乱,仅有单衣蔽体的身子上长着虱子。倪小姐告诉这个 9 岁的小阿玲(Ah-ling),她会收留她,给她饭吃,给她衣穿。教会里的人时不时地资助倪小姐一些小钱用作慈善,一块、五块、十块之类。倪小姐把女孩儿的头发剃了,让她洗了个澡,换了干净衣裳,还给她找来了棉被弄了个小床铺。这个可怜的小阿玲,瘦得就像只有一层皮,饥饿让她的根根肋骨都清晰可见。她也很木,脑袋总是耷拉着,只有你戳戳她,她才会回你话。可你看看她现在,她会跟你讲话,还愿意讲她自己,她那柴火棍一样的小胳膊丰满了起来,她甚至还会笑了。有一天,约翰尼在这儿,她把手伸给约翰尼,在约翰尼伸手回握的时候,她笑了。哦,除非你亲眼看到,否则真的难以想象一个曾经白骨精似的女孩子会变成今天笑嘻嘻的样子。当然,她现在还是挺瘦的,也还是很害羞,但是她活着,而且变得越来越好,她学会了祷告,虽然她不愿意说"阿门",而是喜欢用一句乞丐说的话来代替,但她现在已经是个像样的女孩子了。

　　这样的事情又发生了第二次,让我们快要变成民间孤儿院了。有一天,工宣会的专职布教员发现了一个两岁大的被遗弃的女孩子,他们没法养孩子,就带回来交给了倪小姐。此外,倪小姐还在帮助两个孤儿小男孩,给他们一些钱,让他们到街头贩卖商品赚钱,晚上回来向倪小姐汇报。当他们赚的钱不够换饭吃的时候,我猜是倪小姐自己往里贴钱的。我知道,倪小姐收入也不高,以现在的物价水平,她是养不活那么多孩子的。所以,有一天我给她送去了布莱克先生寄来的那笔钱。这给了倪小姐很大的勇气。后来她向我坦白,如果没有这笔钱,她也就没有办法收养之后的那对双胞胎了。双胞胎是一个农村来的年轻妈妈生的,一个男孩一个女孩,生在一个很冷的日子,这家子的男人是拉黄包车的苦力,所以也指不上他们能有多么专业的接生技术。孩子送来时,脐带上敷着些脏棉花、身上裹着些破布,别的就啥都没有了。那家的姑子,嫁的人在我们医院做工,所以,在那个寒冷的日子,她兜着圈子在医院里找可以收留那个男孩的人——可怜的小家伙,出生才没几个时辰,身上弄了些烂棉花,裹在大人的衣服里,这女人看起来也是徒然无助。医院的公共健康护士跟她去了他们家,把孩子弄干净,把脐带重新扎好也消了毒。然后护士把两个孩子都带回了医院,给他们用消毒剂清洗,交给倪小姐处理。倪小姐不愿意看到孩子们就这样被扔掉,他们都是漂亮的孩子,每一个都有七磅多重,长得粉粉嫩嫩的。她给孩子们做了点衣裳,用的是之前做来出售的衣服所剩下的零头法兰绒布。她还把这俩孩子一手一个地抱回家去了。然后,她跟朱小姐去找了孩子的母亲,告诉她,如果她能来带孩子,她们会给她提供食宿。但这位母亲不顾她们的恳求,坚决地拒绝了,而且当天下午就离开这儿去别的地方了,抛下了她出生还不到一天的孩子!这样的情况有点超出倪小姐的预料,但是她还是应付了过来。她很快就回来了,找来了小漏斗,一个有容量刻度的医用小瓶子,还有小奶嘴。她没能找到我所建议的那种宽口奶瓶,但她已经做得够好了。她冲了点脱脂奶粉,用小漏斗灌进瓶子,又安上奶嘴喂孩子。显然,这番工作很奏效,当我再一次看到那对双胞胎的时候,他们已经心满意足地睡着了。之后,倪小姐又给孩子们找了个奶妈,付她些工钱,还管饭。

但是不久以后,那个小男孩看起来病了,腿脚发硬。显然,病的起因是因为这两个孩子在刚出生的时候挨了冻。最后,男孩子没能活下来,一天早上他静悄悄地离去了。那个女孩子也有出现和男孩子差不多的病症,我们把她送去医院治疗,她治得还不错。我觉得,对于这么一个小小的人儿来说,她最好待在一个有暖气的地方,慢慢康复。但日军攻城的威胁不断靠近,倪小姐的工作也很多,很难全心全意进行照顾。我最近没见着这孩子,我十分希望也相信她能好好儿的,因为她是个可爱的孩子。我也为那个小男孩感到难过,既然是双胞胎,总要两个都在才好。但是他刚出生就饱受严寒,最终夭折也是没办法的事儿。

冬天的日子就这样过着,一如以往。我们盼着能下点雨,因为干旱缺水。学校放寒假了,然后下大雪了。这让人们很高兴,因为中国人说,过年前(明天是中国的新年)下雪,来年的庄稼收成就会很好("瑞雪兆丰年")。这听起来挺不错。孩子们当然是乐坏了,我们用雪堆了碉堡,然后又和曾医生、鲍尔斯小姐一起打雪仗、堆雪人,反正是把南加州人能在雪地里玩疯的花样都玩了一遍。不过,当周一我们听说日本人已经跨过了钱塘江向这边行进的时候,心情可就没有那么好了。日本人好像是借着风雪的掩护,从两个方位跨过了江,到了这一边。第二天早上,日军的飞机在沿江一带轰炸,他们的轰炸十分猛烈,所以我们觉得那一带大概都没有活口了。逃出来的难民日本人也在抓。我们有加拿大朋友在那个区域,等从他们那儿得到确切消息的时候,我们就能把这事儿描述得更详细些。

当然,避难委员会马上召集了会议,筹备应对攻城的工作。他们负责保证初期的食物与燃料供应，还搭起一个可以给许多难民提供伙食的大灶头，这些难民是我们的活儿。城市里大量的人按政府制定的顺序疏散到乡村，于是这里变成了一座死寂之城。我们教会所属的全部建筑物上都插上了美国国旗，木匠、泥瓦匠加班加点地给我们造起外面防护的门。以前十分钱(ten cent)的黄包车车费涨了一块或两块，坐轿子奇货可居，船呢，白天的话就算你有再多的钱也坐不到。至于医院的员工们，现在得指着这个从宁波来的、自己也拖家带口的医生了。我们买了很多食物，凡买得到的和觉得能储存的，都搞了回来；我们把灯都擦亮了，而且还买了煤油，以防哪天电力瘫痪。到星期三的时候，好像阻击日军还比较成功，他们还在江边不远的地方，于是我们提着的心稍微放下来了一点儿。可是下午枪炮声很响，又好像很近，我们听到了好几次空袭警报，不过只轰炸了一次。这时候天气很冷，上海只有零上四度，绍兴也差不多，我觉得这样的天气里飞机起飞不了，但他们的飞机却照样在天上飞。等飞机走后，我们也总算安心一些了。

24日周三晚上，我在家听着上海的电台新闻，等施乃德医生回来。我一定是在沙发上就睡着了，到了半夜，我被小狗哥利亚震天响的叫声吵醒了。我到门口向外张望，疑惑着自己是不是还在做梦，因为在轻轻飘落的雪中，我看到了一团团的黑影在门前冬青树下的草坪上移动，哥利亚正扑上去对它们咆哮，而我又听到外面的路上传来杂乱的人声，有小孩在哭、大人在叫，还有脚步声。等靠近一些，我才发现那一团团黑影是牛，而那群人是养牛人一家。在我们知道日军有可能要攻城的时候，我们就对养牛人说过，可以把牛赶到我们的后院，然后留下一个人看管。但现在来的可不是一个人，而是一个男人加一个老祖母、一个抱在手里的娃娃、两个年轻女人和两个小男孩。我留下了男人管牛，带着其他人去了弄堂对面的学校，那儿正用来当作临时难民营。我们在弄堂的出口处加上了门，这样就把我们医院、女校跟外面隔断了。有人守在门口，把难民一小拨一小拨地放进来，登记好，然后领去睡地铺。到凌晨三点的时候，已经来了几百号人，都是女人和小孩子。四英尺以上的男性是不让进的。比比你们自己的孩子的身高,你们就会明白4英尺高的男孩子其实还很小。所以,有不止一个母亲因为自己的儿子不让进所以也跟着没进来,她们明明知道如果落在敌军手上会有什么样的危险,却还是宁愿跟自己的孩子在一起。那天晚上我是和衣而睡的,一半儿是因为担心有紧急情况,一半儿是因为凌晨两点爬回床上实在太冷了。

后来,我们听说有一支先头部队离我们只有10英里远了,但是他们很快又撤退了。这些天各种小道消息满天飞。但是,不久以后,我们就解散了难民营,用那个地方来储存大米。现在,如果有危险情况的话,我们会至少提前几小时得到通知。然后我们等待着一切恢复正常。医院重新接诊病人,人们也陆陆续续回到了城市里。我们投票决定学校直到明年秋天前都不上课,因为大米严重短缺,如果开学,甚至能不能够学校的人吃一小段日子都还不知道。既然不上课,我们也得想点法子尽快安排学校的师生干点别的事儿。我们的决定很匆忙,但也没有别的办法,时局如此,学校只能先停学。绍兴仍未被日军攻占,他们还在江边一带打仗,双方相持不下。

在那个因为日军的逼近引起混乱的夜晚之后,有约半数的病人离开了医院。有钱结账出院的,就结完账赶紧离开了。一共走了60多人,差不多一半人是交了钱的。我们现在日常的支出照旧,财务上有点吃紧。不过,因为医院重新营业,病人们又回来了,想必只要日军不继续袭击,我们很快就能恢复正常。银行都离开了城区,1月份的员工工资发不了了。我都开始想是不是要先自己垫钱了,然后昨天得知邮局已经可以取汇款,这样的话银行也该会回来了,否则邮局的钱会被取空的。

在这段混乱的日子里,我很惦念我们学校里的一个男孩子。多亏了三位不断从美国寄钱来资助的女士,这儿的一些孩子得到了救济,还被安排在我们的教会学校里上学。11岁的小陈威伟(Chen Vi-wei)就是从教会救济的"百名饥儿"(现在实际上已经有差不多三百名了)中选出来去上学的。我知道现在学校停课,平时见不到这些孩子,所以跟教堂牧师打听这孩子的情况。牧师说他们给了每个孩子5天口粮的钱,等钱花完了,没准儿威伟会再来找他。我叫牧师到时候让威伟来找我们。于是,星期天那日,正下着前所未有的大雪,那孩子来了,单薄的衣服裹着瘦小的身体,布鞋因为在雪地里行走而湿透了。我问了他家里怎么样,他家有父亲以及一个 15 岁的哥哥。他说哥哥在十天前冻死了。

(二)中国的大年初一日

(飞机在头顶的天空中盘旋,不知道是不是又要开战了。所以我们把美国国旗插了起来。)

我问威伟他这个礼拜有没有吃的。他说靠牧师给的吃了五天,五天之后他们吃了一个番薯,昨天喝了一碗粥,今天什么都没吃。我给他吃了一碗饭,佣人们给了他一点儿菜。他们还要给他一碗饭,可这男孩子却没好意思接受。我是事后才知道的,不然的话我一定会告诉佣人们这孩子是真的饿坏了。威伟是个懂礼貌的好孩子。他来的时候,施乃德医生也在家。他很是为这孩子担心,他问我有没有暖和点儿的衣服可以给这孩子。可是我早就把多余的毛衫之类的衣物给那些难民了。然后我想起来泰德有两件毛衫,明年大概就要穿不上了,所以我拿了一件给威伟。当施乃德医生把他带到炉火边去换衣服的时候,发现他身上脏得要命。于是施乃德医生又带孩子到楼上去洗澡,把他的贴身衣服放在药水里驱虱子,还从泰德的衣柜里拿了一套给他,这样子把毛衫穿在他自己的外衣下,看起来才像是能御寒一些了。施乃德医生把自己的几双袜子和泰德的一个针织帽也给了威伟。我们还借给他泰德的雨衣,因为外面在下大雪,如果没有雨衣他的衣服一会儿就会湿了,还没处弄干。我们问了他居住的情况,原来他家住在一个不要钱的屋子里,那屋子太破了,破到屋主都没法管他们要房钱——没有门窗,没有地板,只是一些砖头堆起来的一个容身之地。屋子里没床,没有家具,他们弄了一个水盆,有米时也用它来做饭。曾医生那时正在我家,问威伟他们家是怎么睡觉的。孩子说他们三个人盖一床被子,现在哥哥死了,所以两个人盖。地是泥地,睡在上面很冷,当然,给他们一张床是没用的,会被偷走。

曾医生在之前的混乱时期丢了家什,但后来他找回了一个箱子,里面有两床被子,他自己用一床,他说那另一床他用不到,于是坚持要送给威伟。曾医生就是这么一个人,如果你不看着他,他是会把自己身上的衬衣都剥下来送给需要之人的。威伟说白天不在家时他可以把被子交给一个邻居保管,这样被子就不会被偷走了。我们给了他五块钱,让他给自己和他父亲买点吃的,还让他过五天再来拿两块,以保证他们能够生活。他的哥哥,这点让我感到内疚,我应该早点知道的。那死去的孩子正是我的孩子大卫的年纪。我实在不敢去想,在这严寒的天气里,有多少孩子就这样冻死了、饿死了!

　　威伟走后,施乃德医生开始考虑给他父亲找个谋生的差事。他曾经是个画扇师,现在这个时候,自然是没有什么这样的活儿可以干的。第二天,施乃德医生派人去把威伟父亲接来了医院,医院的有一处房子需要一个能睡在那儿的看守,施乃德医生就让他去了,还让他和孩子都在医院食堂搭伙,孩子的饭钱由我们支付给医院。学校都停课了,威伟没地方可以上学,但我们的中文老师和我商量着在我们家里给医院员工的孩子们开一个小学堂。我可不喜欢看到孩子们就这样把学习荒废掉,所以我在考虑再找几个人来帮忙,这样把孩子们都弄到这里来也没问题。等年过完我们就要开始把这个学堂办起来。

　　所以生活是多么奇妙啊!现在我们开学了!我和泰德在家,等来了六个中国孩子,都穿戴得整整齐齐的,开口大声说着“恭贺新春!”这六个孩子是谁呢?有来自我们的“民间孤儿院”的孩子,那是当然。这六个孩子是:倪小姐的女儿,专职传教士的两个孩子,一个我不认识我的孩子,还有小阿赛(Ah-sei)和小阿玲。阿玲长得比之前胖了。我对她说:“阿玲,你好吗?”以前你问她这个,问好几遍她才哼唧几声来回答你,现在,她笑着对你说:“我很好,谢谢你,施夫人。”我把孩子们带到娱乐室,让泰德和木莲也跟他们一起玩,他们玩得很开心。我把小的圣经故事书给那两个比较小的孩子,阿赛和阿玲。我很遗憾那个两岁的小女孩没有来,因为我觉得她大概可以学着跟木莲一起玩玩,现在她太黏妈妈了。

我们的一位医生带来了自己的女儿,他两周来一次,学英语,我们一般是一起读医学刊物上的病案。每次这位医生过来,木莲总是像责问一样对他说:"小桃子在哪儿?"所以这回他把小桃子带来了,那可真是个超级可爱的小东西。

我怕是真的把这封信写太长了。但这也表示我有太多的事儿想告诉你们。我这次就把信结上尾,但如果这里被日军攻占了,也许我会多加上一段,感谢你们对我们持续的关注,对我们的祝福和物资资助。我注意到 1939 年 5 月院务工作会议记录(minutes of the hospital council)上这样写:"斯先生汇报了医用药棉和纱布短缺的困难,而要从上海寻求补给也几无可能。"我问了斯先生去年除去白十字会(White Cross)的大力资助,我们一共从上海买了多少这样的东西。他告诉我大致是:医用脱脂棉 367 磅,非脱脂棉 38 磅。我们收到的来自美国的物资数次相加大约有:458 磅医用纱布、12 卷胶布(12 码×5 码)、16 打毛巾、400 块肥皂、300 条毯子(由美国国内的专项资金资助)、65 磅奶粉、1000 根压舌板、10 打橡胶手套,还有冰袋、气垫、橡胶床单、针、线等等。所以,请不要再让我听到你们说不相信我们对你们的资助物尽其用了!我们只买最紧要的东西,而那些东西价格真的很高。现在 1 美元大致相当于这儿的 13 块 5 毛。如果没有来自你们的资助,我们将无法帮助那些来向我们求助,也除了我们这里别无他处可去的人们。而且需要我们帮助的人越来越多。昨天,有一个长了皮肤癌的可怜女人来复诊了。而我们的佩西烙术机送回美国维修了。如果两个月前刚发现病症时那个机子在,她就有救。这机子还要过一段时间才能运回来。当你有这个技术治病却没有那个器械的时候,真是糟糕透顶。而当你面对着许多病痛和苦难,却难以回应他们想被解救的需求时,也难免不会泄气。不过,在天平的另一端,还有许多被我们解救出来的生命,比如我们那位因病而几年前从岗位上退下来的老牧师。他以为自己要死了,进医院也只是试试运气,没想到他动了手术之后恢复得很好……在此,向阅读此信的你们致以诚挚的谢意,这些感谢不止来自于我们,更来自于我们服务过的人们。

(三)1940 年 2 月 26 日

我再写一点儿就结束,因为这封信实在太长了。有好几次我们都以为绍兴要被攻占了,但实际上后来都没有这样发生。我们还在等,希望近期内都不会被攻占。日军的轰炸还在继续,不过我们现在已经有几把机关枪了。

昨天总共有 11 台手术,大家从下午两点开始,有条不紊地进行着,直到将近半夜才结束。施乃德医生在手术室里连续呆了近八个小时,也没有吃晚饭,回到家时已经晚上十点半了。九点的时候我送了一壶柠檬水过去。施乃德医生感冒了,早上的时候他甚至以为自己要起不来了,不过最终他还是起来了,还连轴转地工作了一天。我知道他可能累得都不想吃饭,但他需要补充水分。他把那一整壶柠檬水都喝了,喝完又转身投入工作。我在那儿等了一个小时左右,原来是站着的,但我的所见所闻却让我难过得只能坐下来了。上帝啊,你真应该亲眼来看看这些医生护士们!鲍尔斯小姐的休假已经推迟了一年还未兑现,她是负责麻醉的,忙得只能随便抓点食物来填填肚子。她和傅小姐都是麻醉师,但这种忙碌的状态下,她俩都得上,没法轮班休息。我看到傅小姐在手术室里,施乃德医生正在给一个 8 岁的小女孩做手术。鲍尔斯小姐在外面给下一个病人做麻醉,而医生则开始术前的洗手。之后,我就看到潘医生和米医生进了手术室给一个男人动手术,鲍尔斯小姐则给下一个两腿都中弹的女人吸入乙醚。施乃德医生和傅小姐转而处理一个 6 岁的小男孩,小男孩到最后时失去了知觉,于是施乃德医生和护士又给他做人工呼吸。可怜的小家伙呀!他脚上两处受伤,小腿和大腿各有一处大伤。我真希望让那些发动了战争的人来做一下我们的工作,我们不断地挽救、挽救、挽救,想把生命留在那个小小的身体里,可他们的枪炮一瞬间就能把我们的努力夺走。我来自于一个军人家庭,但经历过昨夜的场景,我不再感觉到战争是光荣的,特别是当我看到的只有女人和孩子们破碎的身体,对饥饿的恐惧,还有怀疑与憎恨。

在这样艰苦的日子里,我们的医院、我们的教徒仍然在努力,对这一点我由衷地感到欣慰。但是,当我听到他们像昨夜那样说着"不知道我们还能维持多久"的时候,我只能屏住呼吸。上海的补给还没到,美国运来的物资也快用完了。等我们没了纱布、药棉、乙醚之类的物品,我们该怎么办?!它们用起来就是那么快,毫无办法!但我们仍然在一起,在等待一切都好起来。朋友们,请帮助我们一起前行!请想想这会是怎样的感受:才幼儿园年纪的孩子,带着满身的伤,来寻求你的帮助,而你的医用物资却不够了!这儿有数以千计的男人、女人、小孩,他们生了病、受了伤,无处可去,只能指望福康医院。是否让他们还能有这样的指望,就全靠你们了。只要还有病人需要我们,我们就会一直在这里。而我们一直在这里,是因为我们相信你们会一直肩并肩地跟我们在一起。请记着,当你向教会承诺捐款、向白十字会捐献物资的时候,那些在战争中饱受苦难的中国人,他们正指望着福康医院,也指望着你们,是你们让他们终有机会站在我们的拯救者、仁慈的上帝面前。

您诚挚的,

施乃德夫人

(原件藏耶鲁大学神学院图书馆,复制件藏绍兴第二医院院史馆,傅颖译、周东华校)

二、福美与福康:美国人在绍兴

2015 年 12 月 20 日,绍兴第二医院 105 周年院庆期间,施乃德医生的小女儿木莲受邀前来观礼。华东师范大学博士研究生、绍兴第二医院福康医史研究中心研究员戴望云,杭州师范大学历史学系主任、绍兴第二医院福康医史研究中心主任周东华教授在福康医史研究中心对她进行了口述历史采访。

(一)离开中国前

我们家有 6 个兄弟姐妹:Jean(施琴)、大卫、多萝西、泰德、我(Marian)和约翰。小的时候,母亲是我们的老师,我们基础阶段的教育都是由母亲来完成的。到中学时,我们去上海的美国学校(Shanghai American

School)念书。

那封 1940 年 2 月我母亲写的信件里,说父亲去宁波送孩子们返回学校,是因为那时候钱塘江北面被日军占领,很难走杭州湾的陆路去上海,所以我们选择了先到宁波,再走海路到上海的路线。

1948 年的时候,我们离开中国回美国去了。母会要求我们返回,他们认为呆在中国已经不安全了。走的时候,我 12 岁,泰德 17 岁。大姐简是最后一个离开中国的。她直到 1949 年才离开,坐上了最后一班离开上海的船走的。

(二)在绍兴的日常生活

母亲信件里写到的那条狗哥利亚,它的名字来自于《圣经》里被大卫杀死的那个巨人。我们也叫它 Golly,美国人说"Oh Golly"就跟"Oh my God"差不多,所以狗的名字就是这么来的。母亲很喜欢这条狗,我还记得。

我们在绍兴时,除了奶粉,还有当地农人特供给我们的水牛奶。我生病的时候,很想吃一口母亲做的冰淇淋。在冬天,我们可以用美国的方法(手摇式)用自然冰来做冰淇淋。我们曾经住在柔遁弄(注:"柔遁弄"三字是用绍兴话发音说的),现在那儿早已不是原来的样子,房子都重建过了。上一次我们去那儿看,只有一口老井还在。

我的中文名字叫"施福美"。我从小就会说绍兴话了,没准儿我开口说绍兴话是比开口说英语还要早些呢! 小时候我们跟医院和弄堂里的中国小孩一起玩,大家是讲绍兴话的。我们的头发是浅色的,所以有个中国小伙伴很不解,说:"你们还这么小,为什么头发就先白了呢?"

(三)重返中国

在中美建交、两国重新开始往来之后,我曾多次返回中国,我回来是因为我想回来。有几次是自己来,也有几次是因为别人知道我在中国生活过,对这儿了解,所以请我帮着带访问团,于是我也就借着那样的机会重温故地。

1981 年,我是和我丈夫一起来的。1982 年,我和父亲一起回来绍兴。但是我们没有进入福康医院的老楼里，只是在外面看了看。1983年，我也来了。1985 年，我带着两批学生来中国，我们到了绍兴。在我们进行表演时，有位中国师傅带着他做的西式小点心来给我们吃，大家其乐融融。

1998 年，泰德来中国参加中学同学聚会。2010 年，我们参加了绍兴第二医院的 100 周年庆。2012 年，泰德的美国学校 100 周年庆。2015年，福康医院院史馆建成了，我们再次来到这里。

（四）父亲母亲留下的文字

父亲一直很怀念在中国的岁月，他曾动手写回忆录，不过可惜的是他才刚开了个头，只写到被派到宁波，就去世了，所以回忆录没能写完。我母亲也有留下一些文字，比如一些往来信件，甚至有她写了却由于种种原因没有寄出的。泰德以前是当记者的，他希望可以慢慢整理一下父母留下来的东西。

今天我看到母亲 1940 年 2 月写给美国友人的信件，心情十分激动，就好像又重新听到了她的声音一样，我们十分怀念她。

第三节　福康医院里的潘家

2014 年 11 月 20 日，绍兴第二医院福康医史研究中心主任周东华和张再洋、傅颖，前往上海市建德路 1 号潘连奎院长大女儿潘允平家中，对时年 80 岁的潘允平进行口述历史采访，记录下她的福康故事。

一、潘允平：我的父亲潘连奎

我们不是绍兴人，是江苏吴江人。（我父亲）他生在一个小镇震泽镇上。他父亲过世得很早，家里就开了一个小茶叶店。妈妈生了九个孩子，但由于农村缺医少药，后来一个个都死掉了。他是老大，家里还是蛮贫困的。他后来对我说，看着家里的兄弟姐妹一个个都死掉了，就只剩了他一个，就特别想去学医。家里也没有什么钱，很困难。因为他读过私塾,高中毕业后,到松江教了三年书,有了一点积蓄。后来当地又有一些乡绅,也可能是地主吧,有些经济上的帮助,在资助下他去了美国读医,留学密歇根大学。一去就是八年。他的志向是回来以后要回到农村,到贫困的小城市,为老百姓看病服务。

他在美国的时候是半工半读的,非常辛苦,在两年级的时候,管理解剖的停尸房。医生要来实习,在他们到来之前要一个桌子一个桌子(把尸体)放好,完了又要收拾好,这些他都干。到了五年级的时候,自己有点收入了,就一直到毕业。他一九三几年的时候毕业,成绩很好。毕业的时候,他是第一名。我们本来有本年鉴,厚厚的一本,到了"文革"的时候烧掉了,上面第一个就是我父亲的名字。他的名字叫 Lincoln Pan,一方面他很佩服美国总统林肯的解放运动,另一方面我现在想来也是因为取谐音,Lincoln 和"连奎"中都有"l"和"k"两个发音。这实在是个巧合了。

我父亲 25 岁的时候出国,回来已经 33 岁了。出国之前家里已经安排了结婚,但结婚后一个月就出国了。虽然没有小孩,但我父亲觉得作为一个男人要对家庭有责任,家里还有个妻子,应该回到农村。

他回国的时候带了一架显微镜,以及一个简单的外科手术包,当时是打算到农村行医的。回来以后没过多久,有人介绍他到浏河,可能是在上海松江附近,工作了一段时间。他在那里就信了基督教。浏河地区医院可能和基督教有些关系,他在那里工作了一段时间。那个时候我还很小,对这段经历没有记忆,(当时的情况)还是在照片上看到的。

后来抗日战争就爆发了,他到了上海,到了难民医院。就在大世界附近,解放以后改名叫红会医院,现在已经拆掉了。这个工作是很危险的,日本人要轰炸的。那一段时间我们可以说是居无定所。后来我想是教会吧,把他介绍到绍兴第二医院,说这边缺人,介绍到这边来工作。一到绍兴,他就负担起外科医生的重任了。因为医院小,要全面担当起来。所以我小时候的记忆基本上是在绍兴。

我对他的印象是,他很忙,我母亲一定要等他回来吃饭,但他回来通常很晚。我母亲不工作,在家里带我们两个小孩,非常勤俭持家,家里还有一个佣人阿姨。那时绍兴有时候会停电,我母亲有时候也是为了节电,全家就摸黑等着他。如果是夏天,大家就在门外一边乘凉一边等。而他总是很晚回来。还有的时候,在安静的深夜,我们会听见有人来叫,因为有急病的病人,而一叫他就去了。

他个人修养方面也很重视。当时教会有一本书,叫作《路》(*The Way*)。每天早上上班之前,他会看一刻钟,然后上班去。

因为我们信教,所以那个时候每个星期天都会去真神堂做礼拜。但如果说前一天星期六有人开了刀,第一次换药他一定要亲自去换的。因为如果有什么(术后)并发症,第一次换药是最容易发现问题的。如果遇到这种情况,他就会说,你们先去,我一会儿卡着点儿来。

还有一点是他很廉洁。那时教会里会提供一些免费、减免的东西,后来"和平军"①之类的也会送东西。但我父亲的处理原则是,你们是什么都不好动的,我是什么都不收的。东西拿来以后,是看情况或者送到营养室,或者送到职工食堂。有的送去给病人吃,有的给职工吃。有这样一个规矩,尽管我们很馋,但是(这些东西)我们是不碰的。我们母亲也知道这个规矩,对这些东西从来不碰。所以我父亲给我印象最深的是廉洁,可以给现在的人做个榜样。

日本人进绍兴城的时候,有时候晚上会来(医院)找护士,找"花姑娘",那个时候护士长刘淑芬(音)就冲出去了赶他们。刘她人不老,但因为她们都梳"横S头",那个时候人都不打扮的,刘长得也胖胖的,看上去就像一个老太。于是她就像老鹰保护小鸡一样,就把日本兵赶出去了。

日本人有时还会到我家骚扰。我家有个钢琴,我们小时候都学琴。那时有个士兵,好像叫井上,他可能是有点爱好,每次我们中午吃饭的时候他就进来,言语不通,他讲日本话我们也听不懂。他就径直走向钢琴,玩上个半小时,就走了。我们都很害怕,吃饭也吃不好。

我们家有个阳台,在那里搭了个防空洞,里面都是结结实实的黄沙

---

① 和平军,即和平建国军,抗日战争时期的日伪军之一,1940 年由伪政权所建,1945 年抗战胜利后,被南京国民政府收编。

沙袋。日军轰炸绍兴的时候，我们就躲在防空洞里面。在珍珠港事件以前，在小洋房顶上会放一个很大的铁皮制成的国旗，比门还宽。在施乃德、牧师和传教士等几个家庭的屋顶上都会有这个铁皮国旗，徐纪法家里也有。目的是让日军看看清楚，这是美国人的寓所，不要轰炸。后来珍珠港事件发生以后，美日开战，这个国旗就拿掉了。

那时候医院也收治和平军的人，在医院里治好伤病以后，他们就跑到东湖的放生池，往池子里啪啪开枪，把里面的大鱼打死，然后送到我家里，给我父亲，作为感谢。

抗战的时候，医院有个大院围墙，我们小孩都不允许出去。后勤部门有个机修工，叫范光耀，负责维修、停电的时候发电，诸如此类的事情。他爱人叫王菊美，是有知识有文化的，就在战时办了个子女学校，分大班小班，相当于小学课程。教音乐、数学、语文三门课。我们都被关在里面不许出去。她同时还负责教施乃德的女儿木莲中文。

施乃德家大人都很严肃，而且因为是外国人，大家对外国人都有种仰视感，这也影响到了我，所以我见到他们很害怕。施乃德太太不工作，对小孩管教很严格，下午家里就由王菊美辅导做功课，一定要做完，背出来。我对他们家孩子也有距离感，很少玩到一起。有时四点多放学后，大家在草地上玩工兵捉强盗、老鹰捉小鸡等，因为言语不通，所以交往不多，而且他们家养了一条狗，我很怕狗，所以很少去。

而他家儿子泰德比我们大几岁，和范光耀先生的儿子范立中等几个小男孩玩得比较多（后来范立中他去考航空学校了，做了空军）。到泰德走的时候，把他钟爱的东西，仙人掌啊之类的，都送给了他的这些小朋友。

当时我们家边上还有个小作坊工厂，做十字绣、纺纱等。就在我们家房子边上，隶属教会，属于慈善事业，雇了一批孤寡老人、残疾人、寡妇等做工，吃住都在那里。有几个教会的没有结婚的老女人在那里主持，一个叫海伦，一个叫博美蝶（音）。

我小时候学钢琴，是向真神堂主持蒋德恩牧师的女儿学的。开始是在施乃德家里学琴,后来施乃德一家离开以后,把琴送给了我们。但那架钢琴在"文革"的时候被收走,给了一个中学。

在业务上,有时晚上会开我母亲口中的"医生会"。现在我觉得可能是疑难病例或死亡病例讨论会。当时我们不懂,两个小孩就被赶到楼上去了,不许下来,其他人就在楼下开会。开会的基本上都是科主任一级的医生,还有总护士长刘淑芬(音)。那时阿姨会为此准备点心,之后还要洗盘子之类的,家里很是忙碌,因此我印象很深。

我父亲做手术也很仔细尽责,每次手术之前,他都会仔细翻阅手术书。他就在书房里自己看,我们也不敢进去。每次他有个大的手术,都会这样,半天不出来,我们就知道有个大的手术。

那时肺结核很流行,得了是致命的,而且还会传染。我母亲当时也得了肺结核。他们的治疗是压缩疗法。后来学了苏联的肺结核十大分类法。我估计(她的肺结核)是空洞型的,治疗方式就是打空气针,过一段时间就要去打。所以我父亲在这个疾病方面一直很放在心上,到后来抗战胜利后,可能是1947年吧,有一次机会,是教会安排的,为奖励他工作出色独当一面,安排了他去美国进修,重点学胸腔手术,开始学支气管镜,从那时开始就成了胸科学会会员。解放以后回国,条件成熟了,他就开始研究塑料球,完成这个(治疗肺结核病人)的心愿。我记得有另一个师傅一起研究这个塑料球的,看要多大,多厚,多重。太大了放不进去,口子要小一点,要能放进去。这个(研究场景)我看见过好几次,可能用的是无纺塑胶,进行空气压缩。这也算是我父亲的发明吧,以后就没有空气针这一说了。当然解放后也陆续有了一些抗结核的药物,如链霉素等。有些很晚才有的,解放后才有的,解放以前根本没有。

解放以后呢,他如何从一个基督教徒转变成为共产党员的呢?1956年的时候,大批的知识分子入党,但他并不是随大流,他当时对共产党并不了解。后来来了一个负责接收医院的人,叫李云景,是山东人,成了我们的邻居。当时我在外读书,对他本人不是太了解。不过据我所知的是,有一次那些进城的干部,很多是农村来的,都要换老婆了。这李云景有个小脚的老婆,也要换老婆。后来我父亲就找他谈,说从个人修养方面,这是不好的,不应该的。他还拿出自己的例子说:"我自己的夫人,她是半文盲,只有小学文化程度,但还是应该共患难,共同战斗。"[我母亲文化不高,但能识字,能看看圣经的新约全书,我父亲对她也有些督促。但除此之外,母亲基本不看别的书,也不看报纸,到后来(识字)也渐渐荒废掉了,写信也是我帮她写的。我母亲50岁的时候,父亲还送了一架缝纫机给她,后来大炼钢铁的时候被收走了。]

后来李云景被说服了。经过这件事,他很感动,两人成了好朋友。那个时候我父亲就开始想向李云景了解共产党了,李云景也想向他介绍。当时我们国家和苏联交好,大家都有买一本《联共布党史》,我父亲也有一本,李云景也有一本。两人还签名,交换,这以后就一直是好朋友。后来李云景去了杭州做卫生局局长,他们一直保持着往来,每次我父亲去杭州都会去他家,我也去过一次。后来我父亲生病,临终的时候李云景还来看他。他和我母亲也蛮熟悉。有一次,在我父亲去世之后,我母亲要去北京找我妹妹,还是李云景把她送到那里的。可以说他们是很好的朋友了。就是这样,通过李,我父亲对共产党慢慢开始有所了解。

解放以后,他经常下乡看病。那时他已经60多岁了,本可以不去,但他自己要求去。我记得有个照片,在平水龙山,照片中他拿着一个树枝做的拐杖,就上山去了。当时我请了三天假看了他一次,看到他住在一个下乡医疗队的棚子里面,周围人对他也蛮照顾的。(这件事潘允平老人写过一篇文章)我父亲后来和我讲,为穷人看病是他从小的志向,(因为)小时候兄弟姐妹那么多,都死掉了。本家家里还有个老二,读到高中。他(出国前)和老二讲好,等我回来,支持你,你去学。可是没等到他回来,老二得了脑膜炎也死了,只剩下他一个。因此我父亲一直抱有这样一个信念。

父亲也很期待我们学医。我1952年在杭州考进第二医学院(报志愿的时候还叫作圣约翰大学)后,他非常高兴。我在那里遇到了同样学医的先生。

后来我到了上海工作，父亲还在绍兴二院工作。我和他通信非常频繁，基本每周一次。但他从来没有抱怨，无论什么事，和自家人，都看不到抱怨。"文革"开始以后，医院有个造反派，到我当时工作的松江来抄信，拿了我的36封信。如果信里发现什么，是一定要做文章的，但我当时知道父亲从来不抱怨，信里什么都没有，就让他们拿去了。

我小孩小时候，托在父母那里抚养，到了四年级才让她到上海来，因为我们都很忙。当时他把我们赶到一个很简陋的房子里面住，那边有个后门，通延安路南街。每次去我就买些年糕回来，因为当时上海供给食品都需要凭票，很紧张，而绍兴这方面比较开放，所以我每次回来都会带一点。有人看到了，就会说风凉话："我们这个门要注意了，他们把东西背出去了啊。"后来把小孩带回上海的时候，衣服等物品还都被他们搜查过。

"文革"之前，我父亲有个怀表，"文革"的时候，怀表被收走，他就没有表了。他去劳动，可是劳动也是要看时间的啊。于是他就从我和我妹妹给他的生活费当中，挤出钱买了个表。他们叫他去推粪车，这个表放在衣服口袋里，被偷了。后来所谓解放了，平反了，发了一点钱，他第一件事就是去又买了一块表。这块表他一直戴着，直到过世的时候，也戴着这块表。

"文革"期间，他得了胆囊结石，他们不让他去看病，还要让他出诊，去平水等郊区。有时让他去推粪车，有时吃饭吃到一半的时候又要他去出诊。而等他的病确诊的时候，已经出现了血红蛋白尿，然后就是黄疸。这时我马上去看他，把他接到上海来。在瑞金医院开的刀。开刀以后发现已经恶变了，变成了胆囊癌，而且已经转移到肝脏，手术的时候就把胆囊拿掉了。我父亲是个非常为别人考虑的人。在胆囊手术以后还向我要几块石头，我说石头都已经扔掉了，哪里来的石头？后来我们科室有个同事，他父亲也是胆结石，他开出来的石头都在，放在瓶子里面，我向他要，他就把这瓶石头给我了。我父亲拿了这瓶石头，就回去骗我妈妈，他说，我的病好了，开刀开好了。我妈看到很开心，说以前一次一次地发作,现在终于好了。

父亲生病是在75年,到76年去世。也是在那一年,毛泽东、周恩来、朱德都去世了。我这一生都没有见到我父亲戴过黑纱,但周总理去世那一天他是戴黑纱的。当时是一月份,那时他还能活动。到了朱(德)老总去世的时候,他在北京我妹妹那里,送葬的车队要经过他们那里的道路,于是他就拿了个小板凳到路口去送行。在毛主席逝世的时候,各个单位都要开追悼会。他那时已经站不起来了,但他说,你们把我扶起来,我不能躺在那边,我总得坐起来,坐一会儿也是个意思。

后来他的病还是常常要发作。到了最后一次,高热、寒战,被送进了医院。我马上又回到绍兴,就在二院红房子的三楼,我一直陪他到最后。我觉得是结石感染引起了败血症。在最后的日子里,他完全不能吃东西,靠输液维持生命,持续低热,最后的几天又陷入了肝昏迷的状态。床位医生是宋汉章(音),但到最后他似乎有顾忌,很少来查房。倒是以前很多老职工老朋友,很多从杭州来,陈怡芳等人,来和他告别,见最后一面。他是在1976年10月9日去世的。10月6日是打倒"四人帮"的那一天,但消息没有公开,我们也不知道。那时我觉得真遗憾,没有能够把这个消息告诉他,应该让他知道这个事情。他去世以后,有个告别仪式,把他的遗体放在我们家楼下的图书馆24个小时,最后送去了杭州火化,安葬在禹陵。

二、潘惠平:相爱一生——我的父亲与母亲

我的父亲潘连奎(1902—1976),出生在江苏省吴江县震泽镇双阳村。家里以种桑养蚕为生,农闲时开个小茶铺,增加一点收入。

我的母录吴秀娟(1902—1994)是双阳村附近一个贫苦农民家的长女,她的父亲常年以打工为生,生活极为困难,不得已将长女送至双阳村我祖父母家当了我父亲的童养媳。不久,我的外祖父和外祖母先后在贫病中亡故,我母亲虽然在我祖父母家有了饭吃,但父母双亡,娘家一点没有依靠,自己又是童养媳,心里十分悲苦凄惶,幸亏她从小在家干

活,练得心灵手巧,勤快踏实,因此能对付一应的家务活计,成为我祖父母的好帮手。她起早贪黑采桑养蚕,缫丝、织网,无论严冬酷暑替全家人淘米洗菜、烧火做饭、浆洗衣裳、缝缝补补,稍有空闲还要纳鞋底做鞋。

我的父亲幼年在村中读私塾。后来进了丝业小学,毕业后祖父母认为他已粗通文字就要送他去米行或丝行学徒,可是他爱读书,坚决不去当学徒,就上了不需学费的师范学校,祖父母无奈,只好让他去上学了。他和我母亲从小青梅竹马,两小无猜,我母辛勤劳能干。他看在眼里,爱在心里;我母亲见他喜欢读书,性格温和,也默默地赞赏。几年之后,我父亲从师范学校毕业当了小学教师,这时他的眼界开阔了。随着五四运动之后新文化新思潮的汹涌,大批有志青年向往到国外去学习新知识报效祖国。他受这股潮流影响也是激动不已,盘算着自己也要去国外留学。

于是他积极地准备,选定了去美国勤工俭学,作了语言的能力准备。筹措了一些经费,然后仔细地考虑把家庭安排好。这时他家中有一位老祖母,还有父母和作为童养媳的未婚妻生活在一起,我母亲已是25岁的大姑娘。他想,作为一个负责任的男子汉,应该先结婚再出国,使我母亲有名分才妥帖,才能无后顾之忧地出去读书。

没有想到的是,他向父母提出要先结婚然后出国读书的计划时,引起了一点风波。我的祖父母认为儿子已是知识分子,而童养媳却是一字不识的乡下姑娘,他俩已经不相配,将来儿子出去读书,很有机会找到有文化的女子,因此现在不必结婚。我父亲在父母面前据理力争,他说:"虽然她不识字,但她在我眼里一直是优秀的,不识字可以通过学习解决,并不是什么克服不了的障碍,我看重的是她的朴实,勤快,我们之间有感情。""他既是我的童养媳,就应该成为我的妻子才对得起她,而且我出国后她在家名正言顺侍奉家中三位老人,我在外面也安心。"老人们认为他言之有理,就同意了。他又认真地去征求我母亲的意见,他以需要拆洗被褥为由,约我母亲去小学的教室定单独见面,把自己的计划告诉了她,我母亲羞涩,也很喜悦,心里像有一头小鹿在咚咚地跳,红着脸低头缝被子,不敢说话。到最后才郑重地小声回答他:同意他的计划。

婚礼举办很隆重，婚后不到一个月，我父亲便取道上海乘邮轮赴美深造。他在美国勤工俭学，做过许多工作：洗碗碟、生炉子、整理花园、修剪草坪，还做过医学解剖教室停尸房的管理人。他努力工作养活自己，勤奋学习。生活很俭朴，学习十分紧张。但是他无时无刻不惦念着他的祖国和家人，尤其是新婚的妻子，因条件所限，通信不便，就只有两地相思。

我母亲在家伺候老人，辛苦劳作，逢年过节看到别人家人团圆，无法不含着眼泪想念自己远隔重洋的丈夫，也不知那里的风土人情如何；也不知天气冷暖如何；他是否能照料好自己……无尽的思念，陪伴着一次次的月缺月圆。这样的日子过了八年，当我父亲学成回国，到家那一天，我母亲喜极而泣，脚软得几乎走不了路。

我父亲已经成为医术精通的医生，在上海找到了工作，便接母亲到上海定居，几年之后便有了两个女儿，就是我姐姐和我。

幸福的日子过得飞快，不久，抗日战争爆发了。父亲到难民医院去救死扶伤，安排我母亲和我们姐妹俩到乡下避难，后来凶残的日本人占领上海、杭州，钱塘江大桥被迫炸毁，我父亲又举家绕道宁波迁到绍兴。

几年后绍兴也沦入敌手，已经无处可逃了，就在绍兴扎下了根。因此我们姐妹俩的童年和青少年时代都在绍兴度过。我们自然成了绍兴人。

从我懂事开始直到长大成人，在我的全部记忆中，父母总是互敬互爱的，从来没有大声，更没有争吵，他们之间似乎从来没有矛盾，总是那么和谐，因此家里成为温馨无比的港湾。父亲忙于工作，但他对家庭非常关心，母亲操持家务井然有序，只要父亲未下班，我们就都等着他，他回来我们才吃饭。父亲在医院上班，下雨了，母亲去送伞，刮风了，母亲去送衣服，有时父亲连做几个手术回家很晚，母亲会打发我们去问询探视，母亲是父亲的贤内助。

20世纪40年代父亲去美国，进修胸外科，临走时曾预支了部分工资，母亲就省吃俭用，教我们节约支援父亲，为了省电，家里的灯泡换成最小的，我们总是趁白天做完功课，不在晚上耗电，不知不觉中养成了不开夜车的好习惯。我们的鞋子都是母亲自制的布鞋，记得有一次我有了一双球鞋,很爱惜地穿了很长时间后,帮破了,但母亲发现鞋成还很好,就自制一个布鞋面,装到球袜底上去,又是一双新鞋,我穿了好一阵子,直到鞋底有了洞才罢休。母亲的言行,影响了我,我一直奉行她"物尽其用"的节能原则。

我父亲对母亲爱护备至,母亲得了伤寒症,病情危急,父亲千方百计地设法治疗,终于把母亲从死神手里夺了回来。在我七八岁时,母亲又得了当时视为绝症的肺结核,父亲细心照料,查资料、觅新药,并且送母亲去住院养病。为了让母亲安心治病,我父亲又当爹又当娘,管好我们姐妹两人非常辛苦。我小时候极为淘气,爬树上墙,和男孩子打架,麻烦不断,我父亲总是好言劝导,耐心教育,从来没有一句怨言。

母亲曾歉意地说:"我没有文化,也没有工作,帮不了你的忙。"父亲总是乐呵呵地回答:"你管好家,就是给我最大的帮助,家务也是工作啊!""我能当选为全国先进工作者代表大会的代表,也有你的一份功劳啊!"他还耐心教我母亲识字,使她学会写自己的名字和家人的名字,从此我家的家具上都被写上了父亲的名字。

周围的许多朋友常常由衷地赞叹这一对恩爱的夫妻,说一个留洋回来的名医、院长,对他来自农村的文盲妻子从来不歧视,更不嫌弃,忠贞不渝,白头到老,真是令人敬佩的贤伉俪。

我的母亲告诉我:"你的父亲是天底下最好的父亲。"

确实,我热爱父亲,我崇拜他,因为他是我心中最好的人。小时候有人开玩笑问我:"小姑娘,你长大了要嫁给谁?"我毫不犹豫地回答:"嫁给我父亲,因为他最好。"

我永远记得是他用温热的大手,微微有点消毒水气味的大手领着我拉着我的小手,引导我走正确的人生道路。

正当我的父亲在外科技术上有所创新,在政治上要求进步加入了中国共产党的时候,迎面而来的不是人生的辉煌,而是暴风雨。"文化大革命"停止了一切,他不能再去救死扶伤了,一些人把他投入了无休止的批判黑洞中。他们以莫须有的罪名,给他戴上吓人的帽子,把他关入牛棚……这时我父亲已经是六十多岁的老人,精神上的污蔑、谩骂、肉体上的殴打,他都坚强忍受,心里惦记我母亲,生怕她遇不测,生怕她一时想不开干出傻事来。因此他总是找机会回家看望她,告诉她"我还活着,我是清白的,你要相信群众相信党,要保重自己",鼓励她要有希望。

我母亲深知父亲为人正派,品格高尚,只是担心他的身体是否经得起这般炼狱般的考验。

我母亲在家担惊受怕不得安宁,不论白天黑夜,总有一些自称为革命者的人来家里抄搜查看是否有"罪证",米桶底下都翻过了。所有的被褥衣物都拿了去,连鞋子袜子也拿了去。恐怕只有马桶里没有掏过了,他们没有找到他们要的罪证,害得我已七十高龄的母亲在不断的呵斥声中几次心脏病发作。

老两口相濡以沫,凭着对真理的执着,凭着刻骨铭心的相互思念。坚强地挺过了那些风雨如晦的苦日子。但是我父亲的健康在这样的折磨中被彻底毁了。他没能看见"四人帮"的垮台,更没能看见改革开放的好日子,他在光明即将到来的前夕,走完了人生之路。在病危时他最念念不忘的是我母亲,他说:"最放不下的是你们的母亲。"他叮咛:"一定要把母亲接到北京去养老。"因为我已经在北京建立家庭,我们姊妹承诺一定照顾好母亲,他方安然离去。

父亲病的真相,我们一直瞒着母亲,这也是父亲的意思,直到病危时才告诉她,我们安排了专人看护她。她平时因为失眠服用的安眠药也定时定量给她,才平安地度过了我父亲去世的伤痛。

我母亲在北京安享晚年,干燥的气候倒使她的老慢支及冠心病等疾病都有了好转,我们母女的讲话中总是有我父亲的回忆,我的父亲是我们思想中永恒的主题。后来,我的父母长眠在禹陵附近的绍兴公墓。

我的父亲母亲是我人生中的第一教师,他们对我的影响深刻而隽永,他们永远活在我心里。父亲离开我们已经多年了,社会巨变,中国巨变,看今日的美好更怀念父亲,特以此文纪念他。

第四节　我和徐纪法在福康医院的日子

2014 年 11 月 27 日上午，绍兴第二医院福康医史研究中心主任周东华教授和张再洋医生、傅颖一行三人来到嘉兴罗荷英（福康护士学校学生、福康医院护士、徐纪法夫人）家里，对老人进行口述历史采访，听她讲述她和徐纪法的福康爱情故事。老人时年 93 岁。

当时绍兴人不相信高氏医院，认为外国人办的医院要挖眼睛的，都不去医院看病，我自己也不去的。高福林是眼科医生。

我是 1921 年 7 月 16 日（阴历六月二十一日）出生，家里比较富裕，做丝绸生意，有七个孩子，我是老六，家里还收过租。医院出来在禅法弄造房子，有三进，都是红木的家具，客厅很大，院子很大，甚至可以种麦子。我出生后，在上海开绸庄，被抢后逐渐败落。上面三个哥哥、两个姐姐，下有一个弟弟。家里请先生来教书，或者进私塾，两个哥哥读到会写信、会记账、会算术，然后就学做生意，直接去绸庄学。女孩子不能学习，南街附近有成章小学，我经常和小朋友顽皮吵架，妈妈由此让我去读书，一直读到毕业为止。

有教会办理的浚德女子中学读书，只有三个班，我 1933 年入学，1936 年毕业。英文老师是海尔小姐。刚开始第一天，老师说："早上好，同学们。"我们开始从"早上好"，开始。老师基本不会说中文，所以讲课用英文，打下基础。校长毕镐英，南京金陵大学毕业，英文非常好。我毕业时 16 岁，中学毕业要会考，到杭州省城考试，当时钱塘江大桥尚未建好，我们是坐渡船到杭州，住在弘道女中。考完后回家等待消息，过一两个月，有敲锣打鼓声，原来是向我道喜：罗荷英会考成绩合格，中学毕业。就像戏里唱一样，家里给二角钱。我此后在家等待。我有个同学，韩瑰琪，是基督徒，她的爷爷是教会里发传单的。教会培养她，浚德女中免费给她读书，她渠道多，叫我去福康医院。

福康医院附近都是教会产业，我读浚德女校时，福康护士学校正在奠基造学校，我们在学校里都听到工人们造房子的号子声。我中学毕业，护士学校刚刚造好，韩瑰琪叫我一起去护士学校。当时护士学校校长是刘树芬，招收了 10 个同学。当时有个美国人思毕捐助建立，所以为纪念他，叫思毕堂，别人都不太知道，刘树芬领我们进入思毕堂。

当时去思毕堂还有一条弄堂，是一个地主家的，别人不能走，所以用一个楼梯架通，进入思毕堂。第一堂门打开，进入是会客室，中西两个，中式是椅子，西式会客室有沙发、钢琴。移门再进入是教室，里面的椅子有一块板可以放起来，坐着可以写字；也有实习教室，有病床，有假人模型，里间有小储藏室。对面是洗衣房和饭厅，是一座一座吃，位置固定，未来者留菜，有专门的洗碗工作。饭厅边又是教室，作解剖实验等。这是一楼。

走上楼梯，是寝室，大房间六张钢丝床，给学生住，有壁橱三个，一个人三格。窗户有纱窗。小房间有一张或两张床，供女医生或护士学校老师居住。倒 U 字形，大房间、小房间、小房间、大房间。盥洗室已经有抽水马桶，有浴缸，水是从水井抽上来，类似自来水，但水是咸的。三楼格局一样。四楼外面基本不去，做夜班是一个月轮一次，从晚七点到早七点，从九—十一点、一—两点、三—四点等可以休息两个小时，白天需要安静休息，都到四楼休息。我们一楼弹钢琴必须在下午三点。

护士学校有两个护士小姐姐，有男工友阿旺给我们倒开水，还有一个洗碗的女工。当时给我的感觉，护士学校干净极了，窗户明亮、现代，决定一定要到这个学校来，但不知道这个学校实际是做护士的。刘树芬说这个学校是新造的，上述就是领我们参观看到的。

我小学读书约 12 岁时，母亲叫我淘米。她因为手指上生了疮，但连基本的消炎药都没有而过世，我从此没有母爱。16 岁开始入护士学校，有规矩。三年半，有试读半年。6 个月后才可以"加冕"，即戴护士帽，以南丁格尔为勉。护士学校招生要求：要求身体健康、品貌端正，年满 18 岁，学历要初中毕业。在我们之前，护士学校不太正规，四年制，逐渐进来的。我家境条件较好，所以身体较好，虚报了两岁，称自己 18 岁才入学,后来坦白是因为信教。

试读半年需要付 50 块大洋,我父亲给我出钱,作为饭费、书费、制服费(旗袍,到膝盖,布料叫"英丹士林",不会褪色,比较牢,两件长袖、两件短袖,六件背心,都是订做)等,学费不收。有个女老师姚胜英,是总护士长。一个病房只有一个护士长,其他都是护士学校的学生。我当时不知道,课堂教学后直接进入课堂,纪律比较严苛,三个年级的实习任务都不同。早上七点上班,到晚七点下班,12 小时,每 3 个小时休息:九点半——一点,一点半—四点半,三点半—七点,其中半个小时吃饭,如此排班。护士长提早一个星期排班,说:你今天怎么?我今天下午。说明一周有两个半天休息,可以请假、回家或逛街,给刘小姐请假,允许才可以出去。

一年级的见习生七点钟在病房见习,九点钟进入实习教室上课、操作。擦灰、铺床(备用床、应用床、廊野床、麻醉床等各不相同)、抬病人、量体温等,由刘树芳教我们。然后读解剖、细菌等,由医院医生教我们。刘教完后直接去病房见习。

七点钟护士开始工作,八点医生开始查房,护士长跟随。会铺床等后,开始学习量体温、打针(开刀前要打吗啡,有非常严格的规定);高年级摆药、分药、配药,一周领取病房所需的物品。

实际上从一年级开始就半工半读。我的洗衣服号是 44 号。完成护士学校所有计划,手术室去两个月,产科、婴儿室一般两到三个月不等,其他都是轮流的,一个月到了会提前告知去哪个科室实习,进行比较高级的训练。我有一次去看成绩单,上面写着优秀。

护士工作非常苦,日间护理给病人洗脸、刷牙、洗头发、擦身;夜间护理还要做更加辛苦的护理,替盆用之前要加温才能给病人用等,都需要专门教。刘护士长一大串钥匙,走路声音较大,随时检查。病房里的护士长也有好差严格与否,如擦灰,有些要指责、有些比较温和,被骂后偷偷去厕所间哭。因为所有工作一定要去病房亲自处理。我是比较优秀,才能留院,但是我也去厕所间偷偷哭过。

我 1936 年入校,1937 年日本人侵略,开始逃难。医院逃难到上海,我也逃难到上海。1937 年 12 月某夜我们坐最后一班火车到宁波华美医院,过了一夜,第二天坐轮船到上海的难民医院去工作,华美医院的人也去难民医院。我们虽然是难民,但是做护士。因为我们是护士,所以有时还和华美医院护士学生一起学习。我当时有在急诊室工作,也有参加抢救影响。难民医院也有排班,进入其他科室工作。老师告诉我们不许到外面去。日本人并没有打到医院。高福林这时回国,叫施乃德来做院长,施乃德是宁波华美医院妇产科医生。施乃德来绍兴后,把没有逃难的人召回,也把在上海的我们,徐纪法、刘树芬、沙医生等先回绍兴,护士仍然在上海。

潘连奎院长对潘师母特别好。潘院长门诊是眼科,接高福林;病床是外科。1947 年去美国进修肺结核学,学成后开过一次手术。潘院长对人和善,很好。徐纪法代理院长。徐纪法到福康医院后,和潘连奎家成为邻居。

徐纪法诸暨人,从小被领到绍兴、宁波读书,后来到上海沪江大学读书,沪江大学学生家境富裕,但徐纪法家境不好,从小受一个先生资助到绍兴读书。在沪江大学读书时有个教授叫鲍威尔,需要一个打字员,聘请徐纪法。同学家里家境比较好,也帮助他。有一个姓梁,沪江大学毕业后去教书,每个月期开始给徐纪法寄学费。徐纪法假期回家时,家里把他身上穿的卫生衫都留下,他父亲想发财,也做丝绸生意,但是日本人侵略,生意破产,跳河因会游泳而不死,把家里所有财产还债。徐纪法读书时去书店打工给家里还债。同学都毕业了,开始赚钱,但是徐纪法还要读书,要读医科。入上海医学院读书,没有学费,都是同学帮助他,作为生活费。医科毕业后,留校作沪江大学公共卫生助教。

高福林到上海去请医生,去找应苑和,应介绍徐纪法,徐纪法从上海辞职,到绍兴福康医院工作。因为是医科大学毕业,受到绍兴欢迎。

1939 年我回到绍兴,进入护士学校实习后期学习,到手术室、婴儿室等实习工作。不是病房工作,就是非病房工作,我也替班。当时查房都是用英文,报告也要用英文写作,我有三年英文基础,还比较好,有些同学多之前没接触过,比较困难。我在查房时,徐纪法帮我开门,对我们很好。有一次我姐姐生病,徐纪法遇到我还问,"你姐姐还好吧?"

1940年左右恶性疟疾非常厉害,很多乡下人来医院接医生,医生也去。徐纪法非常忙,白天夜里都出诊。九点医生查房,十点看门诊,看到一点钟,晚上还有夜查房。病房里没有医生,有情况系病房工人来找医生,医生再处理。

我当时年龄最小,其他年龄比较大,但基本没有结婚,因为除了礼拜外,我们没有其他接触外部的时间和机会。当时还有一个思想,护士一定要嫁医生。外国人,有一个普兰特,在工厂;医院有三四个外国人,女的来也是单身,不结婚还是体面。

施乃德在80年代回来时告诉我儿子:你母亲年轻时很聪明。我毕业时20岁,其他人都没有结婚,我开始结婚。为什么呢?我1940年1月就毕业,属于提早毕业,留院工作。在X光室有一位姓汪的人离职,让我接任做X光检测。施乃德、潘连奎、徐纪法等医生都来。夜晚发电,病人登记好拍照的病人和医生。我开机器,检查,写好报告,拍片,所有报告都用英文。有一次,我犯了错,把一只脚的关节开成了两只脚的关节,即把left(左脚)开成both(两只脚),被施乃德责骂,此后也要沙医生学习后来夜间开X光。我擦灰、上油,把前一天片子分类好,打报告,发给医生等。施乃德曾经做过化验员,让我学习验血,相互在彼此手指头上试验,白血球等如何,只教了一次,施乃德就放手让我和另外一位同事工作。我们只好自己联系,然后在化验室实践检验,验血检测病情,手术室都化验血常规。门诊有公共卫生,属于民众福利。这是一个上午的工作。

我下午去施乃德家,在施师母家弹钢琴,说要学英文就来我这里学习。

徐纪法晚上经常来X光室,一起和我读英文,讲宗教……当时没有谈恋爱,也没有逛街。X光室在三楼,铁门一开看到电梯上有两个人,是高压公司的来看我,我扁桃体手术,他们也来看我,徐纪法对此有点意见,想结婚,我不同意。

徐纪法曾经得过结核病,到上海养病,到一个保险公司工作,结核病生了有生水,施乃德去上海让他回绍兴福康医院休息,给打空气针休养。我第一年不同意,第二年又来问我。我提出三点:第一,年龄相差太大,你 37 岁,我 22 岁。他说年纪大更加爱你。第二,你身体不好。他说我是医生,病好了。第三,你有孩子。他说有孩子家庭更加幸福。当时徐纪法在上海有一个恋人,家境很好,对方问他有何财产时,徐纪法回答有技术,可养活。徐纪法在绍兴,恋人在翔安。

徐纪法太太菲利斯的母亲是圣经学校校长。她是南京金陵女子大学毕业,在江西教书,因为战争回到绍兴。其母亲很着急,介绍徐纪法,由邬福安牧师主持结婚。1938 年 12 月结婚,1939 年 9 月生孩子。因为没有体育锻炼,身体比较弱,菲利斯产期很长,我去叫麻醉师,因为痛的时间太长,休克,后病死。

徐纪法社会关系很广,三十多岁如果想要娶媳,选择对象很多。他向我提出结婚,我就问了三点,他做了回答。对他的回答,我非常相信,就结婚。现在我和儿媳说,我嫁了个"老爷",他嫁了个"少爷"。当时医院没有结婚,我们这场婚姻就变得特别有名。徐纪法生活拮据,向同学借钱结婚,没有任何聘礼。有一次卫生厅让他出诊,出了车祸,耳朵有问题,被人叫"小耳朵",实际上因公而伤。第二件事,肺结核虽然治好,但不彻底,痰里有时候有血,经常需要休息,所以是"老爷"。50 岁给他开刀手术,所有负担都在我身上。

我们家和施乃德家关系比较近,大女儿生下来母亲死了,要找乳母,但是需要检测,比较麻烦。大女儿外婆关系太多,徐纪法担心有人太多会让女儿生病,把女儿抱到施乃德家由施师母抚养,到 4 岁,1942 年我和徐纪法结婚才把大女儿接回。1944 年我生大儿子,我当时还是小姑娘,也不懂,按照医院的规矩养。我真的是吃了很多苦。

日本侵略绍兴,开始施乃德在医院讲英文,有个中国翻译被日本人打了。我做 X 光室,日本兵有来拍片,我把他当病人,正常拍照。施乃德在时，我同学管伙食，晚上吃麦麸，有一班学生来上海，插班进来学习，学生不要吃，罢工。说吃了晚上多上厕所，施乃德说不可能。施乃德说医院有病人，生命第一，不能罢工。施乃德让他们翻帽子，表示暂时取消医生护士资格，作为惩罚。后来美国与日本宣战，施乃德家被关到上海集中营。医院里没有外国人，施乃德在时和我们签订了永久合同，如果要走，要提前三个月通知。

施乃德走后，潘连奎当院长，和平军来了。和平军态度不好，学生们再次罢工。潘院长去和平军部队交涉，总算把事情平息。大家对和平军都小心翼翼。我在 X 光室工作了三年，调到护士学校教书，办公室在医院里。有学生说好：你坐坐办公室，会写报告啊！我有写稿子，巡访病房。傅打针技术非常好，所有打不进的针都由她解决；刘树芬很严格，考试不及格要留级，我班里有几个同学留级。操作考试，还专门请上海的医师来做监考员，有一次还请施乃德来做监考员。所以护士学校的毕业生技术非常过硬，深受杭州、上海各大医院欢迎。

通货很厉害，买袁大头保值，我们医院不能做这种生意，医院开始发米。

1954 年，徐纪法因比较有名望，省立医院来调动，我随着他到杭州。他开始研究血吸虫病，参加全国性会议，写论文。后来以工立国，长兴煤矿要办医院，到省里抽掉医生，被抽到长兴。因为研究血吸虫病来到嘉兴。我随之调到卫校、五七干校等，工作调动频繁，后调到嘉兴第一医院，直到退休。

第三章　传记中的福康医事

本章从"传记"资料角度继续记录福康医院的医事。其中，高福林自传译自其家族传记，非常完整地记录了高福林从立志到中国当传教士医生，如何抵达绍兴，开展医务活动，他执掌福康医院期间的人事、医事等，第一次以中文形式展现医院面貌。施乃德在日军集中营的小传和潘连奎小传，是其子女撰写的回忆。

第一节　高福林自传

一、高福林成为传教士和医生

我是 1877 年 1 月 20 日在宁波呱呱落地加入到高氏大家族中的。我的母亲给之前出生的孩子取了名字，所以她坚持要我父亲来给我取名。我父亲先把"约书亚"排除掉了，"这个名字太多了。"他说。然后又排除了一些别的取自圣经的名字。他想要名字里现代味道更多些。当我父亲说到"弗朗西斯·卫兰德"时——这是他那个年代美国布朗大学校长的名字——我母亲马上就表示了赞同："就这个吧，我们还可以叫他小名弗兰克。"

就像许多其他在教士家庭快乐成长的孩子一样，我也很想有天成为一名传教士。但是我会布道吗？我选了一段布道文，认真地准备了，然后跑到自己屋里，说给房间的墙壁听。可是说了五分钟我就说不下去了，布道结束！显然，我还无法胜任做一个牧师。

有一天，我们这些孩子在医生办公室里玩，我看到了一些新近手术的东西。然后我大声宣布："我知道了,以后我要做一个医生!"我所知道的那些传教士,不是当牧师的就是当医生的,所以选择当哪个,对我来说,可是个严肃的问题。

我们的学堂就在我家楼上,我母亲是最主要的老师。我们一周有一次家庭聚会,一周到一个孩子家,然后一家家轮过去。我们有来自英格兰的、苏格兰的和美国的,教派有长老会、循道公会、圣公会以及浸礼会。虽然我们这些孩子有时候也会就各自的神学和教会的差异展开辩论,但我们也逐渐达成了某些方面的共识,就像那个来自长老会的孩子,他长大后也成为一名传教士,他和我一样深信着天堂与上帝!

我11岁的时候,我姐姐凯特(Kate)14岁,我们被托付给一个教士家庭带着,长途跋涉回美国,我们要在那儿继续上学。

在马萨诸塞的牛顿中心,我们跟其他17个来自教士家庭的孩子一起,组成了一个新家,这其中也有我的哥哥威尔(Will)。接下来的两年里,我们上学,学会滑冰,收到并送出我们的第一个情人节礼物。

周日的时候我们去浸信会参加主日学校,深深地接受着许多教会领袖的熏陶——比如,我们教区的莱缪尔·C.巴尼斯(Lemuel C. Barnes)牧师;史密斯牧师(S. F. Smith),他是 My Country, This of Thee 这首爱国歌曲的词作者,还有他的传教士子女;此外,牛顿神学院的教授 E. D.伯顿(E. D. Burton),他有时候会在主日学校讲课,其讲授之精彩令人难忘。大概在那段时间,我收到了母亲的一封信,信里提到我们的朋友巴切特(Barchet)医生说我具有成为一名好医生的资质——我听后有何感想?反正这番话,如同一颗种子,埋入了我心灵的土壤之中,等待合适的时候发芽长大开花结果。

1890年夏,母亲带着我们家更小的孩子回美国了,这时候我哥哥威尔已经准备秋季去上布朗大学了,于是我们搬去了其所在的普罗维登斯。在那儿我们得到了摩西·比克斯比(Moses H. Bixby)牧师的帮助。他原来是在缅甸的传教士,现在成为克兰斯顿街浸礼会教堂(Cranston Street Baptist Church)的牧师,他帮我们在那附近找到了一个合适的公寓。我们后来都加入他的教会。我们住在这儿的时间,加起来也就年把,但是这段时光却成为我宗教生涯的里程碑,因为在这儿,比克斯比牧师鼓励和教导我,教会里的年轻朋友们激励我,我在这儿学习了许多宗教事务。

住在普罗维登斯,对我们家来说,花费实在有点儿难以承受,于是在 1891 年的秋天,我们搬去了纽约州的汉密尔顿,也就是科尔盖特大学的所在地,我在那儿度过了七年快乐的求学时光。1893 年的时候,我父亲也回美国跟我们在一起了,这是九年以来我们第一次全家团聚。但团聚的时光并不长久,同年秋天,我姐姐凯特去巴克内尔大学上学了,因为本地的科尔盖特大学不是男女同校的。再一年之后,父亲母亲再次回到中国去了,我们兄弟姐妹散居四方。

我上科尔盖特大学的时候,学校里有个很厉害的学生志愿者联盟,联盟领袖是神学院一位能干的学长,叫威廉·A.斯坦顿(William A. Stanton),他很快要去印度的卡努尔当传教士了。我虽不在神学院,可这个志愿者联盟的月会是对公众开放的。我们参加了当地的一个教会,参与了很多活动,这些事情对我宗教生命的成长益处很大。在大学里,我也遇到了萨姆纳·文顿(Sumner Vinton)。他爷爷和我爷爷在 1834 年曾经一起参加过一次传教士聚会.他在教堂里做侍奉,换些报酬,还有就是给人们做讲座,宣讲他在巴拿马的传教经历,还放幻灯片给人们看。我那时候也是四处宣讲在中国的经历,在此过程中,我在纽约和新英格兰地区交到了不少教友,既攒了些钱,还攒下了对中国这片教会还较少涉足的遥远之地的兴趣。

1897 年,我毕业了。这之后,我又在神学院学习了一年,蒙受了许多尊师的教诲,比如威廉·牛顿·克拉克(William Newton Clarke)、西尔维斯特·伯翰(Sylvester Burnham),以及爱德华·耶德逊(Edward Judson),他是教会的名士之后。

1898 年的秋天,我要开始学习医学了。这时候我的表兄布雷顿·科利,也就是约西亚哥·达德(Josiah Goddard)的外孙,已经学成毕业前往中国西部去了。他父母把布雷顿的房间给了我住，而费城杰弗逊医学院的外科学教授基恩，则为我争取了一份奖学金——他是那个时代最好的外科大夫之一、费城第一浸信会的成员，也曾经当过美北浸礼会的主席。我甚至怀疑这份奖学金是他自己出的钱，但他只是跟我说，他很高兴以自己的影响力帮上了大学校友之子的忙。就这样，上帝为我开启了一条大路，并给我种种珍贵的赐予和馈赠。

在费城的时候，我加入了新幕浸信会（New Tabernable Baptist）教会（今 Chesrtnut Street 教会），受到了瑞斯牧师和其他教友许多精神上的帮助。当我离开费城时，他们送了我一块很好的表，寓意着"我们会一直关注你"，即便我们不在彼此的身边（事实上我们也确实从此再未见过面）。这之后的许多年，我在中国的时候，我的母会还给我发薪水，把我列为他们的"传教士牧师"，每年圣诞节还会给福康医院寄一份特别礼物。他们慷慨而持续不断的支持与合作，是我在中国时重要的精神力量来源。

我被杰弗逊医学院录取，要上四年的医学博士课程，当然那些之前念过医学的，也可以加快进程三年学完。念这个医学博士是个漫长的辛苦活儿，不过 1901 年的 5 月，我拿到了学位，然后去了纽约州特洛伊的撒玛利亚医院做 15 个月的实习医师。

1902 年 5 月的时候，我去了波士顿，接受了教会联合会执行委员会（Executive Committee of the Missionary Union）的委任，明确了一旦成为一名正式医师，我就要远航前往中国去了。同年 9 月，我离开特洛伊，因为已经了解到在中国众多病患深受眼疾之苦，所以后面的整整一年，我都在费城跟随三名顶级的眼科专家学习医术。然后，1903 年的 10 月，我要随传教士团出发去中国了！

离开美国西海岸之前，我去了一趟佛蒙特州的本宁顿，去向我的亲戚们道别。此外，那边的一位大学校友邀请了我，去向他的教堂会众们宣讲我的远行计划。宣讲后的第二天，一位女士请我去了她家吃午饭，还告诉我，如果我在中国要建医院的话，她愿意给予资助。

对于这个及时雨般的好消息，我十分感激，因为正在此时，当我准备接着前往汉密尔顿去看朋友向他们道别时,消息传来,我的母亲在宁波死于霍乱。我姐姐凯特在芝加哥,我们会合到一起从旧金山出发到中国去,同行的还有其他传教士。

若非母亲的死,这次旅行应该是十分愉快的。船上共有 26 名传教士——其实船上也差不多就只有我们这些人——都是被派去中国的,其中 19 人是第一次外派。中国义和团运动的惨痛经历,仍历历在目,许多人还在担心中国是否安全,但是我们这个团体,这是至今为止最大的一次外派团,都是充满热情而且英勇无畏的。我们所乘坐的"科普特号",是穿越太平洋的最小型号航船了,看起来好像是给我们专属的。我们中的大多数人,喜欢在太阳落山时聚集于船头,向前方遥望我们的"应许之地",一起吟唱着关于信念、希望与奉献的古老赞美诗……

感恩节的前一天,我们抵达了上海。父亲来接了我们姐弟俩,然后带我们去了老朋友巴切特(Barchet)医生家歇脚,他担任了美国驻中国领事,还是浸信会(Baptist Mission)的财务主管(treasurer)。我们来时的船上,有两名女传教士,海伦·M.奥斯汀(Helen M. Austin)小姐和夏洛特·M.亨通(Charlotte M. Huntoon)小姐,也是和我一样被派往绍兴去的。不过凯特和我先去了宁波,去家里待几天。我们的母亲生时曾如此殷切地盼望我们能来到她的身边,现在她先离去了,为了父亲,凯特要留下来陪伴他。怀着失去母亲的悲痛,同时又怀着对她的骄傲,她的两个孩子在她墓前唱着心中的赞歌。

去绍兴不是一件容易事儿,尤其是我一个初来乍到者,若要独自前往就更难了,所以父亲送我去绍兴。出发那天,我们一早起来,坐了一条小机动船,走了大约 40 英里到了余姚,然后又在那儿换了条人力船继续前行。这种人力船很窄,有点像独木舟,挺容易翻船的,不过走得挺快,一小时能走四五英里。船夫坐在船尾,用脚踏着一根长的桨来推动船前进,航向则由手里的另一根桨来控制,这手桨有时候也能用来借力。我们把铺盖放在船中间、行李放在了船头。时值冬季,入夜则更冷,不过在换不同运河航道的时候,要把船用力拽过去,于是我们中间不得不下了三次船。就这样，我们走了 32 个小时、90 英里，才到达目的地。秦镜牧师（Dr. Jenkins）和夫人热情地迎接了我们，他们是这儿的老传教士，我也要住在他们家里。

我分配到了一个自己的卧室，在这儿学习——如果屋子有纱门纱窗的话，那就简直舒服极了。秦镜牧师知道蚊子会传播疟疾，可是他却仍然老古董地认为脏空气才是罪魁祸首。所以，这儿没有一个屋子是装了纱窗的！最后我勉强得到了他的同意，把我屋子的窗抬高七英寸，装上了可以脱卸的纱网，还把我屋子的门和别的屋子关断了。我们每张床都用上了蚊帐，还发些小绑带给宾客保护脚踝。后来，在我结了婚有了自己的房子之后，我给自己房子的每扇窗、每个通往外面的门都装了纱网，甚至通往中央大厅的门也装上了，这样就给那些长着翅膀的不速之客设置了二重障碍，尤其是当我们要恭送来访的"两条腿"的宾客时。就这样，不知不觉地，我们发现，在那些又湿又热的夏夜里，甚至连蚊帐也可以省掉了。

绍兴是一个内陆城市，是一个直径约 50~80 英里的冲积平原的中心，这片区域交错分布着很多江河沟渠，几乎所有的货物运输和大部分的旅客运输，都靠这些水路来实现。在绍兴市区里，水路也纵横贯穿，且但凡重要的道路，也必有水路与之平行相依。马可·波罗曾到访过这个城市，称绍兴为"中国的威尼斯"。远古之时，此地江海洪灾泛滥，所以，中国的第一位王就派了一个重要的大臣"禹"来治理水患，兴许是治水有功，后来禹得到了王位的相传（公元前 2205 年）。而在汉语之中，"禹"的发音正好跟"鱼"相同，所以，民间早有一句双关的俗语流传："要是没有'禹'的话，我们早就成了'鱼'了。"

大约在一千年以前，绍兴城外的会稽山上发现了一块圆柱形的窆石，顶端有一圆孔。石上的铭文显示，禹王葬于此处，这窆石就是用来牵引棺椁下墓穴的。为了纪念大禹，人们在发现窆石的地方建了一座禹庙，在那些皇权统治中国的年代里，皇帝每年都会派遣特使，来此地祭祀大禹。

二、高医生、医务工作和福康医院

我到达绍兴的时候,这个城市的人口大约在二三十万。但绍兴不是"通商口岸",也就是说,传教士可以住在这儿,但外国商人不能。所以,绍兴的外国人圈很小,类型也很单一。1903 年的时候,这儿只有 3 个差会在传教——中国内地会、英国圣公会和美北浸礼会,整个宣教力量,算上浸会新加入的 3 名教士,也就 17 人。我们的教士大多是年轻人,后面两三年又陆续来了一些新人,男女都有。我们常常在一起聚会,到某一家一起听音乐唱歌,或是读书及游戏。周六下午的时候,也经常会组织去附近的山里游玩、野餐。每个周五下午,我们都一起喝英式下午茶,然后举行一个祷告会,当然使用的语言是英语。在祷告和商讨各自教会所遇到问题的过程中,我们拉近了彼此的距离,也拉近了与上帝的距离。我们就好像一家人一般,教派之间的差异被淡忘了。每年新年的时候,三个教会都会在一起组织一个福音传道的大型活动,除此之外的每个月也在一起搞一次活动。

我刚来绍兴的时候,作为一个医生,遇到了一点难事。或许是因为传统的礼俗,或许是因为中医看病的方式,在这儿,男子不得与未婚女子单独会面(无论她有多老),除非她有一名已婚女子陪同(无论这名已婚女子有多年轻)。有一段时间里,我都遵守这个规矩,遇到这种情况都让秦镜夫人一起去,可是她年纪不轻了身体也弱,不能老是跟着我跑来跑去。于是我宣布,但凡我去诊病时有两名女子在场,不管已婚未婚,我都算是她们是有陪同了。这个规矩改得正是时候,因为这之后的四个月里,我们这个小小的外国传教士圈里,有一人得了严重的膝关节炎,有一个是迁延日久的重疟疾,有两个伤寒症,还有一个天花。我们的医疗工作要顾不过来了,显然我们需要配备一个经常驻扎在教会里的医师。

我们为什么不聘个中医师来呢? 我们的母会究竟为何要派传教士医生来这儿?被派来的西医能否胜过本土的中医?回答这些问题恐怕都

能写一本书了，但是简而言之，可以这么说，中国的传统医学，曾在历史上到达其鼎盛，这之后却是许多年也没有进一步的发展，即便近代科学的巨大进步，也没有触动其发生变革。当然必须承认，中医的药典里也有一些救命的方子，而现在尽管已经有了现代医学，但很多中国人还是宁愿选择中医治内科疾病。可是我觉得，中医里包含了那么多迷信和愚昧的东西，所以任何一个知道了有更好医疗选择的人，都不会再接受中医。这儿有个例子，有一天，一个小男孩被父母送来我们这儿看病，他每个拇指根部都有一个化脓的伤口。父母知道这孩子是得了寄生虫病（姜片虫），但是带他去看了一个中医。这名中医，没有麻醉也没有消毒，就给孩子在拇指根切了个一英寸长的口子，割去了一点肉，说是把"虫子"挖走了，病就能好了。这孩子并非穷人家，他们看的医生想必也不是什么乱七八糟的医生，但是像这孩子一样瞎治的案例，我们却不是第一回看到了。我们给孩子开了些口服药，后来他病愈了。

在外科手术和公共卫生方面，中医几乎全面缺失科学知识。他们的医学体系里没有解剖学，他们所做的，就是在每只手腕三个不同的点上把脉，以此来揭示身体脏器的运作状况。除了鸦片以外，中医里没有别的麻醉剂，就算拔一颗坏牙，也是不用麻药的，然后发出高亢的"欢呼声"！没有人了解病菌学说，也更不知道抗毒素、疫苗、无菌手术之类的了。传染病不受控制地流行，而一些通过现代外科手术就能改善的状况却由于病人的放弃而无从得以实施。我们花了好几年的时间，才让绍兴人愿意接受开腹手术，因为他们认为"开膛剖肚"是一种残酷的刑罚！但当"知识"被抛弃时，就会有人来寻求救济！有个典型的案例是，一个穷人家的女子，长了卵巢囊肿很多年，最后这个肿瘤竟然有140磅重，比她这个人还要重！她在我们这儿治好了病，还告诉了她的朋友们这件事。显然，中国人对西医是有需求的。就算在如今的中国，四亿人口之中，也还只有一万名左右的西医执业医师，这个数量太少了。

我离开美国之前，董事会发给了我300美元，用于购置医疗器材——这钱不算太多，要购足下面整一年的器材其实不太够用。

但我还是想办法买了各种必需品，还从一个亲戚那里得到了一个显微镜。在我来到绍兴之前，没有人真正从事做过现代医学的工作，于是我把一个原来贮煤的小屋子收拾干净了，把我的家什放了进去，在屋子后面的门廊给病人看病——如果不下雨的话。不过我尽量不接诊病人，因为我的语言还没有过关，当务之急是学习语言！

我请了一个中文老师，每天上午我都花三个小时，跟着他念文言文版的《约翰福音》，一个字一个字地学习他的发音，直到念对了为止（或者他累得不想再纠正我了为止）；然后，我们用绍兴方言来念刚才学会的内容，方言虽然没有书面字符，不过我可以用罗马字母来记录发音。每天下午，是我自己复习功课的时间。就这样，到年底的时候，我差不多学会了两千个左右的汉字，但由于我学的是文言文，所以学到的不少东西对我没有实际的用处。过了若干年，在新文化运动的影响下，文言文终于为白话文所取代。在华多年，我其实从未精通汉语，但是基本的听说我都是可以的，这对我的工作很重要。

1906 年 4 月的时候，因为要看病的人日益增多，我在真神堂隔壁开了个西药房，两个房间的一个屋子，我每周坐诊一次。我们还雇了一个宁波崇信义塾（Ningpo Boy's School）毕业的小伙子当助手，他就坐在候诊室里给人挂号，他很高兴能做这样一份工作，因为在这里，他可以有机会向来看病的人宣讲教义。

与此同时，一些我原来没有计划到的宗教事务对我提出了考验。医学工作并不是首要，早在我初到上海的前一天，波士顿的董事会就对我传达要求，跟我说给人看病的事儿可以缓一缓，但是帮助秦镜牧师教学生和辅助 C. E. 鲍斯菲尔德（C. E. Bousfield）牧师管理宗教工作的事儿得先做起来，我要一直帮着做，直到上面派来专门人员顶上这个位置。他们没有意识到，我对当地语言一窍不通，一开始就做宗教工作很难上手，他们也没有意识到，让我好好干医学，倒是可以进展比较快，并取得更多成绩的。

话虽如此，但有些事情既然得做，那就必须要做。一月份的时候，鲍斯菲尔德夫人回国休假去了,所以,虽然我不是那个主持教务的牧师,但实际上已担起了这个职责。我们需要开展工作的场地:现在有一个小平房是给奥斯汀(Austin)小姐的,她负责妇女工作;给亨通(Huntoon)小姐的一个两层楼砖瓦房正在盖,是要用作学校校舍的。在这个负责全局的过程中,我学到了很多杰弗逊医学院和科尔盖特大学神学院所未曾教会我的知识和技能。尽管已时过境迁,我依然记得,那一次,木匠跑来告诉我瓦片快把我们房子的屋顶压塌了时,我真是从背脊里升起一股凉意。我们赶紧把瓦片刨了,加固了房梁,还从木行买了两根足够长的大圆木,对角交叠,把屋顶给撑住了。当然,如此的施工作业,一定会被真正的建筑师笑话,但是屋顶总算是没有塌掉,直到现在还都好好儿的。

我们的教堂也需要新的建筑。秦镜牧师盖了一座小教堂,里面有 50 个座位,还有一个小的祷告室。连女教徒在内,我们教会有 25 名教徒,有一些人会认字,但没有人会唱诗。参加过数次周日上午的礼拜之后,我发现其实我们是有主日学校的。礼拜接近尾声时,牧师会翻开另一本书,做另外一段宣讲,还会问一两个问题,然后解散会众。这一部分活动其实就相当于主日学校!

有一天,我站出来毛遂自荐,取得了会众的支持,当上了主日学校的负责人。我们把参加主日学校的会众分成几个班,由牧师、牧师夫人、教士和主日学校的老师来管理。课程是分级设置的,这样各个班之间就不会互相干扰。做完礼拜之后,我们练习唱诗,背诵《圣经》选段,做教义问答。没有人有唱诗的歌谱,也没有人会认歌谱,但他们在学会了唱诗之后,是非常喜欢唱的!偶然的一次机会,我接触到了唱名法的手记符号,这正是我们所需,用这些手记符号,那么就算教会里不识字的老太太,也可以听,学习"哆来咪",然后读出赞美诗的谱子。当然,除了主日学校之外,还有其他的许多因素,使得我们的教会在 35 年之中,从教徒25 人发展为 400~600 人的规模,不过我深信教会的发展绝不会与唱诗活动的推进无关。一个好的教会,一定是一个圣乐飘飘的教会。

1906 年秋天,我的表妹,安娜·科利医生,也是约西亚·哥达德的第五位传人,来中国当传教士了。她先到了上海,然后去中国西部的雅安做医务工作,帮助她的兄长布雷顿·科利。我去上海接了她,并祝福她此行顺利。

这次去上海,我还有另外一个原因。不管怎么说,上海公共租界的外国人圈更大,社交气氛更好,而且正值盛大的菊花展,所以我和海伦·奥斯汀小姐就在那儿举行了订婚仪式。1907年2月6日,我们在宁波,在我父亲的主持之下,正式结婚了。

随着新家庭的建立,住房紧张的问题就出现了。在绍兴,我们教会有三处住宅,两处供成家的教士居住,一处给单身女教士居住。我们结婚成家了,却没有单独住处,于是别的传教士回国休假去了,我们就搬去他们那里,等他们休假结束回来了,我们又搬回。就这样,15个月里,我们搬了四回!

不过搬家并不是最糟糕的事儿。8个月后,秦镜夫人死于痢疾症,这个城市被一场严重的斑疹伤寒所横扫,几乎没有哪个当地居民家庭免于其害,法国天主教教会的神父、圣经女以及我们的秦镜博士也都中了招。这时候我们发现,我们不仅需要专业的医疗,也需要专业的护理。那个时候我们其实还不明确这个病是怎么传染的,所以也做不到足够的预防措施,那时候没有得病的人也真是幸运。

1908年秋天起,事情开始顺利起来了。邬福安(A. F. Ufford)牧师及夫人被派来绍兴。因为住房紧张,他们刚来时跟我们一起住了一阵,后来又做了我们家隔壁邻居,这邻居一做就是30年,跟我们如兄弟姐妹一般亲。次年夏,也就是1909年7月6日,我们的女儿玛格丽特降临了人世。

与此同时,我们医疗事业的发展缺乏足够的物质支持。虽然上面同意我们发展医疗,但是我们的现状与真正的"医疗事业"还相差甚远。在教会高层里,有些人甚至是不赞成办医院来传教的。宁波华美医院,在我的那个时代是华东唯一一个医务工作站,恳请上级给予足够的经费拨款,可是恳请了30年,也没有得到满足。巴切特(Barchet)医生和他的继任者兰雅谷(J. S. Grant)医生是取得了医疗工作的成绩,但这是因为他们有其他资金来源,比如兰雅谷医生把自己多年担任宁波海关港口检疫官的酬金捐赠给了华美医院。那个时代,就算开着"医院",也常常不过是发挥着"病人旅馆"的作用,远道而来的病人睡在医院,病还是去西药房里看的。经常是这样:病人们带着他们的衣服、食物,有时候还会带一两个陪客,一起入住医院来帮助他们面对这个陌生的环境。中华博医会的一项调查显示,全国的教会医院中,有很大比例的医院都是这样一个状况。当然,这些"医院"的存在,比不存在总是要好些,而且也许在很多方面他们已经尽力做到最好了。

但是对我来说,我们必须用高标准来要求自己。医院的大楼盖起来,必须得光线好、通风好、易清洁,也没蚊子。病床须是标准的铁床,这样要求倒不是因为病人喜欢自己带床来——他们没有这么做——这是因为要使病人免于害虫的侵扰。所有收治的病人,都要去有热水暖气的浴室把自己洗干净,穿上医院的病号服,用医院的被褥,吃医院的饭。病人不可以带仆人,除非是一等间的单人病房。可看似简单的规则,实行起来却并不是那么容易。这样一个理想中的医院,首先需要一个理想的场所,但绍兴现有的那些中式房屋都不能满足这个理想。

我们找建医院的地方,找了好几次也没有成功,一大原因是本地人对外国人心存疑虑,担心建医院坏了他们这个地方的风水。但是这些困难最终都被克服了,我自己草拟了建院计划,请了上海的一个建筑师来加以具体规划,并且于1908年4月破土动工了。医院拟容纳41名住院病人,其中有7个单人病房。在实际施工中,还可以根据需求,增加两个各自独立的大病房,或者增加浴室、手术室、实验室之类。门诊部建在住院部的街对面,是一个独立的建筑,更便于病人往来的水路和陆路交通。我们的住院大楼是砖石建筑,两层,平顶,我们是希望这个平顶也能为病人所用。1910年3月,医院大楼终于落成,9号和10号两天,我们先是举行了一个宗教仪式,然后举行了一个庆祝会,邀请了当地的官员和名流来参加,还请他们参观了大楼,给他们做了讲解。这两天我们把院楼对公众也进行了开放，我们想让当地的绍兴人看到，我们医院的柜子里并非装满了骷髅。

电力供应没有落实，所以做手术就变得很麻烦甚至很危险，当然 X 光技术也没法实施。这个城市的供水系统，除了河流就是一些浅井，对于我们医院来说，需要足量的净水供应，以前是一大问题，现在依然是。

我们最缺乏的是训练有素的医务人员。受过专业训练的护士我们是没有的，甚至"护士"这个词也是来中国的传教士发明而来的。那些建设成熟的教会医院的确有培训护士的课班，但来报名学习的人却十分少。来教会学校学习的女生们，一般都是想当老师的。服侍病患，在中国，被认为是下等人的活儿。此外，女孩儿们很小的时候就会许配人家，一般不到二十就正式嫁过去了。所以，我们跟送女儿来参加护校的家长立下协议，这个女孩儿进来后必须呆满五年，其中前三年是用来培训学习的。就这样，我们医院才有了比较稳定的专业护理人员。但是，我们的护理力量也只能刚够上医院之用，医院之外是顾不过来了。1904 年的时候，亨通小姐得了天花，病了好久，不能工作，当时我也只能临时训练一名中国女子做护士，现学现用。可是当医院正式开张之时，这名中国女护士却不能来了，这个有着 41 张病床的医院，其正式医疗团队，竟然只有我，以及一名业务很不熟练的男助手！

我和我夫人，此时已来中国六年，我们该回美国休假去了，建设医疗团队的事儿得等我们休假回来后再做，到那个时候我们才有更完整的时间来全力以赴。1910 年 12 月 9 日，我们的儿子在特拉华州的威明顿出生了，取名为史蒂芬·约书亚。次年 4 月，我们去了马萨诸塞州的莫尔登，住在了第一位被派往缅甸传教的伟大教士亚当尼拉姆·耶德逊的旧宅中，我们是第一个享用这旧宅的，故而十分荣幸。这个宅子是我们教会买下来的，一次可供两个传教士家庭在休假时居住。我们住在那儿的时候，恰好在举行"波士顿锦绣世界"（World in Boston）博览会，这是一个关于传教的展览，原先是在伦敦举行的。我参与了医疗传教的展出工作，也从中认识了许多别的传教士，从事各种类型传教工作的都有。

当我们结束休假要返回中国时，我们对自己有了新的认识——我们是要去进行"医疗传教"了。

我们回到中国时,中国的辛亥革命差不多已经结束了。绍兴正由当地军阀所控制,不过倒也时局太平。教会的 2 号住宅空出来了,我们又一次搬进去住了,并且这一住就住到了离任为止。

高夫人在园艺上有一手,年复一年,我们家的院子越来越美丽了。爬满墙的蔷薇,一架子的紫藤,还有连翘花、鸢尾花、水仙花和其他一些小花,百日菊已经长得很高了,此外还有大丽花和菊花,这些花儿为我们提供了一年四季的绚丽缤纷。放松休闲的时候,我们可以沿着长了草的古老城墙散步,或者爬上附近的塔山,在山顶眺望城市的风景,而孩子们则会在太阳西沉的时候,托它一直西去给在美国的亲人们带去一个吻。有的时候,我们安排出半天空闲来,去附近的山里野餐——比如禹庙所在的会稽山,或者更深更高、藏着古寺的山里。春日之时,山里开满了杜鹃花——红的、紫的、黄的——点缀着青翠的山峦,还有紫藤花、连翘花之类的花儿,当你身心疲倦的时候,那里真的是一个安宁的避风港。

1912 年新年之后,医院马上就重新开业了。可是要配齐一个医疗团队,可真不是一天两天就能实现得了的。就现状而言,传教士们都是根据需求自己培训医疗助手的,这些助手好多都干得不错,但是缺乏成为一名主诊医师的能力。刚开始的时候,有一些中国年轻人想到我这里来学医,希望我能收他们为徒,我没有答应,因为此时的中国已经出现了那么一两所医学院,我觉得聘用那些医学院的毕业生,不仅可以保证质量,而且不需要花太多时间教他们,让我可以有更多时间处理自己的工作。福康医院来的第一位中国医生,我们等了两年,但我确信自己的策略是对的。我们逐渐获得了更好的新医生,他们可以很快从助手变为同事,成为其科室的核心力量。

我们的护校也取得了类似的进展。起初,我有两个男护士,在男病房里干活,其中有一个在手术室里干得很好。不过,在对女病人的护理方面,我无计可施。没有年轻能干的女孩愿意来当护士,我不得不让医院一个工人的妻子来做护理工作,她人很好、很和善,但无法成为一个真正的护士。有一天我怀疑病人的体温单是否有问题,最后发现,是她为了让数字看起来漂亮、对称,所以自己胡乱写了一些,而非真实的体温数据! 但是,我们知道,能为我们解忧的人就要来了。1912 年秋天,毕德明(Alma L. Pitman)小姐被派来绍兴,她是一名护士,为了能更好地投入到工作之中,她先学习了一年半的汉语。

1915 年对福康医院来说,是可喜可贺的一年,不仅因为这是毕德明小姐跟我们在一起工作的头一个整年, 也因为这是我从医疗传教的同事那儿得到了协助的头一年。1911 年我回国休假时, 鲍尔乐(C. H. Barlow)医生从杭州被派来绍兴工作,不过他到了绍兴就得了病,于是只能回家养病,现在他终于又回来了,还带来了齐全的医疗装备,为我们医院的快速发展提供了很大能量。1915 年的 1 月 1 日,我们花了很长时间去筹划,又花了很长时间去采购的发电机和照明设备终于来了,虽然我们的工程师对此并不熟悉,但在我三脚猫的指导之下,发电机开始运作了,它勤勤恳恳地工作了十年,直到这个城市开始有了供电。这台发电机很小,但是它及时满足了医院的需求,也为我们的住所供上了电。我们可以在照明充分的条件下做手术,不用担心乙醚爆炸;能够在夏日的长夜里拥有写字的光明,而不需要忍受煤油灯增加的热量,相反地还有电扇送来的徐徐清风——这些,真是奢侈的享受!

三、绍兴的血吸虫病

时至 1915 年,我们的医疗工作呈现出令人惊喜与鼓舞的一面。九年前,我们一个后来去了上海的教会学生,他的妻子病得十分严重,快要死了, 于是他们回到了家乡来, 也就是在绍兴城外约四十英里的地方。听她丈夫描述其症状,我怀疑她得了钩虫病。于是,我上门去给她看了病,令我惊讶的是,她的寄生虫并非钩虫,而是一种扁形虫,或者叫作吸虫,这种寄生虫我从未见过也未听说过。我把样本寄送给了伊利诺伊大学的寄生虫学家华德教授, 他鉴定之后告诉我, 类似这种吸虫的感染,迄今为止医学文献里只报道过七例,有两种略有差别的吸虫已经有了研究,而他认为我寄送的样本所代表的应为第三种。我首次发现这种寄生虫时,福康医院还未建成,实验室也是没有的。后来,这样的寄生虫病例多了起来,然后我发现,绍兴的大量人群及其居住环境都为这种寄生虫的携带和繁衍提供了土壤,而且许多感染病例都十分严重。经过对于大量样本的检验之后,我认为,也许之前所有医学文献报道过的吸虫,和绍兴的吸虫都是同一种类的。这小小的吸虫,成为一个有趣的研究话题。

1914 年的时候,小吸虫已经为我们带来了一些尊贵的宾客。雷珀医生,英国伦敦热带医学学院的教授,最近六个月他在中非地区研究发现了一种与绍兴吸虫相似的地方性寄生虫,于是便来绍兴也调研一番。跟他一起来的,还有阿特金森医生,也就是那个曾与探险家斯科特一起去南极探险,并且最终把斯科特的死讯带回来的人。我们把实验室的一角配上设备,供他们使用。绍兴没有西式旅店,就让他们住到了我的家里。我们听他们讲在非洲、在南极的亲身经历,这些生动的故事,大大丰富了我们的生活。

1915 年的时候,我去上海出差,带上了一些绍兴吸虫样本的相片,去向我的医学界朋友们咨询。我遇到了美国洛克菲勒基金会下属中华医学基金会中国医学考察团的代表,约翰·霍普金斯医学院的威廉姆·威尔奇博士,以及纽约的西蒙·弗勒斯纳博士和华莱士·巴特里克博士,他们正在考察于北京和上海各建一个顶级医学院的可行性。他们对我的研究课题表示了兴趣,而我也向他们出示了我的样本相片。我们有两个问题需要解决——这种吸虫的生活史,或者说这种吸虫是怎样进行人际传播的,还有这种吸虫的形态。那几位先生决定,等我下次回美国休假时,他们为我提供一份助研金,让我在条件合适的实验室里完成必要的研究工作,而我福康医院的同事鲍尔乐医生也将获得同样的待遇。

鲍尔乐医生自来绍兴之后,就一直对绍兴的吸虫很感兴趣,所以没有什么能比我带回的好消息更能让他高兴的了。我们决定,他回国休假时(1920—1921年)去研究寄生虫生活史,而我则等1917年春回去休假时,继续研究寄生虫的形态。

两年以后,我和我的家人又回到了莫尔登的贾德森·豪斯,在那儿休假。我的孩子们头一回上了美国的学校,而我则去了波士顿的哈佛医学院。我的研究结果发表于1919年6月的《寄生虫学杂志》之上,证实了目前为止发现的吸虫都属于同一种类,称为"布氏姜片吸虫"。因之而顺带着,我也拿到了哈佛的硕士学位。

除了做研究之外,我还修习了"眼病理学"和"X光影像诊断学"课程。到了1918年夏末,我等不及地想要回到中国去,以我的所学为那儿的病人服务。

中华医学基金会还给了我一个大福利。他们为福康医院新增一个医生职位提供四分之三的薪酬资助(如果我们差会开支余下四分之一的话),另外还给我五千美金用于购买医院的设备,四千美金用于新医生的住宿。基金会一步一步地兑现了这些资助,于是1920年9月的时候,我们的新医生凯瑞·斯威特来了,他是杭州的W. S.斯威特牧师之子,从小学会了汉语,所以对这里的工作上手很快。但是,也很遗憾,到了年底的时候,他接受了澳大利亚国际健康协会(International Health Board)的工作,去了那儿,之后又去了锡兰和印度。后来二战之时,他回到中国,在滇缅公路上服务军队。最后,他在南美的一次与流行病的抗击中献出了生命。

中华医学会(The China Medical Board)一直在给予我们帮助。他们资助我们购置了X光机,而在得知我们的城市供电不足以支持X光机的运行之后,又派来了北京协和医学院的霍奈斯医生,跟我们在一起待了几天,帮我们安装了可以自己发电的设备。第二年夏天,我去北京上了六周霍奈斯医生的课,和一些别的传教士医生以及中国医生一起学习怎样操作X光机,读X光片,还有如何检测机器故障及修理,这样,一旦机器有了问题,我们就不必眼巴巴地等人从千里之外赶来维修了。

四、医院服务当地社会

由于最初资助我们建院的朋友们一直在慷慨地继续支持着我们，所以，我们又建了一个新的厨房和洗衣房。有了新厨房之后，蔬菜可以放在水泥台子上洗了，而原来是放在地上洗的，厨房也装上了纱门纱窗。有了洗衣房，洗衣质量就可以检查了。洗衣房的二楼，也被开辟成了男护士们的住处。

1922年，我们福康医院护士学校的第一届学生毕业了，两个男生。而由于受到毕德明小姐这个榜样的鼓舞，女生们也逐渐接纳了护士这一职业选择，来护校报名的女生多起来了，我们的第二届护校毕业生就是两个女孩。1918年到1922年之间，跟毕德明小姐一起工作的护士，是简·盖茨小姐，她离开之后，由蓝烈尔（Charlotte M. Larner）小姐继任。这就是说，到1925年毕小姐离任之前，我们一直有两个传教士护士在这里。1926年的时候，我们不再招收男护士了，因为女护士们干这活儿比男的更好。男生学了医，常常迫不及待地想要自己挂牌执业，有时候学艺不精却过于心急，甚至搭上了病人的性命。目前中国并没有关于医生执业许可的法律法规，但是，由传教士护士所组建的中华护士会（Nurses Association of China）有对护士培训的标准化规定，向该会登记注册的护校，其毕业生也可以得到该会颁发的证书。

到1922年5月的时候，我们已经很明显地看到，医院大楼现有的空间已无法容纳日益增多的病人，尤其是产科病人。于是，尽管那段时间下了暴雨，我们还是开工，在大楼上面加盖了第三层。1924年，我们安装了第一台升降机——不是自动的，而是要用人力来拽动的。它可以容纳一个躺在担架上的病人，还有一到两名随行者。我们还为中国医疗员工建了住所。1928年时，病房里添上了供暖设备。还有一个自流井，很好地为我们解决了供水问题，而在这之前，我们的水，都需要从水质不怎么叫人放心的河里用人力挑来。

我们最大的进步，来自于医疗队伍水平和医疗服务水平的提高。我们的目标有两个层面：首先是提供最好的现代医疗服务；其次是尽我们所能，以现代医学的原则为根本，尤其是在公共卫生方面为当地社会服务。在我的理想之中，一个"最小有效工作单元"（minimum efficient unit）应包括三到四名训练有素的专家医生，涵盖重要科室如内科、外科、妇科、产科与耳眼鼻喉科。四个医生管百来个病人，还有三十个左右的护士生以及专业的护士来指导她们。

1919 年，华东差会首次在一家教会医院里同时有两名传教士医生和两名传教士护士一起在职工作的便是我们福康医院。所以我们需要一个更完善的管理组织，我们成立了一个医院董事会，包含五名传教士，还有一个顾问委员会（Advisory Board），包含四名中国人。我们这个医院是浸会出资建造的，医院的英文名字是"基督教医院"，因为我们受到了这个城市里各种基督教力量的全力支持。我们邀请同城其他教会的传教士代表进入了我们的院董会，同时，顾问委员会里也加入了中国教会的代表及非基督教人士代表。后来，院董会扩员了，中国籍的基督教人士和非基督教人士都加入了进来。

1921 年，曾在杭州上过教会学校的应元岳医生，结束了在湖南长沙湘雅医学院的学习，来到福康医院工作，任住院医师。他很有才干，于是1924 年的时候，美北浸礼会差会给了他一笔资助，让他去美国进修深造，此外，他还去了伦敦和加尔各答攻读热带医学。1925 年，应医生再次回到绍兴时，我们聘他担任了内科主任。

应医生还为我们带来了福康医院的第一位女医生。1923 年 1 月，他与毕业于广东夏葛医学院的苏守真医生结了婚，苏医生在湖南湘雅医院也曾工作过一段时间。苏医生在福康医院每日上半天班。应医生赴美进修前，介绍了他的两位大学同窗高镜朗医生和任廷桂医生来福康医院工作，补上了他离开时的空缺。应医生回来后，高医生离开这去了上海，后来成为儿科界的领军人物。任医生仍在福康医院，负责外科的男病房。

因为有这些医生在，福康医院终于得以分设科室提供医疗服务。我们分了三大科室，每个科室由主任全权负责，凡属某个科室的病例，不管是门诊、还是住院，抑或是上门诊疗，都由该科室来做。

1926 年秋，任廷桂医生被选为医院的代理院长，可他却不得不在任职前离开了我们，因为他要去国立上海医学院担任骨外科教授了。应元岳医生还在福康医院，他是 1928 年 10 月离开的，那时候他接受了南京政府的一个重要职位。后来，1937 年，也就是抗日战争爆发的前夕，他担任了国立上海医学院所属上海中山医院的院长。

就是这些有才之士，曾经与我们一起同事，并帮助福康医院改进为一所优秀的医院。

在创始之初，我们希望在当地的中国人看来，福康医院不是一个有朝一日他们要效仿或超越的外国样板，而是一个他们真心接受并且以之为傲的对象。于是，1920 年初夏的一天，我们邀请了地方军政首领及一些社会名流，共进午餐，向他们陈述了我们的一些迫切需要，请求他们予以帮助。他们积极地回应了，为我们寻求各方资助，最后共筹得一千八百美元。

1921 年，一场大饥荒席卷了中国广大的北方地区，全国各大重要城市均成立了赈灾委员会，以征集善款、发放物资。绍兴赈灾委的名誉主席便是绍兴市市长。这件事本来是中国人的自救，但由于很多领导人与教会有渊源，所以我们福康医院被设为了赈灾总部，福康医院院长也担任了名誉财务管理（honorary treasurer），我们为此感到十分高兴。

1926 年时，又是一场霍乱的大流行，民间为此特别设立了霍乱的防治医院，我们的应元岳医生被推举担任院长。这一事件，不单是对于应医生个人能力的肯定，同时也是对于我们福康医院服务当地社会的殷殷之心的肯定。

在这一个十年中，我们启动了两项社会服务，后来这两项社会服务固定了下来，成为常规项目。1921 年时，我们为自己教会学校的男生免费年度体检，两年之后，对女生也实行了。1925 年 5 月时，我们开始了每周一次的免费产前门诊。

我们刚开始为孕产妇提供服务时,好多病例是叫人沮丧的,请我去的常常是难产之类。但有一个病例与众不同,让我记忆犹新。那个产妇家在绍兴郊外,农村人家,孩子生了两日却生不下来。当时,我带上助手匆匆赶去,到了之后把那些好奇的围观者都关在了门外,又用厨房的家具临时搭了个手术台,就这样,孩子生出来了,但是不会呼吸。"它已经死了",产妇的邻居说。但是我们坚持给小婴儿做心肺复苏,终于迎来了孩子清脆的啼哭声和大人们喜悦的惊叹声。做完这些,天都黑了,我们收拾起东西回城里去。如果天气再冷一些,或者他们晚叫了我们两小时,那么接生会更困难,他们家没有暖气没有电灯,只有蜡烛照明。如果我们不去,这一大一小两条命可能都要保不住了。

中国的稳婆是管接生的,但是她们的医学知识十分有限,所以我们希望尽己所能,把产妇们吸引到福康医院来。一些信教的妇女已经到我们这儿来了,可是那些不知道我们的,或者知道了却对外国人心存畏惧的,该怎样让她们接受西式生产呢? 也许可以靠孩子来做文章。所以我们的每周产前门诊开始了,来做产前检查的,每人交一元的挂号费,她们可以每周都来,一直来到觉得这挂号费是物有所值为止;在门诊做产检的孕产妇,最后来福康医院生产,其收费享受比较低的折扣,还可以得到之前产检挂号费的返还。这个计划推行得挺不错。

如果新生儿的父母不放心把初生的孩子交给我们,医院的专职布道员会带他们去儿科病房,看别的孩子在特意为他们装修的病房里开心玩耍的情形。产妇生完孩子出院之后,专职布道员也尽量与孩子父母保持联系,并介绍他们去附近的分堂教会。在医院里,除周日外的每天上午,我们的四个病房里会同时举行一个简短的宗教仪式,这样分散开来是为了保证所有的护士都能够参加, 即便她们正在病房里护理病人。星期天晚上,在医院的礼拜堂内,大家一起唱诗,然后由某位医院的教士进行一小段讲道,或者有时候也由外面的牧师来讲。唱诗是很有感染力的,每次唱诗时,总会有那么一两个病人,一开始不想参加我们的宗教活动,只是在旁边偷偷看几眼,最后却默默地找了个位置坐了进来。当然,我们知道,不是所有的人都会被感染,因为在这样一种轻松而随意的场合只有部分人能从中发现自己真正渴望的是什么。

但医院不是教堂。医院的员工和病人,都是尽可能地去教堂参加周日上午的礼拜活动和主日学校的。一大部分唱诗班的成员和主日学校的老师,都来自于我们医院和我们的教会学校——或者这样说吧,我们的教堂——真神堂——是教会举办活动的最中心。此外,当然,教会的成员队伍在渐渐扩大。

很快,我们的教堂就坐不下那么多人了,即便把祷告室作为教堂中殿的一翼来开放,也还是不够。于是我们开始募集改建教堂的资金。幸运的是,有一个周日上午,我们正在募捐,来自马萨诸塞州弗雷明汉的怀特夫人就在我们的会众之中,她向我们慷慨许诺,无论我们募捐来多少钱,她都翻倍再追加给我们。不过,就这样,我们最后得来的善款也是不够的,于是在怀特夫人回美国后,她为我们四处游说募捐,最后还自己补齐了我们所缺的金额数目,以作为对我们高氏祖孙三代为东亚传教事业所做贡献的纪念。但不走运的是,在我们签订房屋改建合同之前,外汇汇率突然下降,以至于资金又出现了缺口,还需要募捐。我手上有一千五百美元,是捐赠者们给我们用于建造肺结核隔离病房的,在征得了捐赠者们的同意后,我把这笔钱给了教会。我们是很需要肺结核隔离病房,但我们更需要一个教堂。终于,在 1920 年秋天的时候,一个崭新、宽敞的教堂建成了,底层有阅览室和教室,上面有带着长廊的主殿,可以容纳六七百人。

我们很幸运,这么大的教堂并非无用。教堂的主殿里常常坐满了人,有时候连长廊上都是人。我们亲爱的陈芝珊牧师,在教会早期的发展中起了支柱的作用,在他晚年之时,也使用上了这个新教堂。他去世后,他的助理蒋德恩牧师继任其位。蒋牧师是沪江大学神学院的毕业生,后来他又去美国纽约州罗切斯特的克鲁佐神学院进修一年。抗战爆发时,他回来了,带领教会力量与这个城市里所有的乐善好施者,一起开展救济工作。

1921年,北京协和医学院附属医院建成之际,有一些医学界的著名人物,也是我们忠实的朋友,访问了中国,包括美国医学会候任主席德施魏尼茨医生在内的一部分人还来了绍兴。德施魏尼茨也曾经是我在杰弗逊医学院时的眼科教授。他们友好的到访令我们十分欢欣。

在这个十年中,我们教会开始试实行新的传教士回国休假制度——原来是七年休一次、一次十二个月,现在改为五年休一次、一次六个月——这样做是希望休假之人的工作能比较容易找别人替上。于是,1923年11月,我们远航回美国休假去了,福康医院由毕德明小姐担任代理院长,同时她也是护士总长。这个担子有点儿重,但是她干得很好。

1924年6月,我们要返回中国了。我们先在英国待了六周,然后匆匆地游览了法国巴黎,最后,9月8日的时候,我们回到了绍兴。也算回来得正是时候,因为11月时,我们的鲍尔乐医生要离职前往宁波华美医院去了,他要去填补汤默思(Harold Thomas)医生回国休假而留下的空缺。

而我和我的夫人很快就发现,我们不能再把孩子放在身边看着他们成长了。1926年6月,我们的女儿玛格丽特已经高中毕业,要回美国上大学去了。与孩子们的分离对于高夫人来说是个沉重的打击,因为这么多年来她不单是孩子们的母亲,也是孩子们的玩伴和老师。孩子走了,她的生活就要完全改变了,心里也就空了。

所幸的是,那个时候我们教会所办妇女学校的校长职位正好空缺,高夫人就去担任了这一工作。妇女学校是为那些幼时未接受过教育的女子们所开设的。如今,男女同校已蔚然成风,女孩子们都可以接受教育,所以,许多已婚已育的少妇,十分热切地想弥补没上过学这个遗憾,当然,有的时候,是她们的丈夫比她们更热切。这些女子去哪里上学?就去我们开设的妇女学校。她们带着孩子一起来上学,孩子有长有幼,即便尚在怀抱之中也可以接收。这些女子,不单是习书识字,还要学习育儿知识——喂养、洗浴、穿衣、行为训练、健康措施。妇女学校和医院是相互关联合作的。医院，时刻准备着为这样一个有需求的学校服务，而学校则因为与医院的病患相熟了，常常能从中发掘未来的学员。

高夫人在妇女学校干了16年，她发现这是一个富有挑战性的工作领域。学校的工作远不止在课堂上教课这么简单，因为每个年轻的女学员都有自己的问题——个人的、孩子的，还有与丈夫、家庭、社区之间的关系——于是，妇女学校就成为这些女子生活的一个中心。在这里，许多女子愉快地融入其中，并开始学习基督教教义。这个妇女学校，后来走出了不少当地的宗教领袖。

五、革命年代的因应

1926年秋，共产党在南方搞工农运动，蒋介石的北伐革命大军靠近了长江，各国在上海的领事都要求自己所管辖地区的妇女儿童，如有必要须聚集到有军事保护的地方去。次年1月，我陪着这些妇孺们去杭州，送他们上了去上海的火车。然而当我返程时，由于过年，机动船停开了，小船也找不到。最后，我遇到了一个做生意的人，他也要回家去，我们一起雇了两辆人力车，付了比平时多许多的钱，让他们拉25英里送我们去绍兴。一路上，我们遇到了好几支要在革命军到来之前撤退的部队，而在到了离绍兴不到10英里的地方，一支后卫部队正在匆匆行军，他们要征用我们的人力车，于是我们就这样被扔在了路上，所幸别的东西没有被抢走。天黑了，路上一个人也没有，家家户户的门都关得紧紧的，敲门也不开。我们只能对着空气大声喊，告诉屋里的人军队已经都走了，不会再来了，最后终于有一家商店小心翼翼地打开了门，把我们放了进去。

探访了一番之后，我们找到了一个人力船夫，愿意送我们去绍兴，为避免遇到军队，他是绕路去的。我最后到了绍兴城外的一个朋友家，因为城门晚上是不开的。我在朋友家过了夜，第二天早饭后进城，这一天是年初一，按说热闹的日子却出奇的静，不过倒是没有骚乱。我们教会这些留在绍兴的男人聚在一起吃了个新年饭，继续如常工作。

1927年3月,我去上海参加了沪江大学的理事会(a meeting of the Board of Managers of the University),正当我要返程时,北伐军队暴力排外的"南京事件"①发生了,于是我回不去了。上海一些租来的房子里,住满了逃难的外国人家庭。我们在绍兴的帮佣很忠心,关掉了我们在绍兴的住宅,还不顾危险,给我们送来了日常需要的衣物。这段时间对在华的各差会而言,是段黑暗的日子,很多人都以为传教事业要做不下去了。

更大的一个麻烦发生在1927年2月,源自于我们医院成立的洋务工会。工会是由一些工人和护士组建的,他们想把医生们也发展进去。他们不单要求加薪,还要求院务管理权。本来工会已经准备了一套方案,打算要没收医院(confiscation of the hospital),但不久消息传来,蒋介石开始"清党"了,并且把革命军总司令部搬到了南京。我们要大力感谢应元岳医生、任廷桂医生和总务主任应先生,幸而有他们,以其忠诚、勇气和机智,平息了这场风波,带领医院走过了这段纷乱不安的日子。

那一年夏天,由于中国到处战乱,没有安生之所,于是我跟别的传教士一样,去了日本的云仙市。我给那儿的外国人看病,攒了一些钱,拿回来补贴福康医院——数额不多,但是半年没有为福康医院服务,这算是我的一点小小补偿。9月的时候,大家认为,男人们回去应该是安全了,但女人和孩子们还是继续呆在上海比较好,于是他们一直呆到了次年1月,可以说是整整流亡了一年。

9月我回绍兴的时候,因蓝烈尔小姐休假而代理护士总长的那位中国护士辞职了,我不得不另找合适之人来担任此职。从那以后,我们的传教士护士们专心指导护士生,并且忠诚地支持着她们的中国籍护士总长。

这之后不久,我们要送史蒂芬——我们的儿子——去美国上大学了。离别是伤感的,但想到一年后就到了我的休假期,我们家又可以在美国团圆,还是令人欣慰的。

---

① 南京事件,1927年北伐军向长江下游进军时,英、美、法、日、意等国调集军舰在南京江面干涉中国革命的事件(编者注)。

1929 年，我和夫人回国休假。我们走陆路，途经西伯利亚和欧洲。我们匆匆地看了一眼俄国，然后在维也纳和萨尔茨堡呆了三天，又沿着莱茵河，从法兰克福到了科隆，之后又去了英国，和我的姐姐约翰夫人碰面，还有她的丈夫，他是 1927 年在排外风潮中从山西被驱逐出来的。8 月份，我们回到了波士顿，住进了莫尔登的旧宅。但是几个月之后，雷立寇(Dr. P. H. J. Lerrigo)邀我去位于纽约的差会总部，给他做助手。我在那儿一年半，有幸从管理者的视角看到了全球之内我们的十个传教团是如何开展工作的。我们在明尼苏达州的诺斯菲尔德度过了暑假，在那儿，我们的两个孩子都在做暑期的会务工作。我们的女儿从曼荷莲女子学院毕业了，遇到了一个心仪的小伙子，后来嫁给了他。

六、最后的任期

我们的最后一个任期，从一开始，就蒙上了战争的阴影。新泽西的朋友们捐赠给我们医院一台软水机，可是软水机才运抵上海，上海的铁路就受到了日军的轰炸，软水机被炸坏了！幸好，那些朋友及时补上了缺损的配件，我们才得以最终用上这台机器。

我们与私人及政府在公共卫生方面的合作较多——为霍乱防治医院提供医疗力量；在教育局组织之下开设健康讲座；受电台之邀，一周上一次健康广播节目；在政府所举办的年度儿童福利展上担任评审工作；作为福康医院的代表，我受邀在政府组织的一场大型禁烟活动上发言；此外，我也加入了市里的战前筹备组织。

我们十分高兴，市里出资协办的一个孤儿院请我们去提供医学护理服务。多年前，一个很有社会影响力的朋友曾带我来过这里。我当时就向孤儿院提出可以提供医学方面的帮助，他们客气地回应了，但却迟迟没有下文。他们更愿意选择中医。他们的卫生、健康条件真的很差。

这一次，我们一走进孤儿院的围墙，就发现里面停满了裸棺——据他们自己说，孤儿院一年大约接收九百个孩子，最后八百个会死亡！调制乳品是没有的，他们只有乳娘，一个乳娘要喂三到四个孩子。这些乳娘没什么卫生知识,常常有一些如沙眼之类的传染性疾病。孤儿院的孩子,绝大多数都有营养不良、腹泻、眼病、皮肤感染之类的疾病。1932 年,缪美丽(Katherine Muehl)小姐来到了我们医院担任护理工作,她和高夫人马上去了孤儿院,而孤儿院也终于接受了我们的帮助。

为了能够让孤儿院的孩子们洗上热水澡,我们在一个大屋子里装上了玻璃窗,买了取暖的火炭,还定制了一些锡浴盆,孤儿院则负责供应热水。每个星期,无论刮风下雨天冷天热,缪美丽小姐都带着一些助手,赶赴孤儿院,给每个一周岁以下的孩子洗澡,还将发现眼病的病例汇报给医生。这项服务我们一直坚持了下去,受到了慈善会会长和当地媒体的好评。我们这样坚持做了两三年之后,孤儿院公布的病死率显著降低了。1937 年时我正式请求全面承担该孤儿院的医疗保健工作。我们没有专门的资助,但我还是马上雇用了一个中国医生,在我们的指导下担任孤儿院的常驻医师。不过,战争马上就来了!

另一项事业的发展也始于 1932 年,我们开设了一周一次的健儿门诊,针对两周岁以下婴幼儿,但主要是面向在福康医院出生的孩子。每个孩子,我们都给他称体重、身体检查以及洗澡,因为在绍兴,家庭沐浴的条件并不好,净水稀缺,而且屋子里即便隆冬也没有暖气。这个健儿门诊很受欢迎,一天要接诊六七十个孩子。

1933 年的一天,市里新任的监狱长来征求我意见,能否在医院接诊救治六个病重的犯人,当然安全问题由他全权负责。那六个人得的是坏血病,我们给他们医治了,很快就康复了。我们提出每周去监狱给犯人们义诊一次,监狱长欣然接受……犯人们自愿参加。有一个重犯,因为受教会的熏陶而思想态度发生了巨大转变,最终获得了保外就医的机会,而他也介绍了我们的专职传教士去另外一所监狱布道。

就在这一年,一所聋哑学校建立了起来。建校的起因是我们曾经把孤儿院里的一个盲人小姑娘带回了医院救治。现在,孤儿院的聋哑儿童有了专门容纳他们的学校,理所当然,我们那些在孤儿院服务的员工,也被邀请一周去聋哑学校服务一次。

很快,这个城市的贫民收容所也向我们发出了邀请。这个收容所的硬件条件很差,屋子又阴又潮,有一些麻风病人也在收容所,没有采取隔离措施,这个病当时正在绍兴城里流行。幸而有我们能干而又富有同情心的缪美丽小姐,在她的指挥下,收容所的麻风病病房建了起来,屋子又通光又透气,那些病患也得到了很好的照顾。

也就是在这一年,一位在国家卫生署资助之下修习了公共卫生护理课程的福康护校毕业生,加入了我们医院的护理团队。所以,她的工作职责包括:与产前门诊及其他门诊的病人建立联系,到病人家里进行随访,向公共宣讲卫生知识,演示日常护理,而这种宣讲教育不但要面向城市,还要面向广大农郊地区。

我们从美国休假回来,有一件事情是对我们开始新一工作任期的巨大鼓舞。那便是,我们明确了自己的工作是受到祖国人民支持的。我们收到的来自美国的捐赠物品中,有好些都满足了眼前的迫切需求。我们得到了一台软水机,还有一个电冰箱,可以用来保存医院的生物制剂,可以储藏食物尤其是牛奶,还可以用来制作一些冰,夏天的绍兴是没有冰的。不过,最大的一笔捐款是匹兹堡第一浸礼会的贾德森基金给我们"护士之家"的,共 10 000 美元,这是我们多年来十分需要的一笔款项。到了 1933 年时,建造"护士之家"的资金已经募齐,第二年上半年,被公认为这个城市里最漂亮楼房的"护士之家"落成了。楼的一层有接待厅、一个餐厅、两个装备完善的教室,二楼、三楼是 48 个护士的寝室。这幢楼被命名为"思毕堂",用以纪念我们的毕德明小姐,是她白手起家建起了福康医院的护士学校,也是她从匹兹堡募得了那笔建楼的资助。

就这样,我们终于有了条件实现 11 年前加盖医院主楼第三层的愿望——建设"妇产科"。护士们从这里搬走了,我们对这一楼层加以改造,于是有了一个产房、两个产妇的公共病房、几个单人病房,还有一个婴儿房,里面有十张婴儿的摇篮。此外,还有一个用玻璃分隔开来的幼儿病房,里面放上儿童用的小桌子小椅子,墙上还贴了儿童们喜欢的画儿。为了庆祝妇产科的成功建立，我们用了一种很中国的方式来回馈我们的病人——免费大派送——来我院产检的孕妇，到年底之前都可以享受免费诊疗。

我们事业中的这些变化，实际上是彰显了现代医学落户绍兴30年的成果。1933年的年度医院董事会议上，我们决定要搞一个院庆活动，让公众关注到医院服务当地社会的成绩，同时设立一项基金募集善款，以用于添置医院设备。我们成立了一个活动筹备委员会，邀请市长担任了名誉主席，此外筹委会成员还包括商会会长、各大银行经理、商界要人、乡绅名流和专家学者。最后我们募得各项捐助共4700美元。1934年11月1日，也就是"思毕堂"落成四个月之际，包括捐款人在内的近两百名嘉宾应邀聚集在"思毕堂"漂亮的接待厅，听取筹委会所做的报告。市长、市监狱长、慈善会主席，以及中华基督教浙沪浸礼会总干事鲍哲庆牧师(T. C. Bau)应邀出席，都做了讲话。茶歇之后，来宾们对医院整体进行了参观和视察。医院大楼这样一个目标统一而又各部门分工明确的整合体，以及一些先进的医疗诊断辅助器械，如X光机、透热器等，得到了来宾们的赞誉。

30年来，我们从起初的"没有员工、没有场地"（医院式医疗服务仅有24年历史），发展到今日4名医生（全部毕业于高水平医学院）、7名护士、20余名护士生、4名技术员、3名专职宗教人员的规模——包括帮佣在内，医院实际上共有员工67人。我们有配备了现代医疗设备的医院大楼，内设病床102张。自建院以来，门诊累计263 279次，住院14 982人次，实施手术15 739次。当然，这其中有一些只是小手术，但还有很多是重要器官的手术，难度也比较高。我们还有诸多待改进之处，但已然实现了之前设定的"最小有效工作单元"的目标。在1934年的医院年度工作报告中，我这样写道："对我们来说，艰苦的创业阶段已经成为历史……我们已经向这个城市展现了什么叫现代医学，也让这个城市接纳了它。"

有一些令人欣慰的事情更加证明了人们对于现代医学的接纳。当地收到了政府的一笔拨款,用于发展绍兴农郊地区的医疗事业,建立西医门诊,促进公共卫生。当地将相关工作交由我们来负责。之后,当政府发动一场严厉打击私运鸦片的运动时,绍兴被选为了一个示范点,所有使用鸦片者均需向政府登记,吸毒成瘾者须接受治疗。戒绝毒品后复吸者,处以监禁,再犯者处死刑。福康医院被禁烟特派员指定为实施戒毒治疗的机构,不过我们是唯一一所非官方机构,这就说明了我们的价值是得到了肯定的。于是,我们暂时腾出了产科病房,在里面安放了 30 张床位,用于戒毒的病例。由于许多吸鸦片者都是上层社会人士,戒完毒,我们也就交下了这些朋友。我很高兴发现他们十分愿意参加我们周日晚上的宗教活动,也真心对唱诗和宣教十分感兴趣。

就在那个时候,我们的儿子史蒂芬回到中国来了——他先是从商,后来在沪江大学的浸会神学院任教。1935 年, 他与伊丽莎白·麦克雷(Elizabeth MacRae)小姐喜结连理,伊丽莎白是我们上海一位教会老友的大女儿。在我们迈入花甲之际,生活似乎又迎来了新一春。

1936 年 10 月,我十分荣幸地作为正式代表,参加了在广东举行的纪念美北浸礼会在华传教一百周年的会议。一百年前,我们的先驱粦为仁牧师(William Dean)和叔未士牧师(J. L. Shuck)开创了在中国的传教事业。当我听到广州市市长在这片一百年前还禁止传教的土地上向我们发出欢迎的声音,并给予自由的空间之时,当我站在忠诚勇敢的新教先驱马礼逊曾宣称过世纪末会发展至一千名教徒的地方之时,然后我看到现在这里有两千名与会人员, 他们代表着散布于中国大地的 40 万名基督教徒,就在这个时刻,我的心情是难以言表的激动。我受邀做了回顾美北浸礼会百年在华医疗事业发展的主题发言,作为抛砖引玉引出了许多之前未曾得知的医疗传教事迹。会上还有许多对其他方面传教工作进行回顾的发言,我也欣然听取了他们所讲述的光荣故事……

我从广东回来后不久,一个好消息传来,我被吸纳为美国外科医师学会的会员。这不仅仅是我个人的荣誉,更是医疗界高层对我们这个群体的认可,也就是说,传教士的医学工作并不比美国国内的医学工作做得差。在这个学会中，有不少跟我一样的传教士会员。

1937年8月，日军进攻上海。当时我们正在莫干山避暑，于是赶紧想办法回到绍兴，加入了医治伤兵的队伍之中。

中国军队的医疗力量是严重不足的，所以伤兵们被分配到后方的各个城市中去接受医治，绍兴市的配额是一万人。政府在寺庙及其他一些半公共性的场所里搭起木板床、铺上草垫，给伤兵栖身，还为他们供应食物和医疗用品。可是，分给我们的唯一一位军医官，竟然只是个勤务兵！除了我们医院的员工外，还有11名也接受过现代医学训练的中国人参与伤兵救治，不过我们是仅有的一所医院可以进行X光影像诊断，也有较好的手术护理。我们集中了医院的病人，还清理出了门诊部的一个储藏室，于是为伤兵腾出了50个床位。我们把那些情况严重的伤兵搬到医院里救治，有了好转就送回庙里，然后再换新的重伤者来医院。我们尽量保证重伤者都得到妥善护理。但是我们缺少护理人员！

当日军轰炸上海之时，我们的护士总长刘树芬正在湖北的老家休假。那儿交通情况很糟，我们几乎不敢奢望她能够回来。但是她觉得福康医院需要她，于是冒着危险回来了。她在火车上一天一夜，没有食物也不能睡觉，而她注意到车上有两个年轻人，有一个看起来伤病很严重，快要不行了，于是她对他们尽力相助。可是在那个年轻人快要到达目的地之时，他死了，车上没有人愿意碰一个尸体，于是刘小姐，一个弱女子，帮着年轻人的同伴把尸体搬到了候车室。外面下着雨，刘小姐却在一个陌生的城市里四处奔走找人来料理死者。所以，我们还需要对她的一片赤诚有所怀疑吗？我们医院的整个护理团队，从专业护士到护士生，不顾任务的繁重，全心全意地投入到了救治工作之中。我们开设了三期护理短训班（每期两周），对六十名志愿者（多数为女性）进行了基本护理知识与技能的培训。然后她们便去各类军事急救医院工作了，有一些人干得还挺不错。

上海沦陷之后，日军向内地挺进，圣诞前夜，他们已到达杭州，距我们仅有30英里之遥。我们十分焦急，商量着撤离方案。一开始我们打算留守绍兴，有好心的中国朋友已经给我们在乡下找好了避难的住所。但战报不断传来，于是我们最终决定，让愿意留守的男员工留下，维持医院的运营，而女护士们则由我们带去唯一的安全地上海租界。到了上海之后，我和高夫人给这些女孩子们找了一个教会学校的宿舍栖身，之后不久，又安排她们去了一个难民医院工作、学习。

本来，次年春天我就该回国休假了，而绍兴的沦陷看起来也是迟早的事，所以我们的差会决定让我趁着现在能走，就赶紧回美国去。于是我们绕路回了一趟绍兴，因为这里的新火车站已经被日军的飞机炸毁了。城里还有一所女校也被轰炸了，死了一些人。当日军的这一轮袭击停歇之后，又过了一年半，绍兴城才为日军所占领。我们收拾了自己的私人物品，与城里的朋友们道了别，然后先坐轮船去了日本，再从那儿转船去美国，这样走是因为太平洋航线的邮轮已经不停靠上海了。我们这一路上多有不便，但总算没有遇到大麻烦。

在这样的情况下离开绍兴，让我十分为难。所幸，刚刚休假回来的施乃德（R. E. Stannard）医生被调任来接替了我的职位。1938 年初夏之际，他从上海领回了我们的护士团队。而且很幸运的是，他还得到了一位有力的帮手——潘连奎医生。潘医生是在美国接受的医学教育，来绍兴之前在上海的一所难民医院工作。不久之后，潘医生还成为代理院长，在医院同事们坚定的支持之下，勇敢而成功地挑起了连年战乱所带来的重担。但最终的考验在 1941 年，绍兴沦陷，太平洋战争爆发，外籍员工都撤走了，国外的物资资助被切断了，福康医院的中国员工留守作战，英勇无畏，坚定不移，才渡过了难关。

我们曾希望休假结束后还能够回到中国工作，但是我们的年龄、健康状况，以及战时危险的时局，这种种因素相叠加，最终留在了美国国内。我们在华服务三十五个年头，比原来我们预计的时间短了一些，但这段岁月让我们与那儿的人们结下了深深的友谊……尽管福康医院跟其他中国的教会医院一样，最终不再是一个传教机构，但是我们仍然觉得自己所做的一切都是值得的……

第二节　日军集中营遇难记

　　这是一个关于我的家庭在 1943 年 3 月至 11 月间被羁留于日军集中营的故事。

　　家父施乃德医生（1902 年 7 月 1 日—1988 年 11 月 13 日）于 1930 年与妻子马乔里（Marjorie）和三个孩子——琼、大卫、多萝西来到中国。他们先是在北京待了一年学习中文，然后被派遣到了宁波华美医院（现在的宁波第二医院）。泰德(Ted)和我便是在那里出生的。1937 年，父亲被调任到了绍兴的福康医院。

　　众所周知，日军早在 1937 年便全面入侵中国，并应该是在当年末逼近上海。弟弟约翰在那时出生。我记不得绍兴的沦陷是在这之前还是之后了。我们一家当时住在绍兴，日本人一开始还允许父亲继续在福康医院工作（当时美国还未参战）。但由于战争的威胁，三位兄姐原本就读的上海美国学校于 1941 年 4 月停课。父母决定将这三个大些的孩子送回美国读书，一个进入大学，两个继续高中。1941 年 12 月 7 日珍珠港事件以后，美军加入二战，同时对太平洋地区的日军和欧洲以及北非的德军和意军宣战。

　　因此，我们美国人被认定是日本的敌人了。那时，我们本面临被软禁在家的命运，但父亲说服了日本人让他继续去医院工作。

　　到了 1943 年，日军开始将敌对国人员（非中国人）置于中国各城市的集中营内。我们被告知得去上海。我们从未有过任何违法行为，单只因为是美国人便被视作仇敌。1943 年 3 月，父母、泰德、约翰和我离开绍兴，被羁押于日军在上海闸口的集中营，设在中学和大学建筑内。我们被允许带一些随身物品和床铺。

　　集中营的日本指挥官是个任职于战时但还算讲理的人，因此我们的集中营不似中国其他地方的集中营一样严酷。他命令集中营里的人自行组织生活日常，里面设有厨房、学校、健康诊所、教堂服务、管弦乐队、娱乐之夜,可以进行体育运动。集中营里的人来自上海和邻近地区,各行各业的都有,包括传教士、商人、演员、教师、工程师等等。人们被分配在不同教学楼里的不同生活区,一个房间要住六家人,只能通过悬挂买来的床单和被子进行分隔。每个人都有日常职责,比如去厨房做饭,清洗淋浴房和厕所,去诊所工作,打扫院子,等等。上海美国学校的校长随身带了很多图书,因此我们得以为各年龄层的孩子上课。甚至还有针对年轻人和成年人的棒球运动。

但如果这些事听上去大都无害甚至还算愉快,那么让我指出我们是被囚禁在那里的。我们不能外出,如果有谁想要离开就会被严防死守的日本哨兵一枪击毙。每天早晚两次,我们都需要在房间外的大厅里排队站好,以便日本人清点人数。因为战争旷日持久并且日军溃败,食物开始匮乏。送到集中营的大米里全是虫子和尘土,蔬菜又少又老,偶尔有鱼却是臭的。中国人同样饱受折磨。父亲得了脚气病,应该是种维生素 B 缺乏症,母亲好几次疟疾发作,我记得眼睑总是发疼。我们都日渐消瘦。

当时美日之间有人质交换的举措,美国用那些在美生活但想回日本,或者美国政府想要赶走的日本人,换取美方被囚人员。一艘日本舰船将我们集中营里的人载送到印度的果阿地区,与日本人质进行交换。1943 年 11 月,我们被告知有些俘虏可以申请前往,并只有一个小时收拾东西。他们告诉父亲,家里其他人都能走,但他不行。我父母坚持说如果父亲不能走,那么大家都不走了。就在快要开船的时候,他们准许我们上船了。许多人被继续关押在集中营,直到又过了两年战争结束后才获释放;有些人因营养不良死了。我们乘坐日本轮 Teia Maru 号来到印度,又登上 Gripsholm 号(一艘中立的瑞典轮)前往美国,而来自美国的日本人质则乘坐日本船回国。我们于 12 月 1 日抵达纽约,而当时刚过感恩节假期!

第三节　潘连奎传略

我们的父亲潘连奎同志(1902—1976)，江苏省吴江县震泽乡桑阳村人。他从1938年至1976年的近40年间，一直在绍兴从医，致力于为城乡人民解除病痛，因此绍兴成了他的第二故乡。他爱绍兴的山山水水，也爱绍兴历史上忧国忧民的人物，更爱勤劳朴实的绍兴劳动人民。由于在绍兴数十年之久，他的口音和生活习惯，也基本上绍兴化了。为了纪念父亲逝世十周年，我们写了这篇传略，寄托我们对父亲的怀念之情，并把它献给绍兴人民，使父亲永远根植在他们之中。只是我们离家较早，对父亲的许多事情知道得并不十分详实，请知情者，特别是父亲的同事们，能予以补充和指正。

一、乡村少年

江苏省吴江县震泽乡桑阳村，住着潘瑞珍夫妇两口，他们经营几亩桑园。平时养蚕缫丝，农闲时还在门口开个小茶馆，忙忙碌碌地过着小店生活。这一对农民夫妇，就是我们的爷爷奶奶了。1902年春节前，旧历十二月二十四号，我们的父亲呱呱坠地。爷爷奶奶和曾祖母看着这个盼望已久的胖孩子，高兴得无法形容。父亲奶名明宝，据说就是曾祖母给起的。后来，由于又添了几个弟弟、妹妹，抚养父亲的责任就完全由曾祖母承担了。

20世纪初期的中国，由于帝国主义的侵略，早已沦为半殖民半封建地社会，农村更为贫穷落后。父亲有八个弟弟、妹妹，因为缺医少药，有七个夭折。父亲小时候也患过严重的皮肤病，满头的脓疮，是用草药治愈的。

父亲到了学龄期，就被送入村塾读书，几年后转到震泽镇上丝业小学。他资质聪敏，又勤奋好学，学习成绩总都名列前茅，得到老师的喜爱。严冬时节，风雪交加，泥泞遍地，有些有钱的同学因怕冷不上学校，而他却从不逃学。脚上生了冻疮,有一次因袜子粘在脓疮上,最后只好用剪刀剪下袜子,就这样,他仍坚持上学。他读书时就很注意节俭。如学校离家远,中午来不及回家吃饭,家里每天给他几枚铜板作午饭费。他却经常不吃中饭,把节省下来的钱用来买书本、文具。当时的丝业小学,要求学生穿长衫进校,父亲只有一件长衫,舍不得穿,每天带着它到学堂门口才穿上,放学就又脱下来。个子长高了,长衫变短,就让他奶奶接一截布在下摆上,继续穿。

当时的中国农村,不但经济落后,文化也落后,小学毕业就算"知识分子"。祖父母不再让他上学,也无力供应他再上学,就想让他到镇上的米行或粮坊去当学徒,以便学个糊口的本领。父亲对他的父母一向孝顺,但这次却不肯顾从。倔强的父亲终于得到曾祖母的同情,又经过老师的启示,考进了不需要学费和生活费的江苏省第一师范学校。那是1917年9月的事,父亲15岁。

父亲在师范学习期间,深受新文化运动和五四运动革命思潮的影响。看到了灾难深重的祖国和人民的痛苦,尤其是他故乡血吸虫病患的严重,和他七个相继夭逝的弟弟、妹妹,他下定决心,努力学习,将来为乡亲、为祖国谋利益。因此在校期间获得学校颁发的许多奖章,终以优异的成绩毕业。五年的学习生活,给父亲展现一个新的世界,也给父亲打下了坚定的科学救国的思想基础,使他从此大踏步地向科学迈进。

这里还要提到一件事。过去的农村有早婚的习惯,父亲上学,为了解决家庭劳动力的缺乏,曾祖母和祖父母做主,按当地风俗给父亲物色了一位姑娘作童养媳。在未婚前,他们一直情同兄妹,在父亲将去美国留学前完婚。那位当年的童养媳,就是我们慈爱的母亲。母亲名叫吴秀娟,她出身于贫苦农家,因外祖母早亡,家境窘迫,才到潘家来当童养媳的。她人品端正,聪明勤快,一直作父亲的内助,与父亲白头偕老。

二、走向生活

1922年暑假,父亲经友人介绍到南京第一女子师范学校附属小学任教。父亲身材颀长，眉清目秀，给人以英姿焕发之感。父亲谙于书法，写一手好毛笔字，又热爱音乐和体育。假日经常邀友郊游，游览名胜古迹等。由于他开朗活泼的性格，以及认真负责的工作态度，成为广受同事喜爱的青年教师，也受到学生们的尊敬。

但父亲不满足自己现有的知识，他想上大学。当时国内大学不多，且学费昂贵。他在暑假中特去北京，借游览故都之机，打听入大学之事。但是他只能在清华、北大的厚墙之外久久徘徊，心中充满了惆怅。这年，祖父患高血压脑溢血去世，年仅 47 岁，家境因之更加清苦。但一切困难挡不住进取者的脚步，当时我国兴起出国勤工俭学潮流，他在北京听到这方面的消息后，大为兴奋。他在思考着是东渡日本还是西去欧美。

1924 年暑假，他转到上海吴氏小学任教，到 1925 年，他毅然决定去美国，并筹备了路费，初步掌握了英文。这时他已 23 岁。父亲和我们那位过着多年童养媳生活的母亲，虽然是父母之命，但他们经过多年的相处，互相已甚了解，并逐渐建立了深厚感情。这次父亲决定赴美留学，一去多年，家中老人总要有人照顾，父亲为此回家和未婚妻商量完婚的事。于是他们很快就在农村老家举行了简单而隆重的婚礼。婚后不久，父亲即离开家乡，取道上海登船赴美。

三、异国八年

1925 年夏秋之交，父亲到了美国。初到异国，人地生疏，生活习惯不同，语言又诸多障碍。为了取得学习和生活的费用，他曾在一宗姓梅的广东人开的餐馆"上海楼"洗碗碟，做侍应生，也曾给人收拾草坪，修剪绿篱，还当过搬运工，特别是曾在医院当过停尸房的管理工、清洁工，等等。

他先在密尔顿大学上预科，学英语和投考大学本科所需要的基础知识。有人劝他举医，但学医比学其他专业的困难大，而且学制也长。原来打算少则三年多则五年就学成回国的，如果学医，就必定要延长留学的时间。但故乡人民缺医少药的情景，还有自己早逝的父亲和夭折的七个弟妹，更重要的是帝国主义把我们叫作"东亚病夫"，促使他决心学医。这样,他在预科学习结业后,就去投考医科大学,先后在玛开脱大学和密歇根大学医学院本科读书,仍然利用假日做工来维持自己的生活费和下学期的学费。有一年下大雪,父亲在冰天雪地步行时不慎摔倒在地,小腿骨折,治疗需要不少医药费,而受了伤又无法去做工挣钱,一时十分困窘。亏得同情学生的华侨,还有一些对中国学生勤奋好学十分钦佩的美国朋友,在他们的帮助下,渡过了难关。长期俭朴的生活,使他养成了吃饭很少的饮食习惯,一直到晚年,即使在生活比较富裕的时候,他对饮食始终是极有节制的,他从不抽烟、喝酒。

在医学院学习时,解剖室停尸房需要一名管理工,他欣然前往。这个工作一般人是不愿干的,但他却很乐意干。因为停尸房管理工可以免费居住学院的一间小屋,同时还可利用晚间解剖室不使用的机会,细细地观察和解剖尸体,他认为这是难得的学习机会。他还承担了两间教室的清洁工作,解决了学习期间的费用问题。理论学习结束后,就去医院实习,在实习期间有较微薄的报酬,他就开始攒积回国的路费。这些年来,他只身异国,无时不在魂牵梦萦着祖国、故乡和年迈的奶奶、母亲,还有他新婚不久的妻子。但是他用坚强的毅力把那细绵的离愁化为学习的巨大动力和克服困难的坚强信念。在医学院学习的最后一年,从遥远的故乡传来不幸的消息:他奶奶病故,他唯一的才24岁的弟弟连生,也因脑膜炎而失去了年轻的生命。父亲肝肠寸断,于是更加奋发学习。实习结束时,由于他们(还有另外的中国留学生)刻苦、负责的精神,赢得了病人和老师的赞扬。父亲以优秀成绩获得学士学位。为了早日能回祖国为人民服务,同时和亲人会面团聚,他毅然动身回国,回国时行装简单,但却带了不少医药书籍和医疗器械,包括一台显微镜和一台打字机。

四、从上海到绍兴

父亲学成回国后,立志要当一名乡村医生,因此放弃在上海开业行医的机会,带着我们的母亲到江苏太仓县浏河镇惠中医院工作。父亲出身农家,对农民有着深厚的感情,乐于为农民看病。离镇子较远的农民看病不方便，他就经常骑马或踩托车外出巡诊。有一次，马受了惊，狂奔乱跳地把父亲从马背上掀了下来，幸亏他已把脚从镫中脱出，否则就有可能被马拖死在田野中。但事后，他还是照常骑马出诊，眼科、牙科、接生、外科手术，样样都干，方圆百里的农民，都知道有个救死扶伤的潘医生。父亲真是一位名副其实的乡村医生。

1937年时，他已有了两个女儿，这就是我们姐妹两个。7月7日卢沟桥事变，小女儿出生才两个多月。八一三事变日寇从浏河登陆我上海，浏河一片火海，成了战场，整个惠中医院毁于炮火之中。在这之前，父亲带着妻女，已匆匆到了上海市区避难。国难当头，战火纷飞，父亲想到自己肩负着救死扶伤的重任，于是他把妻女送到震泽乡桑阳村老家，自己到上海难民医院，投身于救亡运动之中。

在难民医院，父亲工作了不到一年。他眼见日寇越来越猖狂，上海即将沦为日寇殖民地。父亲不甘愿在日寇铁蹄下生活，可是到大后方去路途遥远，困难很大。1937年11月12日日寇占领上海，很快又占领杭州。但一时没有过江，绍兴还没有沦陷。父亲由朋友介绍带着妻女和保姆周妈，从上海坐轮船绕道宁波，于1938年5月到达绍兴，从此就在福康医院（现为绍兴第二医院）定居下来。

福康医院是基督教浸礼会办的教会医院。父亲在浏河惠中医院工作的第二年（即1934年）加入基督教浸礼会。这是因为他看到旧中国的腐败，自己又无能为力，希望真有救世主，于是把希望寄托在基督拯救人类上。这次到绍兴，就是由教会内的朋友介绍的。

福康医院坐落在绍兴南街，靠近南门，来就诊的病人中绝大部分是南门附近的居民及四乡的农民。父亲总是和蔼可亲地操着生硬的绍兴话，接待这些穿着革鞋、戴着毡帽的平民百姓，他看到他们就看到了浏河的农民，桑阳村的乡亲。他满腔热情地为他们服务，从做各种手术到给烂脚疮换药。他的家就在医院里，但他呆在家里的时间很少，每天工作时间都在12小时以上，甚至到深夜。只要病房有事，在他卧室窗外一声呼唤，他就会马上惊醒，起来去看望病人。因此，我们姐妹很少能在家里看见他。有一次惠平染上了急性脑膜炎，发烧到40℃以上，处于昏迷不醒状态。母亲数次到手术室去找他回家抢救，但他忙于工作，直到深夜才回家救护自己的女儿。母亲不胜感慨地说："连奎是把自己'卖'给医院了。"其实母亲也深知病人需要潘医生，所以母亲总是将家务操持得井井有条，在父亲的生活上无微不至的关怀。她常说："我没有文化，只能在生活上帮助你。"父亲又总是向母亲说："你在生活上帮助我，就是对我工作的最大支持。"这一对贤良伉俪的恩恩爱爱，一时在同事中间传为佳话。凡是了解他们的，谁不钦佩父亲对爱情的专一和坚持。

从1938年到1943年，父亲在福康医院任外科主任，1943年到1946年任医院院长。他已成为绍兴老百姓心目中有威望的医生之一，如有疑难或危重病症，病人和家属总是要找潘医生诊治。有时，即使由于某种原因，病没有治愈，但因潘医生看过了，就会给病人和家属以莫大的安慰。

1941年，绍兴落入日寇魔掌，敌伪军在绍兴横行霸道。他们有时到医院去，常凶神恶煞似地呵斥医生、护士和工友，稍不如意，就连骂带打，甚至掏出手枪威胁。父亲经常让医生、护士们躲避，自己却置生死于度外，去处理问题。母亲常为父亲的安全担心，但父亲总是说："为了医院和职工的安全，我就有了勇气和力量。我是不应该躲避的。"

1945年抗日战争胜利了，父亲和绍兴人民一起欣喜若狂。他感到世界医药发展很快，中国的科学技术显得落后，他想再次出国学习新的技术。1946年9月，他以多年积蓄，并取得教会的部分资助，去美国参加了曲鲁北疗养院办的肺结核病学进修班，并在纽约、芝加哥、波士顿、阿那堡等地学习胸外科、肺结核病学和气管镜学、食道镜学等专业知识，并加入了美国外科医师学会。1947年10月返回绍兴，从此他致力于胸外科手术，给患者带来了新的希望。

五、欢迎春天

在解放战争期间，离绍兴不远的四明山区，活动着新四军的三五支队。通过和一些病人的接触，父亲也知道了新四军是共产党领导的部队。他开始了解共产党的政策，关心着解放战争的形势。他曾悄悄地对母亲说："听说共产党在农村搞土改，让贫苦农民翻身作主人，解放区没有贪官污吏，干部为人民服务，那才真是好政府啊！"

1949年5月，绍兴解放了。解放前夕，福康医院的美籍医师施乃德和一些传教士回国了，但医院各项工作始终正常进行，没有发生混乱。解放后，福康医院立即接纳了一部分解放军伤员，支援大军继续南下。

1951年9月，人民政府正式接办福康医院，改名为绍兴第二医院，任命父亲为副院长兼外科负责人。1954年，他被任命为院长兼外科主任。在这段时间中，他在党的谆谆教导下，通过学习，觉悟有了很大提高，思想发生了飞跃。他懂得了马列主义的基本观点，懂得了要建设新中国只有跟着共产党，走社会主义道路。自然科学很重要，但单靠自然科学是不能救中国的。他终于在世界观上发生了根本的转变，从有神论者转变成为一个无神论者。1954年，他书面宣布退出基督教浸礼会。有的人非议，有的人劝说，他都不动摇。1956年12月5日这一天，他终于被接纳成为光荣的中国共产党党员。那时，他已年过半百，但感到生命正在重新开始，他炽热的爱国主义情操，升华为共产主义信仰和理想，无穷无尽的力量源源而生。

受到国外先进医药技术的启发，他研究用塑料球填充胸腔来治愈肺部有空洞的肺结核患者。当时我国还不能生产肺结核特效药，因此进行这一研究有它的现实意义。经过几年的努力，终于成功，塑料球在体内无副作用，能有效地压缩空洞使之痊愈。这一成就的论文刊载在全国性的医药杂志上。与此同时，他还总结了多年诊治各种疾病的经验，与人合作写成的《各科诊疗之实际》一书出版。他更加努力地工作着。一次，他从四楼病房下楼时，不慎滑跌，两根肋骨折断，而他稍事休息就继续工作，还出差到杭州办事，直到肋间疼痛难忍时，才去拍X光片检查。在病床上，他仍然关心医院的建设和各项工作。有一次，他骑自行车去市内开会，被撞摔伤，左手臂骨折，打了石膏，还坚持做力所能及的工作。骨折愈合后，左手不能屈伸，他急了，说："我是外科医生，这要影响我工作，一定要锻炼，使手臂恢复功能。"他在家中安装了一副简易单扛，天天忍着疼痛练习手臂的屈伸，经常疼得一头汗。母亲在旁边看得心疼，但深知丈夫的心，不能使他停止锻炼。父亲一直练到手臂功能基本恢复为止。

父亲在胸外科方面有了一定成就，浙江医学院来请他去当教授。父亲明知去浙医会有更好的工作条件，但婉言谢绝了，因为父亲离不开医院和他的病人，以做一个广大群众所需要的医生为自己的最大幸福。

一些久治不愈的病人经他动手术和治疗后恢复了健康，衷心感谢他，给他送来火腿、母鸡等礼物，他总是谢绝不收。实在推却不过，他就送到医院小厨房去，给病人增加营养。他的廉洁行为，给医院的工作人员做出了好榜样，亲友们和孩子都从中得到了教育和熏陶。

由于他在医疗工作中做出了贡献，党和人民给予他很多荣誉，多次评他为基层的、县级的和地区的先进工作者。1956年他出席了全国先进工作者代表大会，1960年5月他出席全国文教群英会。在这两次大会上，他都幸福地见到了毛主席、周总理等党和国家的领导人，受到了极大的鼓舞。

他还先后当选为中国共产党绍兴县第二次、第三次代表大会代表，中国共产党浙江省第四次代表大会代表，绍兴市第一届、第二届、第三届人民代表大会代表，第二届市人委委员和浙江省第一届、第二届人民代表大会代表。

他的工作十分繁忙，但他始终不忘病人，把医院的建设作为自己最重要的事。医院发展了，修建了新的门诊部，他高兴得像个孩子似的，带着已从医学院毕业在上海广慈医院工作回家探亲的大女儿允平去看新门诊部，边走边介绍情况，喜悦之情，溢于言表。他强烈的事业心，使允平深受感染和激励。

在他的提议和组织下，医院扩大了保健预防工作，办起了家庭病房，成立了护士学校，扩大了诊治和手术范围，为肝脏、心脏等手术做了良好的开端,成立了急救站和烫伤病房,几年中抢救危急病人取得了很大的成绩。在管理方面,改进了门诊制度,病房工作实行"一条龙"制度,推行中西医结合综合快速疗法,提高了医疗效果。

1965年,党中央发出了"六二六"指示,号召医务工作者到农村去为人民服务。他不顾年已花甲,积极响应,他和大家一起爬山越岭先后到龙峰、王坛等山区巡回医疗,并在山村安下心来,替众多的社员检查身体,做各种手术。当几位患白内障的老人重见光明时,父亲的喜悦并不亚于这几位老人自己。他在山区还参加了采茶等轻微的劳动。他心情舒畅,容光焕发,他所献身的事业,正像一叶鼓起风帆的轻舟,在春天的明媚阳光下,在强劲的东风中,乘风破浪地前进。六十开外的人了,生命之火却越燃越旺,青春仿佛又回到了他的身上,他沐浴在春天的阳光中。

六、经历考验

1966年,那一场全国范围内的动乱一开始,父亲首先受到冲击。污蔑和陷害的大字报,铺天盖地而来,许多莫须有的罪名,一股脑儿地加在他的头上,从此他受到无休止的审查和迫害。1970年,审查终于结束了,他又可以看门诊了。父亲虽然体力不如以前了,但他看到病人们排队候诊,立即忘却了一切伤痛和不快,又开足马力投入了辛勤的劳动。但父亲的健康却失去了,他得了不治之症。为了要把失去的时光抢回来,他竟然置自身于不顾,振奋精神,加倍地工作着。在一次假期中,他陪母亲探望久别的故乡,乡亲们纷纷来看他,来求他治病的人也络绎不绝,他就夜以继日地为乡亲们治起病来。短短的假期,竟变成了忙碌的工作日,老夫妇原来想走走亲戚的打算,也被无形取消了。父亲的无畏无私的精神,至今仍在人们中间传唱着。

七、晚年生活

1972年,父亲已过70岁。他经常感到上腹部不适,有时一身冷汗,有时发烧呕吐,但他为了工作,没有停止过活动。无论门诊部、病房、急诊室,到处都可看见他匆忙的身影。但由于年事已高,特别是经过几年的磨难,终于力不从心。但只要稍微好转一点,他就要上班,而工作也就千头万绪地纷至沓来,直到累倒。亲人劝他退休,他为了弥补多年被耽误的时间而不同意。后来身体条件更差了,组织上要他在家休养,照发工资。他认为那会影响国家制度,遂决定于1974年冬退休。退休后,收入虽然减少一些,但心安理得,还可以义务为病人服务。只要身体条件稍好一些,他就去医院,看什么地方需要就到什么地方去帮忙,并辅导青年医生学外语。他虽然有一只眼睛患了青光眼,还和人合作翻译医药论著。平时,在家里和路上,经常有人找他问病,他从未推诿过。

1975年春,父亲持续发烧,出现黄疸,允平接他去上海瑞金医院就医。手术中发现胆囊内积满胆石,囊底癌变,而已扩散到肝脏。但是他镇定自若,一面配合治疗,和病魔作顽强的斗争;一面关心同病房的病友,向他们宣传医药卫生知识,解除他们的种种顾虑和愁思,帮助他们和医生、护士配合。

出院回绍以后,父亲一面做化疗,一面照样做些力所能及的工作。他把胆结石可能引起胆囊癌变的知识认真地告诉医院的年轻医师,让他们在处理胆石症病人时注意这种情况。

1976年9月,父亲不断发烧,再次住院。虽经大力抢救,但由于癌症扩散,已无回春之术了。在他临终前,嘱咐女儿要从简办他的后事,并将多年来保存的一批中外书籍,赠送给第二医院图书馆。10月8日,他在自己辛苦工作了30多年的医院里溘然长逝。

父亲是一个好医生,是一位好丈夫,也是我们的好父亲,他是祖国人民的好儿子,他是绍兴人民的好儿子,为绍兴人民所怀念。

下篇　福康医院历年年报摘译

第四章　筚路蓝缕之时（1905—1914）

悠悠数十载，多少福康往事湮没在历史尘埃中。2013 年冬和 2014 年夏季，绍兴第二医院福康医史研究中心主任周东华教授两次赴美国耶鲁大学、哥伦比亚大学和洛克菲勒档案中心，查阅三地馆藏的福康医院档案资料。在哥伦比亚大学伯克图书馆（Burke Library）特藏部，找到了大批福康医院年报，详细记录了福康医院从创办之初到 1941 年太平洋战争爆发前的医院状况。现摘译医院所有年报，勾勒年报中的福康历史。

第一节　1906—1909 年医院概览

一、医院前身

"经年成果"——一个饱含沧桑的词语，却也恰如其分地描述了作为美国教友献给他们病中的中国兄弟姐妹的礼物——一所美丽的医院。

这项医疗使命的选址，恐怕没有比在绍兴更合适的了：绍兴市居民 40 万，是一片人口密集的平原的中心。纵横交错的河网从市区向各个方向辐射，将整个区域的人口都纳入其便捷的水路运输系统中。

在长达 40 年的时间里，教会活动在这里都受到限制。而近 10 年前，华东浸礼会下定决心，要在这个人口中心尽快建立一个医疗机构，以解最近的外国医生也需要 12 个小时路程才能赶到这里的燃眉之急。

早在 1903 年底，此项计划的第一个可见成果随着首位医生的到来而显现。为了留出时间学习当地语言，一开始医生只接见紧急病例，但为了提供相应的服务,在一个储煤棚里建立了医务室作为医疗总部,而洗衣房则作为门诊室。

第二年,医院购买了一块土地,建立了一幢 14 英尺宽、34 英尺长的单层房屋作为男校。后经过修缮,在此空间内用隔板分隔出候诊室、接诊室及一个一个 6 英尺×8 英尺的微型私人办公室。这时我们的工作才算真正完成。但深觉遗憾的是,后来这处建筑被挪作他用了。

在当时,麻雀虽小五脏俱全,这个医务室就相当于是一所医院,候诊室一度被改造成病房,而门诊则在附近一个小教堂里进行。我还记得第一个住院病人是名约 60 岁的男性,背上长了巴掌那么大的痈子。一位本地医生在没有使用麻醉剂的情况下进行了大块切除。这个可怜的人找到我时还惊魂未定,一方面害怕再挨刀子,一方面又担心性命不保。所幸的是,在上帝的庇佑下,待他出院时,疾病和恐惧都已痊愈,而福音的知识也在他心里开始发芽。

二、医院现状

我们当前的工作阶段始于 1908 年 4 月。由于传教社的一位朋友慷慨解囊,我们得以兴建一所真正的医院。医院选址绝佳,几乎与我们的住处和学校紧邻。更妙的是,这块地皮包括了靠近大街和河道的一段,并已有一幢规模较大的建筑物可以用作门诊部。这栋建筑的一端是个教堂,候诊病人以及闲逛进来的路人,都可以与里面的人们一起,听听福音故事。建筑正中是宽敞的问诊室,可以大量地接待病人;靠近出口处是药房,以及疑难病例留诊室;两侧走廊设有阶梯,方便病人认路。值得指出的是,所有这些门诊服务都是在隔绝了喧嚷、尘土和噪音的情况下进行的,但又离外界不足 20 英尺的距离。通过这样的安排,门诊病人得以享受整体环境的宽敞舒适,重病号也丝毫不会感到不适。

医院的主体是男女病人的护理单位,从沿街的双过道伸展到后屋,并被分隔成两块区域,各有一扇大门进出。这样能做到男女分区,又可以方便管理,并无须准备两套贵重的手术和其他设备。目前的计划是在现有的 41 张床位包括 7 个单间的基础上,在同一屋檐下继续增加床位至 120 张以上,这样的安排不至于扰乱现有格局,也不需要任何拆修工程。

对中国人来说,医院建筑的一个新奇特色是平的屋顶。早在地板铺好之前,就每天都有男人、孩子甚至是小脚女人前来,一边欢快谈笑,一边从脚手架爬上屋顶,想要一睹风景。医院开业当天,通往屋顶的楼梯上更是人挤人,如果不加控制,都要出事故了。而屋顶上的风景无疑是令人愉快的:满城内外皆是小山丘,密密麻麻的黑瓦白墙之间由丛丛绿树点缀。间或有三两寺院,屋檐高翘,墙裙明亮。几座古老而残旧的宝塔高耸镇城。夕阳西下,此情此景醉人心脾。在露天中,人们欣赏着美景,如有需要还有凉棚可以遮阳, 我们希望许多病者在此可以重获新生和活力。

在室内,病房和单间的墙面被涂成一种安静愉悦的颜色,包括地板在内的所有木制品都上了一层著名的宁波清漆,经久耐用且方便打扫。高屋顶、宽走廊、多扇窗户确保患者能享有足够的光线和新鲜空气。许多人也许可以理解一名工人在听到病人会住在这里后发出的赞叹:"天哪,他们的运气太好了!"

但不要觉得这样的医院对于当地人来说太奢侈了。我们的任务是教育,不是跟从;是提升质量,不是降低标准。在接下去的几个月中,我们希望这所福音医院能以其少而精, 而不是大批量但肤浅的服务,来为其正名。通过设定专业知识和精神面貌的标准,我们希望鼓舞这个国家日益增长的医务人员的士气。少些治疗而多些治愈,少些病床而多些化验室;拥有治愈身体的技能和疗养灵魂的时间——这才是我们的理想。

经过两年的建造和购买后, 医院设备都已齐全了。正式开业是在1910 年的 3 月 9 号到 10 号。第一天是向全城 300 多名基督教徒的献礼。服务过程突出了社团友谊(fellowship)的概念……医院向所有人一视同仁地提供帮助,也请每个人共同承担一份责任。在这一充满承诺和勇气的工作过程中,所有基督徒,不管姓甚名谁,都展现出了一种齐心协力的热忱。

第二天上午,三四十位代表本市有影响力阶层的宾客受邀前来,其中包括地方行政长官和治安官。在简短地视察了精心装饰的医院建筑后,人们聚集在医院小教堂。宾客们赠送的对联、横幅占了开业装饰的很大一部分。视察过后,我们在女子学校的大会议室举行了西式招待晚宴,之后宾客散去。而后就是未受邀宾客的大举前来!当晚和接下去的两天,医院门户大开,数以千计的人涌入参观。大厅和房间里站满了守卫,公众则自由进出,流连忘返。虽然墙面的洁白度受到了一些影响,但为了广告效应也是值得的。愿那些心存恐惧疑惑乃至病中的陌生人得到安抚。

如今医院已经至少达到"成年期"了,但其发展体现在超越物质的更深的层面上。在选址、筹资、地皮获取、建筑兴建以及培养一批有影响力的中国支持者的过程中,天意之手得以清晰地显现。我们相信,我们的服务会受到庇佑,我们的需求会得到满足……

三、未来愿景

但是,仅仅因为这里有了一名医生,建了一所医院,并不意味着大功告成。我们还远未到达终点。 我们需要:

(一)一笔捐赠

有钱的病人当然会付诊疗费,但大多数人都很贫穷。为了使所有想来的人都能来,住院病人几乎只需付食宿费,而且即使身无分文的人也不会被拒绝。25元金币(50美元)就能保证一名病人一年的住院费用。而涵盖护理等全套服务则需要额外的10元金币(20美元)。我们请求多笔这样的财政支持,当然更好的是以基金的形式来持续提供财政收入。

同时,部分资助,或者包括毛巾、绑带卷、旧亚麻布等物资捐赠,也总是受欢迎的。这些物资(包括钱)最好能通过美北浸礼会差会的财政部寄达波士顿艾士伯顿街15号。

（二）几名合格的外国职员

他们至少包括另外一位医生，以及一位女士，最好是受过培训的护士，来分别担任主管医生与女看护。

（三）一所护士之家

目前护士都住在医院里，但实事求是地讲这只是一种不得已的权宜之计。尽快建造一处能为护士和其他工作人员提供庇护，且最好带有厨房和洗衣房的住所乃是当务之急。

（四）一所结核病患者疗养院

在本地区该病的肆虐状况触目惊心，而在中国家庭住家治疗根本不可想象。如能在临近的小山上建造一所具有充足阳光和新鲜空气的疗养所，并配以良好的结核病治疗条件，将能挽救许多无助垂死的生命。无疑不少中国人会对此赞同，但多数人对于这样一个机构的有益性和必要性还一无所知。

（五）一所麻风病人之家

绍兴是这种可怕疾病的重灾区。每个星期都有病患向我求助，而这只是冰山一角。如果我们无法治愈这些病人，是不是应该提供一个场所，让他们在无力工作、疾痛缠身的时候能来此接受细致的照顾，感受基督的慈悲？

四、工作情况

直到目前为止，我们的许多工作都是铺垫性的。语言学习、房屋建造、继续建造、更多的建造——这似乎是工作的全部。但一有空隙，真正的医疗服务已初现端倪。

一种目前为止不为西医所知的肠道寄生虫病在绍兴地区非常流行。尽管也许不如广为人知的钩虫病那样危险，但它会引起显著贫血乃至死亡；一位朋友在显微镜下发现了这种寄生虫，仅仅此举便足以让科学界和许多患者对她感恩。

1909 年初，白喉病在该市暴发。一个富裕的家庭在失去了一个孩子,并且夫妇双方都染病卧床的困境下找到了我。而我被要求签订一个中国式的"治病合同"。这合同并非像我所想象的那样,要求保证治愈,而是为治愈开出了价格,不管诊治多少次都一个价,并且"不治愈,不付钱"。这让病人相信医生会尽力而为去医治,且不计出诊次数。

我见到这家的主妇时,她已奄奄一息,几个小时后就去世了。随后的一天在焦急等待中度过,而我担心即便是我的"合同"也不能保证在他们家的随意出入了。然而就在此时,这家的父亲开始恢复健康。抗毒素救了他的命,并在城中名声广播。他能够负担得起这笔费用,但穷人又该如何呢?他的抗毒素花了60美元。那么是否有人能出这样一笔费用,让那些劳作一年也赚不到这么多钱的人得以用药呢?

一位女士——一名郊区学校教师和主管的妻子来看病,她双眼布满白内障,已经完全瞎了。丈夫懂一点英语,有一天带着一本他正自学的生理学教科书找到我,想弄懂其中对于眼球解剖学的一些疑点。我很高兴有这样一个聪慧好学的病人,于是进行了详尽的解释。治疗也很成功,她的视网膜渐渐开始能感受光亮了。他们自此对我非常忠诚,并且我觉得我们的友谊会一直继续。

我对这个家庭充满兴趣。她的温柔耐心,和他作为丈夫的关切令我感动。尽管不是基督徒,但他似乎思想开明,为人善良;我渴望着他能打开心扉,迎接比这个世上任何东西都宝贵的真知灼见。你会和我共同祈祷吗?

这些是令我最记忆犹新的顶峰体验,但多数时候我们沉在谷底;但这样也就够了。因为无论是光明还是阴影之美,无论是鲜花簇拥的山谷还是青苔遍生的岩石,在远处都是无法看到的。而对于身处其中的人来说,这些景象都包含着他们对家乡的回忆和四海一家的证明。

最后,让我讲述一个例子来说明工作中的一个巨大困难,即对于西医信心的缺乏。基本上病人不会给你第二次机会,医疗需要立竿见影,否则他们就另投高明了。

一个我与之关系相当亲近的,从刚来就认识的非常富裕的年轻人有个独生子,所有人都宠着他。有天晚上我被叫去看病,因为他得了疟疾,紧张虚脱。而过分娇宠使他不得安生:医生们夜以继日地来了又走,护士和朋友不间断地前来探望,似乎有意剥夺他的睡眠。我看了他两次,尽管恳切请求让我单独给他治疗一个星期,我在很长一段时间后才被再次召集,并眼看着他死去了。城里城外方圆几里所有知名的医生都被召集过了,据悉这位父亲光是诊疗费就花了2000多元。但如果能少些治疗多些护理,这个孩子就不会死去。

在我第一次被喊去的时候,我有过一场直到今天都不堪回首、五味杂陈的经历。在客厅小坐片刻后,我被领着七拐八拐绕过院子、前厅、廊檐,直到厨房,最后才到达病房。想象一下这队伍吧!父亲在前,医生在后,其后跟着一两个人,而一路上都有这户住家的好奇眼光。第二次出访时这种仪式又要进行了,我提出了抗议,却得知那样做是因为怕我可能会带来恶灵,因此要先去厨房,让灶神先行震慑,以保小男孩的平安。

但回忆终究是要逝去的,还是让我们用一些平淡的事实来说话吧。

数据记录

(仅限中国病人)

1906年4月3日至1909年12月31日

门诊病人

新病人	3024
复诊病人	2307
总计	5331
住院病人	14

第二节　1912年医院年报

对我们来说,刚过去的这一年是诸多变化的开端。随着中华民国的成立，1月临时总统上任，到12月经过第一次国会选举总统正式就职。许多细微的变化随之产生，政府和群众对于我们的工作态度有所转变，我们也随之比以往享有了更多的机会。

首先，过去的一年是医院为本市持续提供服务的开始。医院建筑于1910年春竣工，但医生的休假和生病使其正式开业拖延到了今年2月23日，春节之初。人们的反应迅速而令人欣慰。有时候我们的能力会受到质疑，但到年底人们对西医疗法信心渐增，虽然这仍需继续培养。在出现肿瘤、痔疮、鼻窦炎流脓等外部症状的情况下，人们往往能接受乃至欢迎手术方案，但至今我仍未能有一例不拖泥带水的病例，因为多数手术都是在家进行的。

去年春，我第一次接生了一个中国婴儿。在此之前，好几次我被当地人在万般无奈下喊去，但即使是这样，有两次他们都拒绝了我真正提供帮助，最后孕妇难产死了。如今，我们看到晨光初曦，不管希望如何微弱。在前文所说的例子中，婴儿的父亲是一位旅日归来的年轻人。在他的客厅里，我看到了几本英文藏书，其精深雅致能够令我们中任何一位的书橱都增光添彩。他和他的兄弟自此常常到医院和我们家探访。我想他将成为外国人及其宗教与中国人交流沟通的桥梁之一。

去年秋，我第一次去近郊一大户人家出诊。毫无疑问，此类出访日后必将更为频繁，因西医在中国影响正在壮大，而这片人口密集地区方圆百里只有我们一家西式医院。我们非常希望能培养这个市场，因为财务回报丰厚，并且基督教的影响也能借此广为传播；但鉴于通信缓慢，赶去10英里以外的镇子出诊需要整整一天，非常延误诊疗。这就是为什么一所医院需要有两个医生，因为其中一名可以不时离城赶去外地探访紧急病例。而这个理由常常被忽略。我们满怀信心地希望这第二名医生很快就能被派来，但与此同时，如能调拨一艘小快艇（因为这里是以河代路），也将能大大缓解这种压力。

此前外籍工作人员的缺乏已有所提及，但令我们感恩的是，去年这种情况开始改善。医生还没有到来，但至少有一位受过培训的护士已经到达中国,再经过一段时间的语言学习,她即将能到医院上任。毕德明小姐是在这片传教土地上承担护士职责的极佳人选,我们非常愉悦地等待着她明年秋天能加入我们。

好多年来我们的工作都是间接性的,如语言学习、学校和医院的建造、药房的设立等。在六年多的时间里,我每每回国休假时,都会灰心地想"什么都还没做成"。但最终,基础都已经打好了,整体结构开始显现。

2月份开业以后,医院接受的第一位住院病人是个年轻人,经过短期诊治后发现他已病入膏肓,我们无力回天,他最后回了家。但他和年迈的父亲眼含热泪地意识到在与世诀别之前,他至少能有机会认识了主,因此悲伤之中亦有喜悦。

另一位来自同浦(Tongpu)教会的年轻人,在众邻里都认为他病得不轻,甚至无法活着回家的情况下,前来寻求治疗。两三个星期后,他痊愈回家了。此事件成了全村谈论的中心,之后的星期天,至少有一名老人来到两英里开外的教堂询问此事。

而通过另一名病人的联络,在北面12英里开外的一个新兴市镇上,也聚集了一群对教会好奇的咨询者。出于战略考虑,我们一直希望能在那里开设一所小教堂。如今通过他们的帮助,我们有了一个聚会场所,而最近的3英里外一所教堂的成员则负责在那里开展教会事务。

……

这些例子并非全部,但已足以为我们沉闷的工作带来回报和慰藉。因为我们知道,在繁重的日常工作和不可避免的失望中,"我用尽一切手段也许能拯救一些人"。

第三节　1913 年医院年报

回顾基督教医院第二年的工作,相较于前一年来说呈现了巨大的进步。如果说 1912 年是奠基的一年,那么 1913 年则有了显著的发展。

首先,医院的工作人员队伍得到了扩充。我们长久以来祈愿等待的护士终于来到了我们中间。也许有些人还记得，毕德明小姐在一年前来到中国，但因为要学习语言，直到今年夏天她一直留在南京，并将继续把语言学习作为重心。但即使她只能投入有限的时间到医院工作中，对于我们工作的改进也意义重大，并对于所有人来说都是安慰和鼓励。而在最后时刻，今年12月，我们喜获一位在国外接受培训归国的年轻中国医生。自两年前革命爆发以来，这样的医生已不多见，而我们也无力用重金吸引他们——至少不是一所教会医院能承担的数额，而其他医院则能提供重任高薪……

病人数量今年略有增加。因为医生无可避免的缺席，导致医院今年关闭的时间比往常更长，而药房的业务也明显受到影响。但这也再次强调了需要有两个外籍医生的重要性，以使工作不至于中断。但是，比病员数量的增加更令人欣慰的是收治病例的性质。改进不仅体现在用药上，手术治疗也变得更受欢迎。值得指出的是，增加的手术多属全麻一类……

在设备方面，最重要的改进是安装了一部电话。对于生活在每家每户更不用说每个机构和办公点都有电话的地区的人们来说，听到我们这些年来一直没有电话可能令人吃惊。但绍兴电话局直到去年春天才成立。很多城里的中国人依然视其为神物，而谁又能说不是呢？但我不得不承认，在一名电话局员工指导我不要在对方三次未接后继续拨打，不要对着话筒吼，在对方挂机后也应随即挂机这些基本常识时，我不忍在腹中窃笑。

我怀疑有人会认为我有些害怕这个机器（我个人很少使用），但如果你能和我一起来这里看看，观察每次讲话人身边聚集的一小群认真听讲的人，每个人的姿态都好像"维克多讲话机"商标上的那只聪明专注的小狗，你也就会让他们爱想什么想什么，而自己在肚子里发笑了。

手术无疑是我们的强项，但即使这种方式也有其潜在风险，而一个病例就能体现出来。去年3月，一名男士愁眉不展地向我咨询了他父亲的病情，而我随后发现老人后颈长了一个巨大的痈疮。当然切除是必要的，但在经过了长时而恳切的劝告后他们才同意，并且只允许局部麻醉而不是全麻。手术还没开始，儿子又改变了主意，阻止我进行下去，我们不得不中断手术而继续谈话。在又一次的长谈过后，我们终于达成一致，确定第二天我会带着助手前去，在氯仿麻醉的帮助下完成手术。我在中国已经很多年了，但不得不承认我还是被我们所受到的待遇震惊了——礼数周全，却又充满恐惧。在儿子露面之前，我们被要求等待多时。接下来，非但没有宣告一切就绪，令我始料未及的是，他带着一份书面备忘录出现了，上面写满了无疑是他自己和其他焦虑的亲友能想到的所有问题和困难。

会疼吗？老人在氯仿麻醉后能醒得过来吗？要用多大的量？诸如此类的问题写了一纸，摊开在我们俩中间的案台上，逐一列数，竟多达49个。在这场问询会进行的过程中，他竟又拿出了一个画着痈疮的图，要求我指出不同切口的位置。要切入多深？这边或那边不能少切一刀吗？最后，在等了约一个小时后，我们终于进了房间。但麻烦远未结束，在接下去多次的日常探视中，常常有冗长而伤脑筋的拖延。"他刚刚睡着，你能坐一会儿等他醒过来吗？"或者，"他正有些消化不良，需要稍后才能接受探视。"为了节省我的时间，我多次要求他入院。但在家的便利，加以对外国人心存恐惧，使他一直不肯就范。

但最终治疗全部完成了，甚至包括两处怕引起病人警觉而偷偷进行的皮肤移植。结果非常理想。虽然这个过程花费了我们一百多个小时，但当桥梁搭设完毕的时候，谁还会在乎清顿砖石所花的时间和力气呢？在东西方之间架桥的过程中，我们很高兴又增加了一砖一瓦之力。

这里还需一提的是道德问题。一个阳光明媚的下午，我们传教团队的一些人出门散步。在城墙边他们看到一个人躺在路边，显然是病了，出于方言的原因又无法沟通。他们招呼周围的中国人，询问该做些什么，所有人都说不要管他。他是生人——城里没有他的位置。最后他们喊了一辆轿子，但即使这样，那些苦力也不情愿把他抬起来送往医院。我发现他是得了伤寒。但这有何相干？人们觉得他是陌生人——让他死了算了！

他衣着整齐，自称不是本地人，他的口音也证实了这点。除此之外，我们对他一无所知，甚至没有能写信的朋友；这也许是出于恐惧，因为在他的手腕上有新的伤疤，似乎他的双手曾被绳索捆绑——护士们因此叫他"大盗巴拉巴"。也许他是一名刚获自由的小偷，我们无从证实或否定这一点，但他毫无疑问是病了，而我们责无旁贷。

他刚入院的时候惊恐万分，无疑是认为自己还在狱中。不肯洗澡，不敢吃我们给他的食物，也不和任何人说话。当天晚些时候，这种情况就全都改变了，他对于护士的照顾感激万分。他在医院里住了四五个星期，显然在恢复中，但又突然死了。在此之前不久，在一份主要的中文日报上，该事件得到了报道，赞美外国人的好心，并称在整个绍兴城中没有能收留这个可怜人的地方，是中国人的耻辱。如果他能活下来，想必所有人都会鼓掌。而在此之前，甚至我们的一个传道者——是的，我惭愧地承认，虽然他不是我们的牧师——也对我讲："这种义举被证明是不明智的，还是让他在路边死了比较好。这种事在这里见怪不怪。"一瞬间，但也只有短短一瞬间，我被惊得口不能言；而在心里，我为这样一个人感到自责……但是，哦，朋友，只有他一个人是这样吗？即使他突然被送到太平洋的对岸，他的罪过能够得到净化吗？他的责任能够得到免除吗……

在中国，向医生表达谢意的一种常用方法是送上一块匾额。我有一块，是年报上文提到的那位得了痈的病人送来的。该匾长约 4 英尺，木制，涂了黑漆，文字上镶嵌了珍珠母。当时用丝巾盖着，由两名苦力抬着送到了医院。上面写着"热心妙手"四个字。

第四节　1914 年医院年报

到 1914 年，我们医院有别于先前简单医务室的正式运营已进入第三个年头了，这一年似乎也标志着我们工作性质的变化。在过去的三年中，工作重心从基础设施建设转向了发展人事组织和器械设备。一开始我们只有一个传教士医生和一个准备接受护士培训的年轻人——找不到任何受过培训的男女护士,也没有中国医生。如今,我们已有一个美国的执业护士开始工作,另一个传教士医生也将在明年秋季前来,一个国外学成归来的中国医生已加入我们一年了,还有一个女监护,以及四男两女共六名虽仍在培训但已能有效工作的护士。因此,去年我们能够保持医院整年 12 个月的持续运营。

一、如今的医院

在物质方面,通过一个朋友的慷慨出资,我们得以建立一个医院大本营。医院主体有 41 张床位,收治男女病人,分为 5 个小病房区,以及几个迷人的贵宾(VIP)单间。管理办公室也在这里,还有一个光线充足的手术区,一个具有显微镜能进行化学、细菌研究的实验室。紧挨着医院是一栋独立的门诊建筑,内有一个宽敞的候诊室,或者说是小教堂,一个接诊室,一个私密的检查室,男女分开的更衣室,一个药房,以及一个储藏室。

医院的设备从远近各地搜罗而来,医生花了很多时间在规划、沟通和监督安装设备的过程上。可以说目前设施已基本完备了,虽然持续运营的机构也总会有新的需求。以下是这些设备中比较重要的几样:

刚刚提到的手术室和实验设备,包括一个现代化的钢制瓷漆手术台、一辆担架车、消毒器、手术工具、桌子等。白色瓷漆的配有强力弹簧的铁床、寝具以及给住院病人准备的冬夏两季的全套病服,四个浴室内各有一个瓷漆浴缸。通过我们自己的气动压力装置和独立的加热器,能保证这些浴室、手术室和私人办公室内都有冷热水供应。

针对需要暖气的房间的热水供暖系统,尤其是供手术室和实验室使用。一个能储存 1/8 吨单位的制冰室,以供应这种必需的奢侈品,而在这个城市根本买不到冰,甚至在冬天也收集不到。

最后,非常重要的是,我们的心灵和头脑所需的伙伴——电灯。这不仅在手术室是必需的,在病房也是必要的,因对煤油灯无知的摆弄常常造成扬灰，更别说火灾隐患。而使用我们自己的引擎和发电机来发电，其费用和之前用煤油差不多。有关电器设备还需要一台 X 光机，马上就会送到了。

二、对过去三年的总结

在工作初期，许多对于医生来说更有吸引力，同时对人们来说更有价值的医疗工作，不可避免地被暂时忽略了，乃至完全推迟。而我们高兴地期待，在接下去的这个阶段，物质上的琐事将退居二线，我们能将精力集中在专业事务上——对护士更完善的培训，对病人更好的照顾，更多地关注个体病例，并通过研究、上课宣传或公益活动，来更好地为公众服务。

但同时，也不能认为正式的医务工作就被忽略了。在这段时间里，我们在医院收治了 429 名病员，在门诊室接待了 12 524 名病人，在办公室或住家单独诊治了 1178 名患者，以及进行了 155 台大手术和 591 台小手术。毫无疑问，医院已在当地人中间建立起了信任，这使得今后的工作能更有效地开展。

三、消除偏见

对于没来过这里的人来说，可能很难理解赢得当地人的信任是多么重要的一项准备工作。我们常常能感受到这一点，通过以下一个例子能够说明。10 月份的一个星期日上午，附近一个庙的屋顶坍塌了，造成在内参拜的一群女人——18 人死亡，多人受伤。其中一个女人被送到我们这里，全身上下覆盖着坍塌屋顶的灰尘，惊惧异常。除了担心会因伤致死，她也害怕不知我们会对她做什么，尤其是在她是受伤入院的情况下。无论如何，她首先否认了是在庙里受的伤，即使我正面询问，她也坚持说是自家屋顶砸的。

幸运的是，她伤得较轻，我能够说服她接受治疗。我真希望你们能看到，仅仅通过一个盆浴和几天的精心照料，她的外貌和精神就起了多大的变化。要是在美国,她的情况医院不会收治,但我们正在寻求疗愈精神而不光是身体上的病人,因此觉得她的情况正好合适。之后她像个孩子一样高高兴兴地回家了,毫无疑问将像我们希望的那样会是个好的活广告。

四、突出的成绩

过去一年中我们的工作有两个突出的特色值得强调一下——产科和结核病治疗。

1 月份的时候,有一阵医院里同时有 3 个婴儿,都是在这里自然分娩的。有一个例外是我去了产妇家里。这也是首批我为之接生的中国宝宝,虽然她们都是在不得已的压力下找到我的。在这种情况下,通常要挽救母亲或孩子或双方都为时已晚,但值得庆幸的是,我们已经开始见到黎明的曙光,尽管产科在中国本土化的成熟还需要等待。第二张照片是妇女儿童病房里的一群病人,全都得了结核病。病房里还有两人没有在照片里,而这样的数量并非罕见。

我们不接收肺结核病人,因为条件不到位。但即使除去这一数量惊人的群体,相当一部分的住院病人都是因为某个部位的结核病病痛或并发症入院。在美国这种瘟疫已是肆虐,但在这里,情况更为严重,因为居住条件糟糕,体育运动更是闻所未闻。明年,我们准备就此发起一场大规模的公共教育,通过讲座、图标、宣传页、小册子等手段进行。也非常欢迎在其他地区有过类似活动经验的朋友提出建议,以及提供幻灯片、图片、印刷品等能在这里用得上的东西。

五、新的工作战线

我们工作有三项扩展计划今年正在审核中,包括:在两个分支机构建立双周门诊部,对于向传教士团体和部分有此愿望的中国人提供每日牛奶,以及为承天中学(Dzengtien Academy)的学生进行一个短期的授课。该学校是由我们隶属的英格兰教会传教协会(Church Missionary

Society of England)在去年创办并维持的。

六、一个小男孩的事迹

我们希望在此鸣谢当地几位朋友对医院工作的捐赠，其中一个例子尤其值得一提。有一次我们进行募捐，而第一个响应的是一个9岁的小男孩。他有一个储钱罐，是用一截竹子切开一个口做成的。在过去的几个月中，他为父亲做杂事赚钱，在学校和家里得到奖励，逐渐攒满了一罐硬币。他毫不犹豫，自己一个子儿也没留，把这些钱全部奉献给上帝，用作医院建设。因此我们有了这成串的现金，沉甸甸、亮晶晶，表明其非同寻常。我一只手就能握住，在市场上也只能换五美分；但我确信，即使是在金子做的大街上，在白银铸的王位下，这笔财富也比红宝石更珍贵。

第五章 五四新文化时期的院务
（1915—1919）

第一节 1915 年医院年报

1915 年,我们工作的关键特点是效率提高了。

一、人员到位

在历经 13 年的规划,希望和恐惧并存的经历之后,这所医院终于有了至少两名传教士医生。去年,结束了在南京的语言培训后,鲍尔乐医生加入了我们的队伍,不仅带来了他在手术、摄影以及其他方面的技术和热情,更是带来了在美国国内接受的实验室专业培训,这将为我们在这方面开展工作带来极大的帮助。他此前也曾在中国任职,首先在杭州,而后在绍兴也呆过几个月,后因健康原因于 1911 年不得不回国休整。如今这样的分工使得我们不仅能更好地在医药和手术两方面为患者服务,而且有望在实用和学术领域进行具有价值的研究。

今年 5 月,我们的驻院医生杨医生,感到有必要辞职回到他的家乡。我们对于失去他感到难过,但幸运的是找到了接替他的张培德(C. B. Chang)医生,一名南京大学医学院的毕业生。他不仅熟悉本土情况,更在好几所医院都有过丰富经验,其中包括 1911 年革命期间在不同的红十字会战地医院的经历。他在使用显微镜方面也技术娴熟。总而言之,他能在医院承担起很大一部分责任来。

二、护士培训

过去的一年也是我们第一个整年都有执业护士上岗的年份。毕德明小姐于 1914 年 10 月 1 日开始在医院常务任职，但因为要学习语言，直到新年以后才开始在男病区也展开工作。对于没有经验的人来说，可能很难想象这对于病员护理和医院日常工作有多么重要。对于一位接受过国外培训的护士能在男女病房所起到的作用，我们希望在此提出微不足道的证词。

在美国国内大家都开始承认很多病例中护士扮演的角色胜过医生；手术本身也许归功于医生刀法的精湛，但如果后期护理不当，便也是徒劳。即使在所谓的药理案例中，主要也是护士而不是药物起到主导作用。但在中国当下，人们对于护士的理解还是小心伺候病人，不管是婴儿还是成人。一旦医生离去，只要病人说一句"我不要"，严格的饮食、穿着或是用药标准都无法实行。正因为这种思维，我们的护士才需要培训，而只有在一位外国护士长期不断的监督下，这些护士才能学到相应的知识与技能，而更重要的是，培养出一种职业意识，能让医生放心地将病人留给她们照顾而去履行其他职责。对我们护士的培训已经正式开始，通过临床和课堂教学，并结合前面提到的人员的增加，在这一方面的工作今后将能比较标准化地高效开展。

三、经济照明

在物资设备方面，我们需要报告一整年中我们的轻型发电设备运转良好。该发电机于 1915 年 1 月 1 日投入运行，一年之内从未间断。在手术室或暗室中曾不得不使用其他照明设备，对于熟悉在病房中使用煤油灯带来的灰尘的人们，应该知道这在舒适度和效率方面是多么大的提升，而这些恩惠也覆及了医院以外的女子学校，以及传教士住宅区的房屋。费用却和以前用煤油的时候差不多！

四、科研

前面提到过,我们希望能在某些领域开展研究,这出于个人偏好,也出于道德责任感。因为除了在中国乃至所有亚热带地区的医院和机构共同面临的问题外,有一个问题只能在绍兴当地解决。这里我是指弄清楚一种被称为"绍兴血吸虫病"的寄生虫。九年前在这里第一次发现,西方医学对此一无所知。这种病极少在本地区人口以外发现,是一种影响到男女老幼,名副其实的天灾。类似于钩虫病,这种病会通过吸血或血液影响全身系统,也许还有其他危害,如果不予治疗,最终会导致死亡。

五、绍兴血吸虫病

如前文所提到的,我们对于这种血吸虫的生活史一无所知,但希望通过研究发现其历史,最好能弄清它是如何感染人体的。在一些病例中,病人体内的寄生虫体多达 2000 多条,而较低的平均数也有 300。因其发病的地域性,以及在其他地区的罕见性,许多国家的研究人员都对此充满兴趣。伦敦热带医学学院(London School of Tropical Mediclne)去年派来过一人,而洛克菲勒基金会(Rockefeller Foundation)下属的中华医学(China Medical Board)基金会对此兴趣尤浓,他们甚至在考虑也派出一名医生来我们的实验室做全职研究。

六、得救的小丫鬟

一名去年被救治的小女孩,名叫楚阿童(Chu Ah-teng)。这孩子在圣诞前两天被送到医院,被这种吸虫病严重感染。她是一名年仅 16 岁的丫鬟,但脸看上去像个老太婆。她的身体水肿得厉害,以至于在接下来几个月中,我们每隔几天都要抽取一加仑以上的腹水。她的心脏也受到了感染,我们一度以为她已经不治。但到了夏天,她慢慢开始恢复了,等我们度假回来的时候,都不认识眼前的这个孩子了。与此同时,我们的女守护和护士已经教会了她缝纫,这样她就可以自己裁布做衣服。她也学习了识字，至少能够看懂并和我们一起唱一些我们最喜爱的赞美诗了，成了一个更甜蜜快乐、乖巧懂事的孩子。4月份的时候，她家老爷一度觉得她的情况没有希望了，把她送回了家，不愿再在她身上花钱。但我们为她提供了一个免费的床位，又收留了她7个月。而在此期间，阿童非常害怕主人又来把她领走，当确信她来去自由以后又充满了欢乐和感激。因为如果她回去，不仅会因得不到良好的护理而痛苦，老爷还有权把她杀了，而我们害怕这真的发生。但在治愈以后，她显然又变得宝贵起来，被领了回去。于是在12月初，她来和我们道别。

七、需要免费床位

你能够为我们提供一两张免费床位吗？35美元一年便可以使像她那样需要帮助的人得到庇护。这个地区的公共意识还没有发展到能向贫苦病人伸援手的程度；我们是在这个人口100万的地区唯一一家愿意免费收治病人的医院，但我们的床位数量完全跟不上这方面的需求。你会帮助我们吗？

八、成为婚姻助手

生活在医院我们常常看到人生沉重苦难的一面，但有些时候又能看到些喜剧篇章。在过去的一年中，我们高兴地看到一些最初是来寻求生理矫正的病人即将结婚了：比如一个嘴里长了巨大肿瘤导致面部畸形的女孩，还有一个兔唇的男孩，手术一拖再拖，我们怀疑他都要赶不上亲吻新娘了。对于这些病人，我们多少有心理准备。但当阿三(Ah-tsan)，一个因为髋关节结核病住院一年多的孩子，也认真地催促其父亲务必要治好他，因为"否则我找不到老婆了，没人会要瘸子"的时候，我们彻底傻眼了。

九、社会服务

如今我们常常听到"社会服务"这个词，就算是医院，如果仅仅收治那些上门求助的人，也会被认为是没有最好地尽到社会责任。对于所有医院来说都是这样，对于教会医院来讲更是如此。我们必须治疗，但预防更为重要。我们必须通过榜样、口口相传、宣传短文和海报，以及公益讲座等种种途径，来向公众不遗余力地宣传疾病早期防治知识，来最小化其危害。意识到这一重大事实，中国博医会（China Medical Missionary Association）在去年冬天组建了一个公共健康委员会，并想让鲍尔乐医生全职准备在全中国都能通用的关于本话题的演讲材料。鲍医生感到无法完全遵从这个要求，但我们做出了合理安排，使他能花部分时间来做此事，为本院能在此项惠及全国的工作中做出如此光荣的贡献而感到自豪，并希望本地工作的开展也更能有声有色。

十、希望之兆

我们高兴地宣布，去年腹部手术的病例有所增加。虽然很多中国人，只要向他们保证不疼，都会同意做许多在我们看来更危险的手术，但要说服他们切开腹部却极其困难，哪怕只是根治疝气的治疗。因此，对于这五六个病例，我们非常满意，视之为"希望之兆"，在今后必将起到超乎想象的宣传效果。

十一、一个卓著的例子

我想讲述一个年轻女人的病例。她在夏天之前首次来就诊，腹部肿大，内有一个周长 5 英尺 7 英寸的囊肿。我们抽掉了 55 品脱的腹水暂作处理，并建议她到秋季再回来做手术。等她回来后，又一次性抽出了 56 磅的腹水，随后对肿瘤进行了彻底切除。病人顺利康复了。由于这样的切除过程，很难准确估计肿瘤的整体重量，但至少也该有 70 磅。自然地，医院里每个人都对这个病例很感兴趣，我们也颇有兴致地一一解答。因为他们在手术前后都见到过她，目睹了我们的手术起到了什么作用。我想现在没有什么能阻止他们逢人就讲述这个例子了。

十二、一位有钱的年轻人

医院的病人中有一位有钱的丝绸商人,因绍兴血吸虫病住院,其时正在恢复中。他的妻子和他在一起,当然也知道整个治疗过程。他九死一生,最后关头才被抢救过来。和其他人一样,我们当然非常高兴……在圣诞节一早,这位年轻人姚先生,终于第一次能够下楼参加我们就此为所有病人和他们的朋友在小教堂举行的庆典。后来我发现他在阅读盛典摘选,看上去深受感动,但因为世俗之见,依然对于公开宣称自己的信仰而顾虑重重。后来他出院了,但我们希望能和他保持联系……

十三、医务室分部

去年我们宣布了在两个外围驻点增设两周一次的医务室业务,主要为了方便日后在那两个市镇建立教堂。我们高兴地宣布在柯桥的分部已卓有成效。出入医务室的人员众多,这片土地也变得生机勃勃,充满希望。但在另一个城镇同湾,发展并不顺利,我们刚发现医务室的开业几乎没有得到任何宣传,但我们仍希望找到一处合适的地点。同湾是位于绍兴和宁波的铁道中间的一个重要市镇,我们相信在今后几年,一个有力的教堂将对此地区意义重大。因此,如果医务室不是最好的办法的话,请你与我们共同祷告,帮助我们找到更好的办法。

第二节　1916年医院年报

由于长期生病和休假,两位医生时有缺席,因此1916年的年报交付不可避免地逾期了。

1916年医院工作的主题是在国外的持续管理下开展业务。

自建院以来,医院工作一直未曾有过国外的全年管理,直到今年。因为现在两位外国医生能在夏天交替休假和值班,国外全年管理的服务终于成为可能。

这个夏天也向我们证明了一直和当地保持联络有多么必要。我们救了感染伤寒的一家人,以及一位有七个孩子的母亲;张医生生病时得到了一位外国医生的诊治;几位生病的护士得到了照顾,医院事务也运行如常。但受益最大的是当地中国病人,医院在夏天的持续运营使得重病患者能及时得到诊治,而不必苦等外国医生回来。

上面提到的这个家庭的病例值得详细阐述。这家的男主人是一个为传教士群体提供缝纫服务的裁缝,因病重入院。他在医院里如同死了一样躺了好几天,我们派人询问家人的需求,却没有回音。后来一个亲戚回来告诉我们他的妻子也病重了,却没人照顾她。

于是我们坐着轿子,按得到的地址找去他家,发现情况十分不妙。当时是一个大热天,这个可怜的女人躺在床上,神志不清,只有一个姐(妹)夫时不时来探望照顾。她躺在没有寝具的床板上,床沿上渍满了呕吐物,却没有力气清除。当外国医生走向她的时候,她精神恍惚,还以为是鬼来索命了。医生花了很大力气才说服她自己不是鬼。然后他抱起这个满身污秽的女人,将她放在轿子上,并让轿夫即刻送到医院。她住在一个台门里,周围邻里众多,但出于害怕或者漠不关心,没有人愿意伸援手。当他们看到一个外国人把她抱上轿子,关切地给出指令的时候,他们说:"她太穷了,付不起这个钱的。"在疾病和痛苦面前,他们表现出的无动于衷令人难以想象。几天后,我得知他家的孩子也得了伤寒,于是将那孩子也接来,他们全家都得到了医治。这其实是冒险的行为,因为在让他们更衣沐浴之前,污秽物中的病菌有传染的危险。在过了好几个星期后,他们才治愈出院,而我们又将他们安排在了靠近医院的更好的地段居住。

而另一个病例中,一位七个孩子的母亲,因盲肠炎化脓,已几乎穿孔。经过手术终于康复。她的丈夫是我们的工程师,负责建立照明用的电站,并维护医院其他设施的正常运转。

一、医学教育

我们中的很多人为附属于南京大学的医学院的关门而感到难过。因为它本是在中国地区最好的国语医学教育大本营，这里的毕业生表明了中国人学医能取得的成就。张医生自己就持续展现了他在医学院学习中打下的良好基础，并在我们不断发掘他的才能的过程中被赋予了更多职责。他是个娴熟的外科医生，也是很好的化验员，诊断非常细心，又很谦虚好学。即使南京的医学院只有他一个毕业生，也足以说明其在本国的教学质量，更何况该院毕业生众多，且活跃于中国各个地区行医。

而良好的照顾是病员康复的关键。日复一日，我们看到护士部运转井然有序，娴熟细致，因而对于护士长的工作愈发感激。她将必需品分门别类安置有序，对病房的查看事无巨细，并合理指导安排护士开展工作，连医生也不及。只要她在，医院的一切都看着明亮干净。但如果她去休假了，谁来料理这些事呢？

二、另一名护士

已有人出资，现在的问题只是找到一位愿意前来的人。对于没来过这里的人来说，可能很难想象培训护士的工作在当地的艰巨性。这里尘土遍地，且最简单的指令也常常被忽略。毕德明小姐能成功地让护士听从指令并有效率地做事，这不是一件容易事——她时时刻刻都需要投入精力进行培训，"一条又一条，一项又一项，一点又一点"。

三、科研工作

研究工作正如常开展，尽管时不时有干扰中断，或未得到完成。许多关于中国人体质的报告被交送到中华博医会的研究委员会，和来自其他医院的数据汇总。这将能使我们及时建立一个中国人的体质标准。关于血压和血液成分的研究也在进行。整年我们都在对吸虫、布氏姜片虫开展研究,对其形态和生活史的研究已取得很大进展,但还不足以发布有价值和可信的结果。所以在时间和物质条件允许的情况下,我们将继续开展研究。在一个病例中,一家四口人得病,病虫多达七千条,经萘酚治疗,病情得到了缓解。对于此病症感染的严重性,我们的态度有所变化,因入院病人的高死亡率,以及救治恢复后持续出现的严重病症,我们已将其视为极为严重的传染病,需要进一步的深入研究。

四、高福林医生

1917 年, 高福林医生将回国一年, 医院工作也将因此受到很大影响。我们都将想念他在诊治及管理中国病人方面的能力。他对中国当地语言和习俗的了解使他成为我们不可多得的指导者和协调者。每一位医生都知道在遇到疑难病例时,能有人商议咨询,共同承担责任所带来的慰藉。洛克菲勒基金会的中华医学基金会为他提供了一笔奖学金,使他能在美国任何医学领域从事研究生学习。我们也为他的这份殊荣深感愉悦。

五、手术病例

这一年来,手术病例的级别和数量都有所增加,非常规病例也已见怪不怪。从无到有,这样的病例逐渐增加,而手术的成功也是很好的广告,因为病人会到处宣扬我们医院能做中国医生做不到的事。

六、免费床位

免费床位需要 50 美元一年的资助,其回报却是能为许多穷苦病人提供一整年的支持。同一个病人极不可能一住就是一年,通常情况是全年会有 20 个病人在不同时间段入住。因此这笔钱能惠及许多人。我相信, 如果你能在门诊日, 站在一旁看到这许多需要帮助的病员涌向我们,你一定会慷慨解囊。我为什么这么确信? 因为我们自己也情不自禁地在这么做,而如果我能把这场景的照片放在你眼前,相信你也会对于这些求救的人有所回应。如果许多人无法赞助一张永久床位，那也许可以资助一年。到目前为止，我们医院还没有收到过一张永久免费床位的捐赠，而为了这些贫病交加的人们有机会入住医院得到治疗，我们急需这样一张或更多的床位。如果你有意通过捐赠床位来对这些穷人进行救助，请告诉我们，我们随时会把情况和你细说。

七、柯桥门诊部

一段时间以前我们在那里设立了一个门诊部，每两个星期都会带着药物出诊一次，以满足当地人的需求。这是我们接触更广大人群的方法，自其建立后也为医院带来了更多的求诊者。柯桥离绍兴有十英里远，而我们每次去都需要坐慢船，除去出诊，光花在路上的时间就要一天。我们希望尽快在那里找到一个更大更合适的诊疗地点，也囤积一些药物，以及开一个中国人的门诊。我们曾在通往宁波的水道上开展类似的工作，但由于距离太远，来去太费事，而不得不放弃。当通往宁波的铁路建成，使得我们能在一小时内到达那里时，我们将再次开业。

八、三个手术病例

三个病例，每个都有着有趣的故事。

嘴里长出一块巨大东西的小男孩患有巨舌症，从婴儿时期便这样，并逐渐增大。他来自一个充满迷信的村子，人们告诉他的父母说，如果医院里的外国人要治好他的舌头，需要挖出他的眼睛作药。孩子的嘴渐渐被舌头堵上了，家人意识到如果不治疗他最终会因为无法进食而饿死。

他的父母最终来到门诊部，得知医生对此无药可用，只能将舌头切除一部分。这也是他们最恐惧的。但这个外国人看上去到底也不那么可怕，并向他们解释说一点都不会疼，因为他会给孩子一点"睡觉的药"，切除过程中孩子根本不会知道。于是他们同意了手术，孩子的父母以及三个亲戚来到医院目睹手术进行。一块 V 字形的舌头组织被切除了，孩子随后被送到病房，母亲可以与他同住照顾，直到病愈。几个星期后，孩子才完全康复。而在此期间，他们一家了解到了很多关于西医的医术，并听到了福音的宣讲和教导。他们回村以后，孩子安然无恙，疾病痊愈，于是这家子开始给村里人讲述外国医生能如何治愈中医无能为力的疾病，以及一个新奇的、能有力量拯救所有愿意追随的人的宗教。如今，这个村里的人对来医院看病不再感到为难。

而那个稍大些的孩子的故事则结局惨淡。这要怪站在他身后的父亲，他将梅毒传染给了孩子，并无知地没有寻求任何治疗。孩子从脸颊到鼻子的酸痛起先似乎只在浅表，但当仔细诊断以后，我们发现他的下巴、鼻骨、颧骨以及上颚都已受到感染。我们治疗了很长时间，但没有效果。疾病可怕的进程吞噬了他的半张脸，侵入了口腔，最终孩子死了。

比巨舌症更令人惊奇的是同页另一张图片上的病例。这名女子也来自农村，那里的人也同样害怕外国人，并相信关于我们的形形色色的传说故事。她来到我们门诊部的时候面有惧色：一方面是因为害怕，另一方面是因为被脸和脖子部位的肿瘤所累。与她同来的丈夫饶有兴致地全程观看了手术。他看我们用动脉钳钳住动脉，直到最后摘除肿瘤，越来越显得惊奇。而当看到我们准备缝线，开始缝合伤口以后，他终于忍不住了，哈哈大笑。病人术后好多天都毫无精神，但当她恢复过来后，要求的第一件事便是看看我们切除的东西。然后她震惊于自己怎么早没有把肿瘤切除。这是一种非常见的叫脂肪瘤的肿瘤，放在压舌板底下挤压便会变成油，只剩下一个纤维外囊。

这名女子在医院住到完全康复才出院，然后先前的那种忧惧的表情被如释重负的快乐笑容所代替。她回到村里，受到了所有人的惊叹和羡慕，其对医院的广告效应比任何我们能想到的词句都好。虽然不是特意为之，但这些病人无意中宣扬了医院的口碑，将他们的亲身经历告诉给他们的邻居和亲友。

九、"一个孩子将为他们指路"

某天早晨,小楼阿伟遭遇了不幸。当时她正在为家人做饭,不小心将煤油弄到了衣服上,起了火,造成严重烧伤。从髋部到脚踝,一道深深的烧伤痕侵吞了大部分皮肤,在某些地方还烧掉了肌肉。尽管有一名外国护士的精心照料,以及医生的每日诊护,有好几次我们都对她的生存不抱希望了。然而她渐渐开始恢复,伤口逐步愈合,直到能接受植皮了。植皮手术后,伤口恢复良好,但右脚踝严重受牵制,无法走路。我们告诉她如果她愿意,我们可以通过手术再次切开伤疤,她同意了。于是我们切开皮肤和肌肉的愈合处,拉长了肌腱,并用一块夹板固定患腿。她以超乎一个孩子的勇敢忍受了这个痛苦的过程,尽管在夜里孤独而疼痛的时候她会哭泣一会儿。每天情况都在改善,最终她又一次接受了植皮手术,将新的伤疤遮起来。几星期后,她终于能开始再次学步。虽然一开始如婴孩般跟跄不稳,但日复一日的练习终于见效,她可以不用任何帮助而走路了。她欣喜若狂,而她穿行在病房间的笑脸也为我们繁重的工作带来了慰藉。然后到了她终于可以回家那天,年迈的祖母从乡下赶来接她。她回去以后,我们都想念她,因为她是如此阳光乐观。而有一天,我们高兴地看到她回来了,最后一次让我们检查她的伤腿,她年迈的祖母也跟来了……有一天,我看到小阿贵在教她祖母识字,于是我给她们照了张相。

她的痛苦经历却带来了胜过其他一切的喜悦。她是我们义诊的病人,而如果不是因为有人提供了资助,她是不可能得到这样的医治的。那个人是你吗?你愿意做那个为其他类似病人提供帮助的人吗?50金元就可以支持一年,长期资助则可以提供多年这样的帮助,而我们至今还没有一个永久资助的病床!来做第一个吧。

在另一个病例中,一个孩子在床上翻滚呻吟,即将死去。饱受打击的父亲在病床边竭尽所能地帮他减轻临死的痛苦,间或跪在床上,断断续续地祈祷。而医生则在一边坐着,不知能为他俩做些什么。这孩子得了血吸虫病,感染时间太长,已经无治了。当这名父亲来到医院的时候,我们告诉他,没什么希望了,但他说家里太穷,无法照料孩子,问我们能不能收留他直到去世。我们同意了,而现在最后的时刻到来了。孩子挣扎摇晃着,终于失去了知觉,渐渐归于平静。轻轻地合上他的双眼后,这位父亲跪在床上,他说:"他的小手曾那么多次在我几近迷途的时候引领我,而今他先行一步,在那边等我,我更必将坚定信心,好去那边团聚。"他穷得没钱给儿子下葬,于是我们买了一口小棺材,并在小教堂里举行了葬礼。

一个极为不同的病例是,在小男孩去世以后,我们又收治了一个因吸虫病濒死的女人。她的亲戚把她送到这儿。而在服用了常规剂量的β-萘酚后,她排泄出了 2233 条吸虫。此后一两天,她似乎挣扎着在好起来,但第三天她还是死了。那些亲戚进来领取她的尸体。他们非常愤怒,声称是我们害死了她,破口大骂,并在回乡以后继续诽谤咒骂我们。所以,我们不得不在毁誉并存中继续下去。

另一个小丫鬟被她的女主人带到医院,要求我们医治她的吸虫病。我们告诉这个女人治愈的希望很小,但我们会尽全力。我们清除了她体内大部分吸虫,但她最终还是死了。于是我们找她的女主人来领尸体。过去几个月中,我们一直在讨论针对吸虫病病例做尸体解剖的急需性和可能性,但一直没有这样的机会,且鉴于在绍兴从来没有这样的先例,我们也就没有尝试或请求。女主人没有立刻前来,于是我们开始郑重地考虑冒险做个尸检。而在这个女人终于来的时候,我们告诉了她我们的想法,并承诺我们会买棺材,并会亲自参加孩子的葬礼。如果她能同意尸体解剖,不会让她花一分钱。

令我们欣喜的是,她同意了。于是当晚,在护士和中国医生面前,我们进行了尸体解剖。我们做好了受到反对和风言风语的准备,因为这件事谁都没听说过。而果不其然,很快病人全跑光了,只剩下一个认识和信任我们的老熟人,而在此之后一段时间,我们也没有新病人。现在这件事已经被忘却,病人又恢复满员了,而我们也对吸虫病有了进一步的认识。据我所知,这是本省对中国人进行的第一例尸体解剖,而我们希望这会是更多此类例子的开端,因为如果我们有机会接触解剖台这一重要信息来源,许多疾病病例就能得到更好地诊治。继续这一实践也许会偶尔带来非议,乃至控告,但我们仍希望争取每个可能的机会来做尸检,并希望能将其程序化。

梅子是驻扎在医院南边一支中国部队营房里的一名小军官的妻子,来到医院待产。她分娩的过程极为艰难,且几乎大出血而死。在这种情况下,大多数本地妇女在离开医院后都不敢再来了,而她却说:"如果我不住院,又去哪里找医护?"她住了很长一段时间,后来带着你在右图上能看到的这个可爱的小男婴出院了,孩子手上还紧紧握着一个娃娃呢。

在此之后,当这个小男孩需要医护时,她又带着他回来了。这也显示了她对我们的信任,这种信任感乃至比她自己第一次入院时更明显。因为中国人的观念不是重视儿子胜过两三个妻子的吗?也许只有在中国,他才被叫作"心肝宝贝"。这些例子说明了我们正给人们留下好印象,并在这个极端保守的中国城市中克服着偏见的障碍。

带着感激之情,我们鸣谢以下中国朋友为我们提供的礼物。我们希望这份名单能不断壮大,直到这所医院完全由当地的中国人提供财政支持。我们也希望建立一种少索取,多自愿给予的信任。

第三节　1919 年医院报告

一、总述

绍兴福康医院成立已有 10 年。服务水平和设备仍未达到理想水平;某些方面的发展速度慢于我们 10 年前的设想,而另一些方面则远超预期。最初医院只有一名医生和一名学生护士,现在仅专业和行政管理部门就有 21 名员工,我们的设备基本能够满足目前的需求,社会名流给予我们的赞助也稳步增长,使我们广受尊重。过去的一年(我们第一个十年的最后一年)中我们取得了一些最值得称道的进展。

中国浸礼会教会医院首次拥有四名传教士、两名医生和两名护士加入员工团队并且参与相关工作。10月份期间,毕德明小姐完成休假回到医院,不久后盖茨小姐也完成了规定的两年语言学习课程并开始在病房正式工作。护士部门人手显著增多,临床和课堂实践教学水平已经为实质性的提升做好了准备。

随着员工团队的壮大,组织管理水平也必须相应提高。医院已经委任了一个管理委员会,以行使医院决策的最终权力,并尝试在所有员工之间分配各种行政和职业责任,以均衡他们的工作负担,使他们能够轻松地完成工作。我们已经采取了解决问题的措施,现在还需要多些时间和耐心,但为这一切付出都是非常值得的。

我们还添加了许多设备。1918年期间,中华医学基金会提供了价值超过5000美元的黄金援助,我们随后购买了大部分的仪器,包括一台性能良好的X光机和一系列用于手术室的全新消毒设备。最初慷慨捐赠建造医院的友人现在又出资为医院新建了一栋楼,用作厨房和洗衣房。该建筑的上层将为部分护士提供住宿并用于医院辅助用途,直至合适的新护士宿舍建成。迄今为止,医院一直需要将大部分的衣物送到医院外清洗,这样的安排非常不理想;而厨房则位于医院所购地块上的一栋旧建筑内,一直以来(或是从一开始)这栋建筑就完全不具备作为厨房的条件,卫生和安全性均存在问题。还有一个月左右新的厨房将会投入使用,虽然那时我们仍会需要很多东西,但整体应该是比较满意的了。

我们对医院一年来的统计数据分析后发现,医务室的门诊病例数量大幅增加。住院人数与去年大致相当。原因很简单,这两年内的病房总是处于满员状态,住院申请经常被以没有病房为由拒绝。值得一提的是,入住私人VIP病房的患者数量大幅提高,其中有一些患者是社会名流和军队高官。过去一年中,重大手术的数量有所减少,但是药物治疗的病例取得了相应且令人满意的增长。从一开始，中国人就认为西式手术根本比不上他们自己的医疗方式，但是国际医学将会赢得这场竞争。因此，我们希望能看到现代技术、精确诊断以及非外科药物治疗能挑战长期以来公众对于中医理论的信心，这些理论没有科学性且通常有害。为了达成这一目的，实验室内的显微镜是个好帮手。

但是这种转变也不无困难，并且有时让我们有些措手不及。有的患者在入院后得了传染病、猩红热或是白喉病，有的因这些疾病被送到医院门口——我们根本没有合适的病房来收治此类患者，但又不能拒绝他们。而仅仅数年前，我们还无法说服这些患者到本院接受治疗；如今，该地区军队的司令官正躺在医务室的仓库内，从猩红热中渐渐康复。他和幼子几乎同时患病，并提出了住院要求。我们唯一能做的是在医务室的仓库内腾出位置并为他们安置铺位。对于他们和我们，这种安排都很不方便，对公众也不安全，但是他坚持要求住院。之后我们获悉，他已有四名家庭成员死于该病，他觉得我们是唯一希望了。父子二人当时都处于重病状态，但幸运的是现在正渐渐康复，我们希望他们能尽快帮助开展宣传说服工作，因为这个城市迫切需要一个传染病房。

最后，一些后续工作得到了更多重视，自然也取得了比以前好得多的结果。在女性员工中，监护长在这方面的工作颇有成效，通过重新安排工作，她每周都能有大量时间登门拜访有兴趣的患者。

我们也遇到过各种挫折和困难，但是我们有充分的理由感谢上帝并鼓足勇气，对未来满怀希望和信心。

除了前文提到的高额捐赠外，自我们上一份报告以来，我们收到了以下捐赠物品，这些物品满足了我们的迫切需求。我们对捐赠人深表谢意，并希望不远的将来能够有同样的慷慨精神满足我们的其他需求。其中一些物资罗列在这份报告的封底上。

请阅读这份清单，这可能为您带来一些提示。这些物品的价值从两三美元到150美元不等，总价值约为600美元。价值并不重要，关键是你的心意。

捐赠物品：两部轮椅。密歇根州瓦萨尔学院校长哈里先生捐赠一部，另一部来自于密歇根州兰辛第一浸礼会教堂。如果你能够看到第一次使用这些轮椅的患者脸上的笑容，你肯定会说这是花得最值得的一笔钱。烧伤石蜡疗法成套设备等，来自于匹兹堡协会的女士。

二、1919 年护士培训学校报告

我们认为，我们在管理和培训学生护士方面的工作仍处于初期阶段，在 1919 年 11 月之前只有一名毕业护士管理该学校和负责清洁卫生工作，此后我们通过增加另一名受训护士盖茨小姐提高了服务水平。盖茨小姐负责监督男护士的工作，我们首次能够至少在一天的某个时间段观察他们的日常工作。但是，即便有两名护士投入工作，如果我们需要很好地完成教学或监督，至少还需要一名经过培训的护士。夜间监督工作由男护士部门的一名守夜人负责，而女护士部门没有守夜人。这并不是说，比起男护士，我们更信任女护士，而是因为我们没有资金再买一个钟。当我们有资金后，我们会给夜班女护士也买一个钟。当然，守夜人只能汇报护士是否偷懒睡觉了，他们不可能发现护士犯下的错误或是为学生护士提供所需的帮助，因此这种夜间管理方式并不理想。

我们入校接受培训的护士的文化水平正在逐渐提高，我们看到 1918 至 1919 年期间入学的新生能够更好地掌握工作技能，但是比提高教学标准，更重要的是，我们需要教会他们去观察和响应患者的需求，来为患者提供更好的服务，而不是消极被动地采取一些小的安抚措施。

学校各个部门的工作质量均有提高，但是还没有达到教学人员的期望的水平。中国的青年男女和美国的青年男女一样，都难以服从纪律。和在美国一样，这也是这里的中国护士难以通过测试的原因之一。1919 年初我们拥有 13 名护士（一个不祥的数字），其中 3 名出现纪律问题，并且没有完成全年的工作；因此我们的调整工作每年都在进行。而每一年，我们都会取得进展，虽然调整工作既不容易，也不愉快，但是这是提升工作质量和培训学校士气的最好选择。

虽然护士员工团队规模不大，但是我们很高兴能在 1919 年 7 月霍乱蔓延期间为宁波华美医院提供两名学生护士进行帮助。我们希望，在不久的将来，我们的毕业护士能够让我们感到骄傲，尽管由于缺乏合适的护士人才，提高教学标准的进程颇为缓慢。

医院在 1920 年招收了几名新学生护士后拍摄了全家福；因此，照片中有 15 名学生，也就是我们目前的培训人数。

在这份报告中，我希望再次向家乡的诸多好友表示感谢，他们慷慨地为我们的后勤部捐赠了大量物品。我们在 1919 年的工作很大程度上依赖于你们的慷慨，才能够在病房提供更好的服务。

三、化验室报告

福康医院在志愿者、设备和监督三方面面临困难，其中化验室是最大的难题。此外，必须对志愿者进行培训，而这需要监督。让从未有过类似想法的人接受新观念是需要时间的；对于医院其他需要时间和监督的工作来说，时间是如此宝贵，以至于需要在工作的同时进行监督。在特定的工作方法下，设备又是必需的，然而我们却常常发现设备不够用，并且由于价格昂贵，有时在很长时间内都无法配备。此外，即便设备可以临时置办，人却不能；由于缺少合格的原材料，使得勇气、远见、耐心以及坚韧等美德成了化验室工作者应具备的首要条件。当进行一系列的检查或实验时，人们经常会由于其他人在其他部分的失败而受到干扰，以至于打断工作的连续性并对结果造成影响，这一点令人十分泄气。然而，当我们回顾过去的五年时，也看到了化验室取得了令人鼓舞的进步。现有一个胚胎技术员有望成为该行业的精英；同时在所有助手的最大努力下，我们有希望在有生之年将我们的化验室发展成为一个真正的实验室。

化验室特定阶段的工作对于医院的整体工作也产生了关键影响，

医院工作已从外科占绝大部分变为内科占绝大部分，同时也向中国人提供了内科医学诊断的一个新视角。中国人总说："外科是西医优于中医，但内科恰恰相反。"尽管花了九牛二虎之力才做到，但现在我们已经有信心能向病人及家属和朋友解释显微镜里看到的是什么东西。关于医院里有神奇眼睛的消息已经传开：它能看到比人眼多一千倍的东西，并且不会出错。他们知道了蛔虫的存在，也知道吃下蛔虫药，虫子就会出来。这些对于我们来说很简单的知识，于他们却很神奇，并给他们带来了一丝启蒙之光。

今年还有一台新的薄片显微镜投入使用，这使得组织诊断成为可能。等到再添加一台冷冻装置后，我们便能立即实施组织切片诊断，届时外科水平还会大大提高。

目前为止门诊部仍没有自己的化验室，须将样本送到医院化验室。这样的安排既不便又费时，我们希望能够很快在门诊部建立一个适当的化验室。化验室的记录系统已经有了改进，只要保持应有的警觉和一致性，就可以在未来的报告中努力避免错误。

尿样检测大都还算正常，其中只有四例糖尿病、几例血尿症和三例乳糜尿。我们仅在出现可疑症状时才会对痰进行检验，并且发现其中的很大一部分含有结核杆菌。白喉病病例都会被送到化验室，但是其中许多例都没有被记录。

由于没有恒温箱，我们的实验室在细菌研究方面做得很差，但很快就会配备一台。在粪便检测方面，大家可能会发现血吸虫病病例正在增加，而尽管腹泻鞭毛虫的病例不像前者那样严重，但毫无疑问也在增加。此外，面对肠毛滴虫的肆虐，我们尝试了"606"（即肿凡纳明，编者注）或新肿凡纳明，效果明显——每剂0.45克，2到4剂量就能够治愈。化验室还发现了一种类似于肠袋虫的新型肠道寄生虫，但目前还没能对其进行描述。

我们用表格对实验室一年来工作的主要特性进行了总结，但不幸的是已经有证据表明我们的记录并不完整，同时表格中的数据并不能很好地体现本部门在日常诊断辅助方面的作用。未来我们希望在结果记录方面能有提高。

四、我们需要

毯子、床单(尺寸为 63 码×99 码)、毛巾、毛巾布、洗脸毛巾和枕头。

根据红十字会规范制作的纱布垫和海绵,纱布绷带、旧床单、手帕等外科用敷料请通过包裹邮寄至中国上海博物院路 20 号转交施乃德。

器械。医生,你是否有已不再使用但状况良好的器械? 请将它们邮寄给我们。我们需要带有低倍和高倍物镜的显微镜,也接受使用过的器械。

办公室检查椅和桌子,还有用于鼻喉工作的带头靠的椅子,以及用于为卧床病人服务的托盘。

用于预防医学指导和娱乐的投影仪和幻灯片。

乐器。护士们想要组织一个铜管乐队。你是否真的经常玩旧短号、鼓、单簧管或低音乐器以至于无法舍弃? 我们的护士们将会用它们度过愉快的时光。

玩具。用来供病房里的孩子(和其他人)玩耍的玩具、小娃娃、图画书、机械,或随着您孩子长大而不再需要的物品、小音乐盒、留声机唱片。

由于市里没有慈善委员会,因此需要捐赠一些为极为贫穷的人提供免费治疗的床位。每年 50 美元可支持一张床位。

当需要疫苗或各种血清等昂贵的补救措施时,用于提供免费治疗的资金。白喉的抗毒素需要的花费至少等于木匠或砌砖工人等工匠月收入的两到三倍。您会伸出援手帮助他们获得必要的医护吗?

你的参与和祝福,在精神上还有其他方面都可满足我们的需要。

简言之,我们需要你。

第六章　1920—1928 年间的院务

第一节　1920 年医院年报

一、前言

医院的存在正如个体的生命,至少由三个方面构成。首先,是物质设备和组织——这可以说是医院的主体,也是最基础的部分,因为没有主体,机构就不能发挥作用。很多时候,物质需求量很大很急,以至于年度报告的注意力完全放在这方面。然而,医院不仅仅是一个机构,更是一个科学机构——不但要将科学成果应用到疾病治疗上, 同时其结果也在为科学进步做出贡献。在这方面最重要的是医院的精神,这在医学期刊和专业出版中有过报道,但毫无疑问,这些内容应在年度报告中有所体现。医院的核心是涉及人类生命,有生也有死。医院机构为了人类利益而存在,其精神活动不仅依靠后者,更是为了后者。如果忽视了人的故事,福康医院则会在很大程度上失去其存在意义。但这方面又很难做出报告,因为它既难懂又多变,所以我们尝试提供多个片段,使读者能够发挥想象力,抓住更全面的轮廓。

尽管我们不了解您的兴趣何在,但我们期待与您在某个方面或全部领域进行合作。

二、总述

回顾福康历史,可以说是一步一个脚印地稳步前进。今年,我们没有增加额外的大型设备；一年前引进的设备足以完成前年开始的许多工作。

(一)厨房和洗衣房

其中值得注意的是厨房和洗衣房。尽管今年早些时候就已经建造完成，但由于还在涂油漆，顶层的护士宿舍一直没有投入使用。为了居住环境的舒适，几个月间医院投入了大量财力，提供临时宿舍，特别地还提供了洗衣房，并对厨房实行了更好的管理。虽然两座公寓内的理想状态还有待实现，但已取得实质性的进展，公寓外观也非常赏心悦目。

(二)X 光机

特别需要提到的是，为了使我们的 X 光机器投入正常使用，北京协和医学院的霍奇斯医生于 9 月份来访。由于本地的特殊情况，我们最初购买的大型变压器无法使用，最终格林尼先生，一位美国中华医学基金会的本地董事，好心地派出了北京协和医学院的霍奇斯医生，到我们这里来研究当地需求，并安装一个从协和医院借的小型机器，直至从美国订购的类似机器到货为止。霍奇斯医生于 9 月初来到这里，在大热天花了三天时间进行修改和调整，重新启动了已闲置一年的设备。无论是对他个人还是中华医学基金会，我们都抱以长久和深刻的谢意。

(三)人事

人事上有两三处变动。去年我们对这里四名传教士的情况做出了报道。今年有超过一半的时间，鲍尔乐医生都在休整。他希望将休整期的大部分时间用在医学研究上，并获得了美国中华医学基金会的奖学金赞助。不幸的是，他因为生病，导致文章久积未发。鲍尔乐夫妇在美国的许多朋友和我们一样，正安慰他们所经受的困难和挫折，同时希望他们能够呆在美国家里休整。

通常，在有人休假期间，其余成员必须要接替他们的工作，但今年，非常幸运的是，鲍尔乐医生可能找到能暂且代替他的人。加里·斯威特医生，在西伯利亚海外军队服务三年后，于 9 月份来杭州探望他母亲，并同意帮助我们一年。多年后,他依然熟悉早年在本地区学到的语言,比起新人他能承担更多的责任,同时他所带来的全新观点对全体员工解决医院问题有很大帮助。我们希望他能陪伴我们一直到第一年年末。另一张新面孔是我们的福音传教士吴先生。原任该职的辛先生于1919年底辞职,很长一段时间内我们都无法填补这个空缺。

(四)中国朋友的支持

在过去的一年里,最重要的事是帮助那些经济拮据的中国朋友。我们需要资金,但更多的是,我们需要这座城市中有影响力人物的同情与合作。这些年来,我们一直希望能够被接受,而不仅仅被视为一个可以被本地机构复制或超越的国外舶来品,只有在需要的时候才被想起来。因为我们自身便是一个本土机构,一所城市的医院。外国人应退居二线,只在必要的时候发挥作用,以保持高效率的运作和服务。现在,这个时机似乎已经到来。夏初,我们邀请本城和军队的主要官员及一些城中显赫人物赴宴讨论这一议题。他们表现出很大的兴趣,并在朋友中呼吁捐助,最终获得超过1800美元的捐赠。我们建议赞助人可以参选理事代表,并获得医院管理权。他们是否想要这样做,或者每年的经济回报如何,还很难说,但今年这个开端无疑给我们带来了希望。

(五)需求

医院正处于第二个十年计划中,我们早先的需求现在变得更迫切了。其中最重要的是为女实习护士建立住所。她们现在住在医院的小病房中——六七名女生同住一个单人房,既是卧室又是客厅,几乎每天晚上都被外面的声音吵醒。医院附近有一小块地,但购买地皮和建造房屋需要约一万美金。我们殷切希望下一次报告发布时,能够已经购入土地,并动工修建护士们急需的住所。

仅次于护士住所的第二紧急的事项是,在现有医院大楼上需要加盖一层,作为日渐增多的工作人员的住处,提供一些私人房间(现在一间也没有)、一间小产科病房、特需饮食的厨房、储藏室、工作室等。而在为男护士专门建造的宿舍完工之前,他们因为需要暂住于此。

在设备上,我们急需一台供暖机,现在资金已部分到位,但尚未达到全额。由于我们门诊部发展迅速,需尽早改建扩大,成本大概在 5000 美金左右。为实现扩建,我们还需要几千美元的资金购买土地。而其他较小的需求,许多仍非常紧迫,请参见此报告的外封页。

(六)致谢

我们带着感激之情答谢朋友们,他们通过捐款捐物的方式,用实际行动支持我们的工作,这方面将另外详细叙述。需特别提到的是来自西伯利亚的美国红十字会捐赠的富裕物资,我们与许多其他医院共享了这些物品。为白十字会的建立,我们也在内心欢呼。在大战期间,我们充满爱心精神的服务与他们凭借自己双手的劳动成果得到了发展。我们感谢所有的这些礼物,如果你寄送过礼物,我们未在此确认,请联系我们。

我们不期望每位阅读这份报告的人对其中所有的内容感兴趣,但是我们希望你会关注其中某一点。如果你没有,请告诉我们原因;如果你有,请告诉我们你感兴趣的领域,我们会向你提供更多此领域的信息。

······ ······

(七)人类故事的一瞥

石东是一个孤儿,他今年 5 岁,一天我们的福音传道者宋女士发现了他,自费将虚弱痛苦的他带到了医院。他出生在善良贫穷的人家,但因孩子多,即便他很虚弱,父母也没办法花更多的钱在这个男孩身上。他的小腹和腿已经肿胀到了正常尺寸的两倍大。皮肤被撑得几近破裂,这个小家伙不断痛苦地呻吟,不肯接受安慰。他患上了这里常见的血吸虫病,最后,他终于痊愈了,但这是一个很长的故事。作为治疗的一部分,他不能吃晚餐,一旦晚上睡觉后,他就在夜晚轻轻地起床,偷吃病房里一位女士的蛋糕。第二天,这个女士汇报说一个小精灵来拜访了她!随着他不断成长,他的性格完全变了,每天都很快乐。他拿一个小凳子扮演他的儿子,并时不时对小凳子进行责骂,保护它,与它玩耍,看起来十分有趣。他如此开朗,似乎大有希望,我们在想着把他送到不远处的基督教孤儿院，在那里他可以得到很好的照顾，同时还可以上学。当养父母安排好了一切时，孩子的祖母却出现了。因为我们对孩子的兴趣，祖母觉得他更宝贵了，坚持不能再让他离开！她觉得这个男孩的所有费用都有人支付，连新衣裳也不花家里一分钱。如果不是这孩子身上有特殊价值，为什么要这么做呢？因此，他不得不呆在家里。但是，当我在书写这份报告的时候，我们听说现在他们想要知道现在是否还有这机会。

来自农村的一位妇女遍访名医，花费颇多，但收效寥寥，万不得已决定试试我们医院。她患贫血症，瘦得快皮包骨头。尽管恢复得很缓慢，但仍有所改善。在离开医院时，她的健康得到了改善，她决定不再花钱看医生，而是遵从医嘱，注意营养。之后她返程拜访了自己以前就非常喜欢的宋医生。这次她胖了好多，几乎没人认得出来。她报告说，她遵守我们的建议，注意营养，已经吃掉了一整块地的红萝卜！上个月，她结婚了，宋医生也参加了她的婚礼，宋医生的其他几个之前的病人也来看她，这样就有了与这些病人见面的机会。

在这一年，有八个人因企图吞金戒指自杀而入院。每个人的故事都大同小异：为一些细枝末节争吵，通常为了报复而自尽。即使我们知道金戒指不能使他们自杀成功，这也不重要，对他们来说金戒指就是一种致命的毒药，真正的悲剧在于他们把生命看得如此轻，乃至是他们自己的生命。

大约一个月之前，我们治愈了一个外伤感染，患者是一个还不到两岁的小男孩。他的父母知道他生病后，先前曾带他去看过中医。下面是这位中医的看病过程：医生在他每只手的大拇指的下端切了一个小口，然后在皮下组织中取出了像"小虫子"一样的一丝肉，并且断言这可以治愈疾病。这些病人并不贫穷，医生的名誉也无瑕疵，这也只是我们观察到的许多例子中的一个，中医对于解剖和病理常常无知到令人震惊。你能从这个例子中看到吗？你愿意设立奖学金或提供部分资助，来帮助一些优秀的年轻男女学医，在他们的国度治病救人吗？

在中国，如果人口中医生的比例能有美国的一半多，那么这个国家立刻需要 40 万医生。这种情况需要奉献精神，也需要速度。

秋末的一个傍晚,一个小男孩躺在医院大门旁边的人行道上,前额有伤口,没有任何意识迹象,似乎是昏迷了。之后我们了解到他住在附近的寺庙里,但是因为没有人照顾这个小男孩,所以他浑身脏兮兮的。当有人路过建议把他送到医院时,寺庙看门人正在把他移走,放在污水池的旁边。我们知道他来自金华市,但除了这些,我们对他的过往一无所知。护士们称呼他为"无名",并且接收了他入院。总之,我们看到小男孩精神失常了,一长段时间的沉默之后,他像是疯了一样,不停地讲话,不停地打手势,无论白天还是黑夜,他都停不下来。我们该做些什么呢?如果我们领养他,这对其他病人来说是极其不公平的,但据我们所知,在绍兴他除了露宿街头,没有其他地方可去。最终,经过与各方面的联系,这个城市之外的一家通常只接收婴儿的孤儿院可能会接收这个男孩,但是一些中国护士说那里所能给的照料条件非常差,如果这个男孩去那个地方的话,他的命运将会跟这里一样,由于长期待在露天处或因饥饿而死。如果我们继续把他留在医院,他们会乐意支付小男孩的费用。所以现在我们仍然留着这个小男孩。他现在情况改善了很多,体重有所增加,脸上有幸福的表情,会讲一些话但是很安静,能认识这些医生或护士,并且喊得出他们的名字。现在他一切都很好,但是问题仍然没有解决。我们能够照顾他多久呢?我们该把他送到哪里呢?你愿意做什么呢?你愿意帮助我们和他做些什么呢?

(八)护士培训学校报告

过去的1920年,学生护士在人员上有所变动,但与年初时相比整体数量上并没有改变。培训最突出的特点是,每周除了吴老师和高太太的两节圣经课之外,我们组织了更多更好的学习班,每周有3名医生教5节课,两名护士教12节课。

总体来说,给予病人的护理质量有所进步,并且病房看起来更加干净舒服了。我们最终实现了梦想,即有一天能把医院的病床铺得和在美国国内一样,而不是僵硬的中式。这可以给病人更好的护理和慰藉。

经过盖茨小姐不厌其烦的教导,第一次,男护士们用英语写了夜间值班报告。这是极大的帮助,是我们向前迈的一大步。由于女病区夜间值班护士没有睡觉的地方,所以她们不用做夜间报告,因为她们就在病房区,接到病人的呼叫就要起身。但对女护士来说,这样的安排令人不满,也很辛苦。希望在 1921 年年末,我们可以报告更多的进展,而建立女护士之家将不只是一个梦想。

毕德明

第二节　1921 年医院年报

一、总述

回顾基督教医院在 1921 年的工作,我们可以发现这些工作中不仅保留了原有的常规活动,还增加了一些新的特色活动。医务室的接诊率略有提高,病房区的人数也在增加(但出院病人的数字略有降低)——医务室接诊和患者的人数均已突破 10 000 大关,化验室的使用也在飞速增长。换句话说,尽管病人的数量和先前基本保持相同水平,但是每个人得到的关注度却有所提高。除此之外,我们的技术员王先生在化验室做了大量的工作,同时由于应博士全心全意、不辞辛苦的努力我们才能够在历史和案例记录中有如此大的进展。这些努力都意味着我们不仅为未来的研究留下了珍贵的记录资料,还意味着当病人还需要我们照顾的时候,我们能够为他们提供更好的关怀。

二、社区服务

除了上述对医院常规活动的概述,我们还希望能够以某种方式扩大我们的服务范围。今年尤其是下半年人手匮乏,前页所列的三名外国员工中只有一位能在医院工作,因此尽管花费了一些时间去实施计划,进展依然缓慢。我们已经为我们学院及其预备学校的男孩进行了细致的体检,相信这种举措能带来真正的好处,使得一些易于忽略的小毛病也得到重视。我们希望此项服务能够一年接一年继续下去,并且还能扩展至女校。

另一项全新的事业是,我们正尝试为需要牛奶的人提供优质牛奶,这些人不仅包括传教士,还包括中国人。我们已经对牛奶进行了一段时间的检查以及日常检查,尽管我们的牛奶比贩售给中国人的奶源要好,但是提供给我们的牛奶还是被稀释过了,我们不愿意去想究竟是用什么样的水进行的稀释。最终两名中国商人和传教士成立了一家股份公司,按照约定,为我们保证纯牛奶的供应,即便是遭受经济损失。医院中的一些病人已经品尝过了样品奶,并为他们自己或者他们的孩子继续购买该牛奶,这才是我们努力的重点。婴儿的死亡率很高,特别是在正常哺乳期的后期。该城市最应该提供的服务就是建立儿童福利站,这些儿童福利站的功能之一应该是为需要儿童喂养服务的人们提供适宜的食物,无论是牛奶还是其他合适的替代品,同时还需要提供仔细的指导或是示范。如果有人对该项服务有兴趣,我们愿意再详细阐述。

我们确实计划针对公共健康知识做一些教育工作,形式可以包括讲座、展示、分发小册子或者张贴海报——但是除了讲座以外,其他的这些仅依靠我们的员工可能有些困难。但开展这些工作的时机已经成熟。人们对此类知识的了解会使他们更乐意了解更多相关内容,健康教育委员会会持续投入更多的资源来教育大众。我们需要做的就是花钱来买下这些资料,同时花些时间来完成这些工作。毫无疑问,我们会尽快安排好后者,而你愿意在金钱上给我们些帮助吗?每年都会有 20 000 人次在我们的门诊部就诊。一台能展示如十二指肠病、肺结核以及蝇类害虫等问题图片的幻灯机仅需要花费 100 美元,但是它却能吸引很多对其感兴趣的人,这将会成为一种低廉而又实用的宣传手段。

在中国北部暴发饥荒期间,救济委员会在很多重要的城市都组织了捐助活动。这个城市最主要的官员就是我们委员会的名誉主席,在活动中,医院的财务主管以及教堂的所有领导者都参与进来。我们当然很乐意为这样的事业贡献我们的一份力量,但让我们更为高兴的是,在这样一场本土化的中国人为中国人服务的运动中，在多数参与者不是基督徒的情况下，我们医院被推选为委员会总部，院长被推选为名誉财务官。我们真诚希望这种信心以及合作能够快速成长起来，直到我们能够变成这个城市公民生活中重要且不可或缺的一部分。

对护士培训学校工作的报告在下页中分开陈述，而本报告的主体部分是负责人对机构医疗工作的总结；但如果不专门提到护士学员们在毕小姐和高小姐指导下，在学校和临床方面取得的巨大进步，那么这份报告可以说是失职的。同时，我们还应该提到鲍尔乐医生在今年所做的特殊工作。今年，我们处理了很多与肠道寄生虫病相关的案例，其数量之大使医疗人员为之震撼。特别是布氏姜片虫病，在这个地区非常常见，但是在其他地区却鲜为人知。与此种罕见的寄生虫形态相关的病理问题已经很好地得到解决，但是与之生命发展史相关的故事却并无人知道。在鲍尔乐博士最近的休整期中，他按照这条线索开展了一些研究，但是由于时间问题却没有办法完成这些研究。因此董事会决定在鲍博士休假回来后给其一年时间进行研究，以便完成该项工作。约翰·霍普金斯医学院以及洛克菲勒基金会为该项研究提供了资金支持，尽管这意味着在下一年中本医院将面临人员不足的问题，但是如果这些研究能够消灭这种给人们带来痛苦并且导致死亡的害虫，那付出一定代价也是可以接受的，小小的经济损失却能为社会带来巨大收益。如果本医院能够解决这个问题，那么它会受到来自各方的祝贺，祝贺我们拥有如此优秀的研究人员。

我们还应关注高福林博士和应博士获得了中国医疗局颁发的奖学金，资助他们在北京协和医学院参加为期六周的与 X 光学相关的暑期课程。中国所有城市都有人从事 X 光相关工作，但是必须在两到三个城市建立起工作点，使那里的人员懂得如何组装机器，会进行简单的维修。霍奇斯医生以及其助手们在北京开展的该课程，其目的就是使这些医生具备提供此种服务的能力。换句话说，也就是在某种程度上，我们不仅要是外科医师，还需要是电力工程师，我们现在需要耐心学习和等待,从而将我们已经学到的一些东西转化和付诸实践。

去年我们收到了来自国内一名朋友的慷慨资助,他捐助了近11 000元。这笔钱被用于医院的扩建,使得我们有可能在毗邻医院的地方购买两块土地来建造护士之家,并且我们可以计划在现有的大楼上加盖第三层。多余的房间可以作为医院工作人员宿舍,而现在我们医院拥挤状况严重,想要的一个小型的产科病房和产房、厨房、X光室以及一两个二级私人病房,这些设施我们暂时都不具备。说到这一点,一件有趣的事情是,今年我们收治了15个产科护理病例,比1920年增加了一倍。在今年的最后3个月我们收治了9个这样的病人。虽然这个数字很小,但是其意义重大,因为这是一个保守的内陆城市,医院建成也只有短短的11年时间,并且这里的医生均为男性。

我们最需要的是你的参与,而不是你的天赋,我们需要的就是你。作为医生和护士,我们相信养育宝宝要有规矩,但是这并不意味着每个孩子都应该穿一样的衣服,或是拒绝接受大量的爱以及个人关注。作为传教士,我们相信预算、分摊和分配所有诸如此类的事情,但不要忘记爱! 写信给我们——让我们告诉你我们想要的是什么,我们与一般教会医院有什么不同。我们相信,它将使你带着更大的兴趣更高效地去做事情。但请不要在物质的层面停滞不前。让我们了解你——你是谁,你的愿望和计划、问题,以及你个人感兴趣的事情。我们希望能够和你变得熟悉,成为朋友。

在该报告的封底有一个清单,上面是我们需要的一些东西,也许你们中的一些人能够为我们提供帮助。关于尺码问题,请严格按照指示。我们这里很注重标准化。时刻关注我们的你知道我们所需要什么东西。一条单人床单对你来说也许无足轻重,但是对我们来说却比一堆没有用处的东西有意义得多。

我们最需要的就是为女护士提供一个房间。现在,她们都挤在医院的一个病房中——没有隐私,没有客厅,没有户外娱乐场地,到处都是病人以及病人的呻吟。几千美元就可以使她们有一个家。

我们的病房中需要简单实用的供暖系统。中国人并不为他们的房间设置供暖,他们将衣服裹得很厚来取暖,在治疗和检查之后,无法洗澡,同时这对医生和护士来说也极为不便。我们希望今年能够得到这些设备,但是建设第三层病房的计划比起来供暖设备来说有些难度,所以只能推迟进行。

三、人事

9月初鲍尔乐医生就休假回来了,但是他现在仍然无法重新开始医院的工作,因为他要把所有时间及精力都投入到之前提到的特殊研究工作中去。10月底,斯威特医生就完成了在这里的一年服务工作,将要辞职去接受国际卫生局的工作。他的帮助对我们来说很及时,刚好那时候鲍尔乐休假,我们很感谢他为我们提供的专业服务,喜欢他那和蔼可亲的性格,很希望他能够继续和我们一起工作。

9月份的时候,张医生要去自行执业,但是很幸运,应元岳医生可以接替他的工作。 应医生前段时间刚刚从湖南长沙的雅礼医学院(Hunan-Yale School of Medicine)毕业。他是我们的孩子中第一个回到医疗工作中的。

他在那个城市完成了低年级学校教育之后, 在杭州的蕙兰中学(Wayland Academy)完成了全日制的课程,在教了一段时间书后,他又进入了南京大学医学院,并且于去年6月在长沙完成了医学课程。他曾经是同学中的领袖,不仅仅是在学习中,也体现在体育运动上。这些良好的品质和社会培养成就了一个绅士。

四、致谢

在另一页有一个列表,上面列出了在这一年中我们所得到的捐款。我们感激的并不仅仅是物质本身,还有投入其中的心血、时间以及各种想法。这样的合作对双方都意义重大,我们希望在我们的工作中这种合作能够持续增多。

五、人类的故事

去年我们曾经讲过一个"无名"的故事,讲述了他是如何被带到我们这里的。他现在依然和我们生活在一起,很健康快乐。他虽然智力有缺陷,但是身体很健康,他帮助我们在病房中分发食物,因为我们不知道该将他送入哪个组织机构,并且他也没有亲戚朋友。圣诞节的时候,我们给了他一套新衣服,还有一些小玩具。我们很高兴看到他那么高兴那么骄傲,拿在他手里的金属小鼓给他带来了很多乐趣。但是我们应该把他送到哪里?还没有人能够回答这个问题。他所付出的工作,其实对我们来说并没有太多价值。你们中有人愿意为他提供支持吗?

在中国,悲剧常常被掩藏在生活表象之下,到了医院才得见天日。大约一年前,一个贫穷的女人觉得和丈夫还有婆婆一起生活太过压抑,试图用一把剪刀剪断自己的喉咙以了结生命,尽管很长一段时间她都处于生命垂危的状况,但是她仅仅毁了自己说话的能力。 尽管我们多次尝试想要疗愈其伤口,但最后发现所有的尝试都是徒劳的。夏天的时候,她回家了,但是她却被要求做一些例如背木头之类的重体力活,所以她很乐意回到我们这里来接受治疗,当得知我们可以为她提供一份工作时,她特别开心……

一个夜晚,一户贫困人家的卧室燃起了大火。爸爸没有在家,妈妈试着想要扑灭火焰。但是大火不断前进,这个可怜的女人失去了一只手,但是她用尽全力挽救了自己小小的家。有一个孩子被烧死了,她和另一个孩子则被送到了我们这里,但是另一个孩子很快也离开了人世。多亏了鲍医生的治疗,我们救活了那位母亲,她的脸上并没有留下伤疤。恢复期的时候,这位病人告诉了我们她的故事;她告诉我们之前听过很多关于我们的负面消息,她是宁愿死也不愿意被带到我们这里进行治疗的。虽然她并没有成为一个基督教的信徒,但是她和我们成为朋友,并且为我们带来了更多的朋友——这是我们所希望的最好的宣传。

我们还必须要告诉大家另一个悲剧,因为它能反映一些社会情况。

一个男人去某家收账,男主人不在家。因为说了一些过激的话,那家的女人便将这位病人推倒在地,压在梯子下面,并用针尖将石灰弄入其眼中。毋庸置疑,这位病人的视力无可救药地被毁了,但是最糟糕的是当时并没有进行法律补偿——没有律师愿意对该女子提起诉讼,无论有没有报酬。因为这个男子太过贫穷。除非有钱,否则没有公道可言。

一个患有严重骨结核的女孩被带到我们这里,她大概只有十四五岁。左手的拇指已经坏掉了,需要切除。左部胫骨末端也完全损坏,为了避免切除其脚部,我们尝试着进行挽救。刚来到医院的时候,她就像一只受惊的小鹿,瘦瘦的,面部表情很痛苦。几周后,我们看到她面带着喜悦时,都非常开心。她脸颊也丰满起来,面带红光。但是进展是缓慢的,渐渐地,这个家庭开始觉得他们无法让小女孩再待在医院,因为他们无力支付医药费。但是为了不让我们之前付出的努力白费,我们决定为她提供免费的床位,但是他们却无法理解这种无私的善行。对于陌生人来说,提供这样的服务让人觉得是别有用心,于是他们很快便带着小女孩离开了。之前如果读过我们报告的人会知道这并不是没有先例的。

对于那些不知道可以把爱融入个人的生活和社会关系的人来说,这些实在是很奇怪、不可思议、不可理解的事情。一个成长于父母质疑基督教的家庭的小女孩,在奇特的机缘巧合下,让她在圣诞节那天亲自见到和听到圣诞节对我们来说是多么高兴和快乐的一天……

你也许想要知道我们是如何过圣诞节的。大约在圣诞节前一周,我们的护士和职员们开始装饰,还经常会有一些病人也来帮忙。其中的一个护士真的可以称得上是艺术家,她用水粉为八块板子涂上长青色,现在这些板子就悬挂在小教堂里。有一年,恰巧病人中有一个是做彩灯装饰生意的,所以我们用彩灯将医院装扮得特别漂亮。我们用所有国家的小纸旗、字符串以及各种鲜艳颜色的皱褶纸来装饰病房。门上和墙上悬挂着镀金、白色或者是彩色的格言。所以在圣诞节到来之前很久人们就会知道圣诞节就要到了。

到了圣诞节那天,大约上午十点半的时候,所有医院的工作人员还有很多可以下床的病人都会聚集到医院小教堂里，反映这个场景的图片在本报告中也可以找到，他们加入颂歌服务中，接下来简要讲一下和圣诞节相关的故事。活动最后，身着传统服饰的圣诞老人会出现，并且给在场的每个人分发小礼物，这些礼物可能是一个娃娃、一个玩具、一本画书或是卡片、一条毛巾或是一块香皂，或者是《圣经》的说明部分——这些礼物很小，或者说没有什么太大的价值，但是却表达了对人们美好的祝愿。这些圣诞活动对我们这些医院的工作人员来说意义重大，慢慢它对那些在这些天偶然加入我们的游客来说也有了重要意义。如果在家中度过圣诞节的你能够为我们提供这些小礼物，那么我相信你一定会感到很欣慰。

六、护士培训学校

我们的培训学校组织更趋完善，同时由学生开展的班级工作较前一年也更为出色。1921年的工作有几个突出的特点——每一步都在不断前进，都是为了给病人提供更有效的服务。

我们第一次开办培训学习，为护士们提供了中级课程，而参加该次培训的护士将于1922年5月毕业。确实，班级模式很小，仅仅只有两个人，但是他们却付出了很多努力，同时上课的老师也很认真。1922年5月，他们将要参加"中国护士协会"举办的考试——如果能够顺利通过考试，他们将会得到国家承认的学位，该学位就相当于我们的美国国家注册护士；除了该考试不是由各省举办以外——对于中国的护士来说其他都是相同的。直到国家审查委员会告诉我们，他们通过了中国护士协会的考试，我们才会为其颁发医院的文凭。

我们工作的另一新特点是向主任护师教授麻醉学相关的知识。这将对我们有很大的帮助，我们的主任护师可以给病人进行麻醉，这样就不需要麻烦外国护士了。

我们工作的第三个新特点在于，我们雇用了两名从护士学校毕业的护士——一名男护士自从来到医院便负责手术室的工作——并且在盖茨小姐的管理下作为男护士部门的监护长。女监护长仅仅在这里工作了三个半月，便离开我们医院去到能够为其提供更高薪资的地方去了。

我们工作的第四个特点是为夜班女护士配备了值夜班的时钟。自从1919年，我们就只有在男护士那里有一个，但是到了1921年，我们能够为女护士部门配备一个值夜班的时钟。这种夜间管理并不乐观，如果值夜班的护士在值班时睡着，这种装置仅仅只是个指示器，但是即使如此，至少这种装置可以有一定的提醒作用，让护士随时准备去应对病人的召唤。我们意识到这并不是理想的方式，我们希望在不远的将来能够取得更进一步的发展，能够拥有可以在需要建议时提供建议，并且在犯错误时及时发现的夜间监察员。

关于我们护理员工的规模，今年最初我们有15名见习护士，年末见习护士数量依然是15名，但是却不是之前的人员。在这一年中有5人离开，又有另外5人进来。我们并不喜欢这个筛选的过程，但是为了保持标准，我们必须要这样做，我们要为中国提供毕业的护士，他们拥有专业素质，能为这个职业和这个国家增光添彩。

在过去的一年中，护士负责人和女见习护士负责人的工作一直很艰苦，由于病人数量增加，但同时我们无法增加女护士数量，因为我们没有空间提供给额外的女护士。在我们有足够的空间前，只能容纳下7名女性。我们通常平均会有10个男护士，他们能够完成同样的工作。

正在我们绝望时，医院几个月前做出了决定，正如我们迫切需要供暖系统一样，我们也需要加盖第三层楼。所以我们今年只需要再挨冻几个月就可熬出头了，而不用再忍受一年。第三层楼的女病房区最终成为产科——但是现在它将是女护士和护士长的宿舍。与此同时，国内的朋友正在筹集捐款来为我们将来建成一个真正的护士之家。我相信，如果远在美国的你们能看到这些女孩苍白憔悴的面容，我们就不会为了良好的住宿条件而等待上许多年了。最近，一些学生在穿过我们单身女士居住的房子时说："如果我们能够在这么漂亮的草坪上玩耍就太开心了！"有谁能为这些学生提供带漂亮草坪的屋子吗？

七、我们活跃的伙伴们

在过去的一年中，我们获得的捐赠数量大幅度增加，我们对此倍感鼓舞，非常感谢那些积极的伙伴们。我们需要钱款捐赠，原因显而易见——用来支付工资、食物、药品、维修费用以及重建费用等，这些都需要用现金支付。有一些东西可以在家中做好，在过去的一年中，我们收到了大量的包裹，包括手术用具、床单、毛巾、布料以及医院所需要的其他东西。这些主要都是通过白十字协会送给我们的，在很多教堂中都设有白十字协会。当然，有这么多伙伴和我们一起努力为这座城市的病人工作……我们一定能够取得更好的结果，拓展根基。

毕德明

第三节　1922 年医院年报

蓝烈尔（Charlotte M. Larner）小姐今年秋天来到我们这里担任副护士长，她于 1912 年毕业于新泽西州纽瓦克市的纽瓦克城市医院。毕业之后的前四年，她一直从事私人护士的工作，之后她受邀重返纽瓦克城市医院，首先负责儿科部，之后担任二级助理护士长。在此期间，她响应了传教使命并在 1921 年初秋来到中国。光是语言学习就占据了她大部分的时间和精力，但是她的个人能力和亲和气质为她在本院赢得了很大的发挥空间，我们希望她能够在此更好地为医院服务。

一、前言

每座现代医院都应设有至少三个窗口。透过其中一个窗口我们可以看到它的建筑和设备、它的需求，以及在机遇来临时，它向社会承担责任时所遇到的问题，还包括从数以千计的地点向它发送的一长列几元几分的捐助，这使得它的存在成为可能。我们称之为头脑之窗。

通过第二个窗口可以看到与病魔之间的斗争。这完全是赤手空拳的较量。无论是在药房、病房还是在家里，医生和护士们都用他们所掌握的所有技能，不仅要消灭已出现的敌人，还要刺入它们的后背，摧毁它们无知冷漠的埋伏，并打垮它们的后备力量。这是手之窗。

当人们透过第三个窗口，或者称为心灵之窗看去，场景却离奇地变化了。机构消失了，制服被褪去，人们看到的不是一系列的生病的躯体，而是生命之源——恐惧、希望、失望、快乐、决心和爱。时间和地点的区别，教育、种族和信仰的鸿沟都已消失。人们坦诚相见并意识到共同的人性，对友谊的共同渴望。

在这篇简短的报告中，我们试图通过每一扇窗户看世界。尽管并不是每一扇窗户外的景色都会使你感到心旷神怡，但是我们希望至少有一些东西可以使你感到愉悦。

这就是我们最新封面(见下图)设计的诠释:这三个环环相扣的圆代表着我们服务的三个特征——用脑，用手，用心。其中，用心服务最为重要。

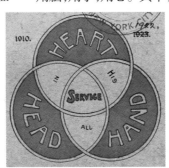

最新封面

这三个圆也代表着生命——三个生命息息相关，你的，我的，他的。

二、研究工作

鲍尔乐医生这一年都在继续对布氏姜片虫的生命史进行研究，布氏姜片虫是一种肠内寄生虫，这种病在这个地区非常常见，但是直到近年，它对于西医来说还非常陌生。鲍医生在 1921 年秋天休假回来时确定了这种吸虫的生命史，这具有重要意义。董事会决定暂停他在医院的工作直到研究结束,且约翰·霍普金斯医学院针对特殊设备和操作提供必要资金。这势必会增加其他职员的额外工作,并对缺席的其他活动做出解释。但是,所有人都愿意多承担一些,好努力弄清楚这个有趣的医学问题,我们也希望可以消除这个区域的这种灾难。已完成工作的初步报告将刊登在6月份的《中华医学杂志》上,最终报告也将紧随其后。

三、综述

医院今年工作的主要特色之一是在原有建筑顶层加盖了一个三楼和屋顶。自从5月份开始,我们就像井底的青蛙一样认为天要塌下来了,因为这是它用眼睛看到的,用耳朵听到的,并且有碎片落在它的尾巴上。锤子敲击的声音几乎阻止了礼拜活动,石膏灰飘落得到处都是,而房子里几乎到处是雨水!

雨季的到来,如何才能提早知道?几周以来,几乎没有3天连续的晴天,工作拖延,所以我们不得不付给工人更多的钱让他们在雨中干活。这场和天气的持久战一直打到最后,地砖的铺设被中断多次;而刚一铺好,就又下起雨来了。而之后的3个月,屋檐上滴雨未见!所有的墙都是干的或者几乎是干的。这一个月我们都从城外买水,在大的河道中也有一些储水,尤其为了防止出现火灾。所有的城门都已关上,路人和拉货的人不得不在墙边寻找新的出口。但是无论如何,我们还是庆幸,我们的房顶最后还做得挺好。

对于有些人来说,有些悲伤但又颇为有趣的是,在屋顶上新加一层的成本,在20年前都可以建造整个一栋两层楼了,但传教工作就是常常会遇到这种情况。国内外薪水和材料的价格都在持续飙升,更糟糕的是,美元在当地的购买力,尽管好了很多,仍比去年同期"战前的好日子"低10%~15%。尽管当地资助也在不断增加,我们仍需要国内的支持。

我们总共增加了7000平方英尺的使用面积。正如我们在上一篇报告中解释的,增加部分的很大一部分最终计划用于孕妇和儿童部,但是由于没有其他地方容纳护士,也必须得为她们留出一个合适的居所,

X光科也位于这一层,自费病人和职员也会有一席之地,住院患者食堂占据一定地方,储藏东西也需要占据大量空间。由此各位可见,通过此工程,我们不期待病人数量的增加,而希望服务质量有显著提高。

我很高兴地报告,X光检查现已开始正常运行。看过早期报告的读者会记得,由于这个城市的电力供应跟不上,四年前购买的大型变压器无法使用。中国博医会X光委员会代表——来自北京协和医院的霍奇斯医生——带着中华医学基金会的慷慨援助,前来支援我们和其他情况类似的医院,并带来了符合我们需要的变压器。虽然困难重重,但最终都得以克服。10月份的时候,霍奇斯医生带来了新的变压器,并完成设置调试。到此时,一切都在朝着好的方向发展。正是由于霍奇斯医生和中华医学基金会提供的优良服务,X光设备才可以在中国使用。我们对他们致以诚挚的谢意,并且希望他们在看到其成果得以应用时感到些许欣慰满足。

四、我们的第一批毕业生

去年6月,第一届护士毕业了,其进步速度远远超过医院的物质进步。这篇报告自然会高度评价护士学校,但在综述中,值得特别指出的是,我们通过这么多年的努力才有了完满的结果。护理专业在中国仍处于起步阶段。它的义务和责任以及它的高尚性还几乎没有得到公众的认可。护士和仆人在中国人的观念中仍是同一个概念,挑选和培训合适的候选人需要有判断力,需要耐心,需要艰苦不懈,并且很多时候,也需要眼泪。但是如果没有受过良好培训的护士,现代医学将止步不前,所有的荣誉以及金钱等其他实际支持最终都要靠这些勇于奉献自我的人来实现,他们所带来的力量将彻底改变中国。

也许我们现在面临的最大问题是找到一名合格的医生。多年来我们一直需要三名医生,自1916年以来,中华医学基金会已经决定只要我们能找到人,就负责支付医生四分之三的薪水;但是六年中只有一年我们用到了这个优惠政策。现在,随着鲍医生放下医务工作开始进行专业研究,这一年多来,我们就只有一名医生了,何时能招到新的医生,似乎也是前景渺茫。去年秋天有几名应聘者,但由于财政吃紧,委员会觉得连一名也无法担负。护士的情况也与此相同。最终,多年之后,我们等来了新的护士,但同时有一个护士开始休假,并且由于另一城市的教会医院也需要护士,所以她至少暂时不会回来。在受过良好培训的医生和护士方面,来自中国的帮助非常少,因为中国本土的医生和护士完全不能满足需要。我们在很大程度上只能依赖国内的帮助,希望能得到你们的支持。

在我们物质需求中,最重要的是为护士提供住处。如前所述,对于新来的同事我们只能将他们安排在新的三楼上;尽管境况有了很大的改善,但我们仍然不能为新人提供会友玩耍、户外休闲、或是学习的场所。此外,在他们进入新家前,建立产科这一计划也无法实施。所以我们还在等待,但真诚地希望等待的时间不会太久。

我们也急需扩大和重建门诊部。现有的建筑远远不能满足需求。原有建筑只有一间门诊室,远远不能满足现有的病人数量,更不用说我们员工准备好提供的更多的服务。等这步完成了,我们希望还可以有一个小隔离病房——尽量可以放两到三张床——在紧急情况下,可以收容传染性疾病患者。现在由于缺少隔离病房,我们一直拒收这样的病人。就在上周,一个 13 岁的小女孩—— 一个独生女,死于白喉病,如果我们有地方,她就可以住院治疗,也许就不会死。当然,有一天,这个城市将会有传染病医院,但是与此同时——我们现在就能这样无动于衷吗? 我们已经有了所需的土地,只要再有两三千美元就可以实现这个愿望了。

在上一篇报告中, 我们提到急需可以为病房以及其他房间供暖的设施,本来我们以为有足够的钱可以实现这一愿望,但是后来看来添加第三层楼房的需求更为迫切,所以我们把所有的钱都用在了那上面。所以在冬天到来的时候,我们仍然很冷,即使患者得到了良好的治疗和照顾,冰冷的病房使医生、护士和病人的处境依然艰难。

我们仍有许多小小的需求，并已经把其中的一些列在该报告的背页。我们想要特别指出的是作为宣传工具的"幻灯片"：毕竟，如果不能消除因为对于生理学和卫生学的无知而造成的疾病之源，仅靠我们每年治好几个病号又有什么用呢？

致谢！你们针对我们的需要，事无巨细，在去年向我们提供了许多物品，我们在此致以诚挚的谢意。许多人伸出援助之手，向我们提供了大量物品，有手术室需要用的敷料以及针、钢笔、图片和玩具，这些东西对于我们医院的病人来说都非常有用。每一天我们的心都会受到鼓舞，因为这些物品提醒着我们有许多人在与我们并肩战斗，我们相信他们一定会为我们祈祷。这些赠予让我们站在了更高的平台，改善了我们的工作条件，提高了员工的效率。对于你们，亲爱的合作伙伴，我们将以主的名义，致以最诚挚的谢意。祝愿你们在工作中如我们一样顺心如意，也希望像你们这样的人越来越多！

五、来自心灵之窗

去年我请你们为一个很快被带走的患有骨结核的小女孩祈祷，因为非基督徒不能理解我们在圣诞节对她展示的朴素善意。几个月后，她又回来了，我们为了挽救她的脚努力了很久。但最后还是没能成功。尽管她在医院失去了拇指和脚，但她仍是一个幸福的孩子，因为她获得了更为需要的东西……她的妈妈也不再惧怕我们，而开始愉快地在这里工作，她已是我们的一个朋友，一个勇敢的支持者。

另一个认为医院是通向天堂大门的人让我们感到非常有趣。她只有 23 岁，不过已经结婚了，没有孩子。或许正是因为这个原因，她的丈夫不喜欢她。她因遭到丈夫虐待而进入医院。她跟我们在一起待了一段时间，最后进入我们教会医院举办的已婚妇女学校学习，学校距离医院很近，所以她可以继续到医院治疗。在学校的时候，她经常参加教会活动，并且介绍她的四个亲戚进入学校，在这些妇女中，有一个已经成为基督徒。之后，这个可怜的女孩在和丈夫争吵之后，绝望之下，试图自杀。她再次被带到我们这里，并且幸运地被救了回来。她得到了很好的建议和爱的同情，现在她正努力承担自己的责任，为她所爱的人服务。

自然主义者告诉我们每一个生命的死亡都是悲剧，那些长期生活在中国的人告诉我们中国每一个成熟女性的生命都隐藏着一个悲剧，这些故事被揭露得很少但很典型。

在这样的认识下，请思考这个故事：一个年轻的女人试图自杀。是个仆人陪着她进了医院，他们不愿透露自杀原因，只说是因为口角。在出院的时候，两个女人过来，替她结清费用，然后带她回家。但是几天之后，我们终于得知这个悲剧背后的故事。病人的母亲从杭州赶来，跪下来满含泪水地求我们一定要救她唯一的没了父亲的孩子。原来，之前有人做媒，订了门似乎不错的亲事。后来母亲发现她女儿是丈夫的四太太，而不是正妻，但为时已晚。于是她说："就让一切都过去吧，他活着的时候也没对她不好。"现在这位丈夫已死，他的弟弟成为一家之主，发现没有必要供养这么一大家子人，于是想把这女人卖给另外一个男人。你要是她，会怎么做？她立刻想到了自杀，第一次没有成功之后，又尝试第二次，吞了大量的火柴头（火柴头上面有磷）和两个有毒的金戒指。这次自杀之后，她被带到我们这里，现在她母亲恳求她继续努力活下去。我承诺我会努力，并且经打听了解到将病人带走的两个女人中其中一个是二太太，她个性很强势，支配了她已故丈夫的财产，但是面容憔悴。我们派医院和女子学校的教徒妇女拜访这位太太并试图说服她允许四太太来我们学校上学，并提出有学费但是很少，只比在家呆着多一点，并最后说如果没有什么事情可以让这个年轻女人做，她一定会再自杀，最终丧命，而这将带来很大麻烦和花费。但是没有得到回应。接下去会发生什么？

六、产科每年都会出现问题

非常幸运的是，我们对病人的救治并不总是太晚。去年秋天的一天，我们被紧急召唤到距离城门不远的一户人家里。我收拾好箱子，和蓝小姐还有一个护士学生一起来到这家。房间又小又黑，但是我们临时将一块板子当作桌子并关上门以防好事者围观，最后成功地接生了孩子。但是他没有哭，助产士和其他人都说"孩子死了"。但我们没有轻易放弃，尝试了西医所有的方法（不幸的是中医学没有这些记载）。很长一段时间婴孩都没有反应，之后渐渐有了轻微的呼吸。最后，20分钟后，我们成功了，孩子大声啼哭起来，生命开始继续。当我们结束工作准备回家的时候，天已经开始黑了，我们开始祷告——蜡烛是房间中唯一可用的照明方式；房间里没有可供取暖的东西，已经是秋天了，但天气还算温和；虽然险象环生，但两个生命最终被挽救了。所以说，心便是明灯！几周之后，高夫人访问了那家人，发现一切安好，而那个小男孩以我的名字命名！而这故事最后会怎么发展，又有谁能知道呢？

有些读者可能想知道中国人的习俗，通常他们会用一个内衬荷叶的盆来盛放胎盘。为了证实我听过的传闻，我问他们要胎盘做什么，他们回答说，他们通过在上面撒石灰来保存它，将它作为对抗疾病的护身符，直到孩子长大。事实上，这种习俗在苏州很常见，苏州是一个陶艺中心，在那里有很多小罐子就是用作这个目的的。

这让我想起另一个奇怪的风俗。我想我们可以理解为什么他们想要保存身体上被截掉的部分，等到死的时候和剩下的部分埋在一起，但是我一直认为这些部分是当即被埋掉了的。然而，去年春天，我偶然一次问起一个男人，对于被截掉的腿，他会怎样处理。他说他会通过烟熏来保存它，就像火腿一样。

每年在医院最快乐的事情就是和孩子们在一起。这里的孩子和其他孩子一样有趣、调皮，在游戏中他们明媚、可爱、滑稽、容易相信人，在目前不在身边的时候，他们的表现也一样。有些人可能会想，要说服这些妈妈实在太困难了，情况就是这样的。我们的规定允许母亲陪在婴儿病人的身边，如果她们想要，但是我们总会试图劝止她们不要这样做，因为中国家庭几乎不了解这些正确的儿童规定，我们希望一点点展示它，并希望可以以更好的方法去理解。这些孩子是被家里送来这里躲避肆虐整个地区的吸虫病的。他们的妈妈告诉他们是带他们到城市玩一段时间。而当他们了解事实后,你真该听听他们报复母亲的言语!

在医院工作的另外一件让人开心的事情是,在这里经常可以遇到远近各处的有趣的人。例如,去年,一个女士带着宁波长老会传教士的介绍信来到这里。她是 12 个孩子的母亲,但是看起来很年轻。除了她向我们咨询的视力问题外,她健康状况良好。尽管她本人不是教友,但她经常参加教堂礼拜,不管是在宁波还是在这里。她女儿中有两个是基督徒,其中一个在金陵女子大学,即我们在南京的女子教会学校上学。最近她丈夫作为这个地区葡萄酒税务办公室主任来到这里,且不久前他还是我们的病人。他表示自己对基督教很感兴趣,并在住院期间参加了我们教堂的礼拜仪式,但是他说他没有时间经常来做礼拜。几周前,妻子向我们捐赠了 50 元,她的一个之前在这里看过病的亲戚也为女子学校捐赠了 10 元。这位太太对于资助学校也非常感兴趣。

最后值得一提的是,去年 6 月,有一个女士接受了洗礼。3 年前,我接到电话让我去他们家,发现她得了肺炎,当然我建议她住院治疗,而她让她的朋友向我保证第二天会来。通常这样的承诺除了是礼貌地说"再见",什么意义也没有,所以我看到她来了感到很惊讶……

七、护士培训学校的报告

培训学校今年要报告的重要内容是经过数年的期待、计划和教学,我们的工作终于取得了实质效果。我们的两个年轻人在 1922 年 5 月参加了中国护士协会举办的考试,我们的第一个毕业生王金道先生在毕业前在我们实验室为一个医生工作了两年。他的能力让医生愿意给予他额外的指导,如今他对这类工作已经非常熟练。他现在已经被我们医院聘为技术员。高先生主管我们的手术室,并且是男科的护士长。当然,他是一个年轻的护士,刚毕业,但是很有责任心,也是一个很好的助手,也让我认识到自己的毕业生作为同事的优势。

有一个 1922 年的班级马上要毕业了,我们正好需要几个护士,而到了 12 月我们还会需要两个 1923 年毕业的女孩。我提到这点是为了表示护士需求多么迫切,我们必须首先满足自己的需求,才能将毕业生送到其他医院,由于我们的住房条件非常艰苦,不能容纳大的班级,因此毕业班人数都很少。我们需要男女护士的住房。如果一切顺利的话,我们希望在 1924 年会有七个毕业生,三女四男。我们希望可以培养出优秀的护士,他们将成为这里的领导、老师和主管。如果我们这些在美国或英国接受过良好培训的人,能够将这些理论和实践传授给他们,就能培养出医院所需的本地人才。

即使现在,尽管我们的培训学校刚成立 4 年,护士长就意识到培训工作带来巨大变化。尽管任务很重,但是由于培训学生进步很快,外国护士的压力已经减少。患者得到了更好的照顾,我们作为护士培训学校的声誉已开始为人所知,并受到曾经在我们医院接受治疗的中国人的赞扬。

而这一切只是刚刚开始,有一天如果我们梦想成真,我们的护士毕业生将能在各地从事各种各样需要护士完成的工作,并走向从未触及过的领域,教病人体会护士温柔的照顾。如果可以,我们会在 1923 年的春天派两个女护士到我们在南方的浸信会医院,但是下一届我们只有两个毕业生,因此必须至少留下一个帮助我们工作。

就在今年年末,我们高级班有一个女孩死于斑疹伤寒,我们对这个损失深表悲痛。但是她的离世让我们的护士开始认真地以一种全新的方式面对生和死;并且由于这种损失,他们成为更好的护士,带着爱和同情从事这份选定的工作。

当你为我们的传教士祈祷时,请不要忘记我们的中国护士,他们也在这样一片辉煌的领域工作……

毕德明

第四节 1924 年医院年报

应元岳医生,医学博士,作为最早一批完成现代医学高等教育的年轻人之一,于 1921 年秋加入我院任住院部医生。在通过低年级考试后,他从杭州蕙兰中学毕业,在短暂的教学生涯后,来到南京读医学院,并于 1921 年在长沙市的湖南雅礼医学院(Hunan-Yale Medical School)完成了医学专业的学习。1923 年 1 月,他与宋医师结婚。宋医生毕业于广州夏葛医学院（Hackett Medical School）,曾在湖南雅礼医学院工作数年。她答应每天在我院工作半天,从而成为我们中的第一位女医生。1924 年 8 月,应医生获得了一项美国浸礼会外国传教会的奖学金,远赴美国,将用一年的时间先后在巴尔的摩市的约翰·霍普金斯医学院和英国的伦敦热带医学院进行工作。他将于 1925 年秋返回绍兴后在本院内科担任主任。

在应医生离开期间, 他的两位朋友及同学高医生及任医生加入到我们之中, 在他们的不懈努力和勤恳工作下, 医院得以平稳和健康运营。他们的照片和应夫人的照片刊登于本篇报告的后部分。

一、前言

绍兴福康医院由一位美国基督教徒出资修建,并经历了数次扩建。1905 年 4 月,一个小医务室出现在了一处经修缮的中国住家原址上,医务室位于大坊口教堂旁, 这是该地区首次尝试由专业医生为本市居民提供现代医疗服务。1910 年 3 月 10 日,在市政府和朋友们的支持下,现在的医院大楼,当时是两层楼结构,正式落成。1922 年,经修缮后增加修建了第三层。

在美北浸礼会差会建立并管理了 18 年后,1928 年医院正式归在江浙浸信会(Chekiang-Kiargsu Baptist Convention)名下,但前者一如既往地进行财政支持、人员派遣、维护以及会董管理。

正如正式声明所宣称的,我们的目标是"为大众提供疾病预防与治疗的现代医疗服务。"这种服务有三重含义:其一是头脑的服务,这指的是计划开展工作;其二是手的服务,指的是治疗前来看病的患者;其三是心灵的服务,洞察世事……

二、综述

该报告旨在呈现从 1923 年 1 月 1 日至 1924 年 12 月 31 日两年间的实际工作情况,关注我们工作的读者应该还记得,且该事实也多少解释了几乎所有的显著变化。这两年医院医疗团队的六名成员没有一人在医院自始至终地工作,此外还存在另一个重要的变化,如果不想感到疑惑的话,你必须用"长焦透镜"仔细观察。

让我们向长沙湖南雅礼医学院致三声欢呼! 在过去的四年里,如果没有那里培养出的医生, 我们不知该何去何从。先是应元岳医生,在 1923 年他迎娶了宋医生, 而她在医院兼职服务了超过一年的时间。得知应医生要在 1924 年夏天去美国,医院主管开始在 1923 年 12 月四处写信,以填补他离开造成的空缺。直到 1924 年 6 月 2 日,尽管已经写信给很多人了,但始终都没找到合适的人选。后来,我们得到了刚刚从湖南雅礼医学院毕业的安德鲁·王医生的承诺,同意为我们服务三个月。紧接着,我们又得到应医生的两个同学——高医生和任医生的消息,我们很荣幸能拥有这两位杰出的专业人士为我们工作。其中一位是优秀的外科医生,另一位是出色的内科医生且擅长治疗儿科疾病。我们医院的病患从未像 1924 年后半年那样,在如此出色的中国医生的服务下获得如此满意的照料。

1925 年 1 月, 就在我们还在寻找另一位医生充实我们的医疗队伍时,从山东基督教共和大学医学院毕业的苏医生加入了我院。尽管来自不同的大学,他却是应医生、高医生和任医生的朋友,因此我们知道他会和他们非常愉快地合作。

1924 年下半年,由于上述四位医生的加入,医疗工作顺利进行。但不幸的是,好景不长。不久后,由于汤默思医生休假,宁波的工作需要人手照看,于是到了年末,最终鲍医生被调往宁波。我们非常想念他及他的家人。希望他在新的工作岗位上快乐顺心!

......

正如红十字激励着国内医务工作者一样,白十字则支持着我们传教医院的工作。事实上,如果没有白色十字工作者,我们会很难维持供给——既是因为缺乏时间和人手——又是由于缺少资金采购物资。我们的外国护士会时不时地收到礼物包裹,之后他们会向给予者写一些工作上的事。我们相信每一所向我们捐赠过物资的教堂都应该收到了我们寄出的年报,这些年报里有一些在我们给教堂的信件中所没有提到的信息。虽然我们之前说过,但我们还想在这里向每一位白十字会的工作者致谢,我们感谢你们所提供的帮助。

报告前文提到过我们急需住所,于是在原来主建筑之上加盖了第三层。但新建部分直到1923年9月才能入住,我们怀着极大的快乐和骄傲,就像迎接一个新生儿一样。实际上所有的这些现在都被用作护士的住所——但本应用作接收由于房间缺少而被拒收的病人。但没有足够的护士照顾他们,医院也无法接收更多病人,而护士本身也缺少住所,因此我们还有什么选择呢?或者如果是你,你会作何选择?是否该给我们一个护士之家呢?

你是否看到过我们关于女护士公寓紧缺的年度报告?如今四年时间已经过去了。随后可能会把加盖的第三层主要给妇科用,但为了有足够的居住空间提供给照顾病人的员工,我们目前不得不把这一层用作女护士住所。目前有11位中国护士和两位外国护士居住在第三层,至此,本院历史上第一次有了给女夜班护士提供的可以安静睡觉的地点。除了在房屋修建时,她们是睡在毕德明女士的房里而不是医院里的,因为那时建筑的噪音吵得人无法入睡。

同时,由于需要更大的洗衣房,因此要么再建一座房子给目前居住在洗衣房的男护士,或者再重建一个洗衣房。当连日阴雨时,又有大件衣物需要清洗、烘干和熨烫，衣服几乎不可能晾干——我们的晾晒房仅够目前的房间晾晒之用。1924 年新增的 12 张病床让我们原本就很小的洗衣房缩小到了极限。缺少洗衣空间和护士公寓阻碍了发展。近日美国浸礼会给了新英格兰浸礼会医院 15 万美元用作建设护士公寓，而他们承载病人能力与我们相同。你们能否给我们提供 1 万美元呢？

随着床位和病人的增多，意味着我们旧的供水系统已经无法满足现在的需求，因为每个部门的用水量都在增加，包括洗澡间、手术室、厨房、实验室和洗衣房。雨水充沛的时候我们有足够的水可用，但有些日子不下雨的话，水槽和水井都不出水，因而我们不得不花钱雇人从运河担水供我们使用。当停下来去想这意味着什么时，仅仅想到的是花费和不方便的话，就错了。河水是穷人唯一的水源。他们在里面洗衣服，淘米，洗菜——甚至是洗便桶！你知道我们多不情愿用这些水洗澡、做手术、做饭和洗衣服吗？

谁能给我们提供不间断的水源供给—— 一个自流井呢？

如果你们阅读了 1922 年的报告，你们会知道医院大部分没有暖气，冬季对于病人及陪护者来说是非常寒冷。而现在我们仍然很冷！

为了你阅读之便，我们已经在本报告封底上列出了我们需要的但并不很贵的物资。请阅读该页，也许你或你的朋友会有其中一些东西闲置着。

三、致谢

许多朋友通过白十字会及个人坚持进行着积极的合作活动，为此我们深表感谢。不论是从物质层面上，还是从与如此众多且志趣相投的热忱追随者诚挚交流而产生的愉悦兴奋之情上来说，这些帮助都不可估量。另外需特别提到的是，我们在之前报告中数次提及期盼已久的投影仪，已经由一座教堂作为礼物相赠，此外还有一台无线接收装置。我们可以预见，该无线设备不仅会给我们带来很多娱乐，更会成为打开许多人对物理环境的好奇心……

四、护士培训学校报告

1923 年，四名护士的毕业标志着这座城市意识到了我们的存在。其中两名护士于 1922 年完成学业，另外两名于 1923 年完成。毕业典礼与其他学校一起在 6 月份举行。作为护士，她们并没有得到太多关注，但是她们是唯一拥有原创班歌的学校。

在为期一周的护士协会考试结束后的一天，我和一位女子学校教师前往教堂，路上我提到那些护士们刚刚结束一周的严格考试，她看起来对护士考试持续一周而感到惊讶。当我列举了一些课程名称，她问道："护士们需要了解所有这些东西？"在中国，许多人仍然把护理看作不需要什么技巧的工作，而并非是值得尊敬的职业。即使是在保守的绍兴，也已经有了一些进步，但尽管如此，仍然很难完全改变人们对此的看法。

正如经常发生的那样，其中一个毕业的护士在毕业典礼之后很快结婚了。一个选择了自己的方向，在我们的一个支站做传道者。另一个被我们留下来做了妇科的护士长。我们自己的毕业生的加入在很多方面都减轻了护士主管的负担。

在 1923 年 9 月，这些女护士搬到了医院三楼的新宿舍。在医院历史上第一次，她们拥有了一个舒适的居住环境，远离病房噪音和人群。她们两到三人住一个房间，空气清新，所有东西都崭新干净。

毕德明女士和我也住在三楼，但是我们拥有自己单独的房间。

7 名护士在 12 月参加了中国护士学会考试并且全部通过，其中 5 个成绩优异，在所有考试中的成绩都高于 85 分。对护士的需求实在太多了，包括其他医院，所以我们不得不提前举行了毕业典礼。3 月 12 日，毕业典礼在我们的浸礼会教堂里举行。尽管是个雨天，但是教堂里依然挤满了人。考拉·西朋女士出席并进行了毕业演讲，应元岳医生担任翻译。之后她颁发了中国护士协会文凭。蓝烈尔女士也进行了简短的演讲，并为每位毕业生颁发医院培训学校文凭。

毕业生们演唱了由学生谱写的班歌，另外还有其他特别的歌曲，例如由学校全体成员演唱的中国护士协会赞美诗。前护士长毕德明女士为每位毕业生送上一本附有赞美诗的圣经新约，并给予勉励。加上1924年的毕业班，我们现在拥有11位毕业生，除了一位已经结婚，其余都在毕业生岗位上工作。

我们的目标是教导和培训高效率的护士，当我们离开后能够全权负责护理工作。这是他们的国家，我们只是在他们需要的时候前来帮助他们，我们也会给予他们最大的帮助。

蓝烈尔

第五节　1926—1927年医院年报

1926年的报告本几乎已准备印刷，然而因政治局势动荡，直到秋天都未有进展，因此现在似乎将1926年与1927年两份报告合并更佳。

一、综述

在某种程度上，这是第一次将专业服务划分为不同部门。共分为三大类：1.内科，皮肤病科，梅毒科；2.外科，包括泌尿生殖系统疾病；3.专科，如眼、耳、鼻、喉、牙科及妇产科。三个全职员工每人负责一个部门，监管其所属部门所有病例，不论是住院、门诊，还是出诊，除非在病人家中接受诊治或者作为贵宾登记，此时可由病人选择医生。

另一重大改变是将学生护士的招收限于女生，我们希望这是一次进步。由于中国目前极度短缺训练有素的医生，加之医疗从业者执照法律不全，越来越难以保障男护士对于毕业后职业的满意度。事实上，许多人在护士学校培训几个月后就离开，目的是为了做医生。因此，根据医院管理委员会理事会在最近一次年会上的授权，到夏季时，决定不再招收男护士，而只在男病房中培训两名男性看护人。那些已经接受培训的人预计或者会在这里或者会去别的医院继续完成课程，但实际上已经完成课程培训的那些人除外,他们一般一个接一个地自动离开了。可能其中一两个男护士会被留作任护士长,但除此之外护士都会是女的。尽管中国的医院很少有迈出这一步的,我们的经验也太少,不足以得出定论,我们希望并且相信这一改变是合理的。

医院所能提供的一项令人满意的服务是将应医生外借去一个霍乱专治医院,这是在经历了夏季霍乱爆发期后,一家私人出资的专门医院。去年也有过这样的要求,然而由于人员不足未能成行,今年对于应医生服务的再次要求是对他成就和名誉的承认,同时也是为急需帮助的人提供了治疗机会。他在霍乱医院的工作维持了两个月。所有 1023 名霍乱患者或者霍乱综合征患者都接受了免费治疗。其中有 447 例是真正的霍乱病例,严重程度各不相同,但总死亡率(仅霍乱案例)为 8.2%。我们希望,在即将到来的夏季,能够提供类似的服务,这些公众合作的机会将打开更多途径,使得医院对于这个城市更有贡献。

值得庆贺的是,财政报告显示,今年的财政赤字与去年相比显著下降了。虽然我们一直严格控制财务支出,财政赤字的增长还是持续了很多年,直到最后似乎不得不提高医院收费了。因此,从今年初起,病房费用每日增加五分,一等病房每日增加一元,而所有化验的一元费用则由能够承担的人来支付。一项从朋友中募集的活动也在本市兴起,但很快由于战争而阻断。这一措施使我们的收入较之去年大幅增加,许多证据表明,若不是中国混乱的状况,我们 1500 美元或者更多的集资目标可能会实现。除非有不可预见的情形,到年底我们会有更清楚的报告。

在这一年期间,美国中华医学基金会(China Medical Board)同意资助我们 3983.70 美元,作为住宅建筑资金。这是对多年前中华医学基金会和美北浸礼会协议的履行。由于局势影响,这一承诺还未兑现。住宅建筑在夏初完成,自 8 月份应医生和他的家人开始入住。对于美国中华医学基金会的这一礼物,我们深表感谢。没有他们的帮助,难以想象能有如此优良的生活条件。

不久后,我们又收到三千美元的礼物。这份礼物来自一位朋友,她是这家医院的创建者，也是一直以来慷慨的资助者。这不仅缓解了我们资金压力，也使更新设备得以实现。首先是酝酿了五六年之久的中央供暖系统的问题，但为了给主楼盖建三楼，这项计划有意被搁置了。而今供暖设备的竞标已经完成，合同也已拟定，但由于战争，导致工程暂停。

另一份礼物是用于建造护士之家的两千美元，这笔捐赠使得房屋尽快修建成为可能。这份礼物来自于我们的毕德明女士。这笔钱只是开始，我们计划筹集一万五千美元，以支付土地和必要的建筑费用，给传教士护士和医生以及中国的毕业学生作为居家房屋。这在我们所需物资列表中位居首位，想到它正日渐成型，我们倍感欣慰。

在较小的需求方面，充足的优质冷水是亟需的。这在我们之前的报告中提到过，美国一家教堂提供过帮助，已经安排一位工程师来过此地，查看可以打深井的位置。但是由于天气不佳，勘察被推迟。之后，战争使勘测中断，并无限期推迟。我们目前有一个大水池、几口井，但是在干燥的天气里，这些远远不足。每年至少有一两次，我们需要从河道里运水，非但不方便，而且水质不佳。完成此工程大概需要一千到两千美金，谁愿意帮助我们？

另一个存在已久且迫在眉睫的需求是一间小的隔离病房。去年，一位在此医院住过两到三周的母亲突然感染了猩红热。由于没有隔离设施，显然这病毒是由某位到访者带来的。我们也许可以拒绝接收外来病例，但是有时别无选择。诸如此类情况时有发生。在临着药房大楼的主楼街对面有一块小地皮，也许可以建造一间隔离病房。也许五千美元就可以，甚至更少。

年末，战争的阴影开始笼罩我们。正如上文所提到的，我们对战争最直观的感受是交通阻断。但是，其他地方的经历预示了在国民政府占上风的地区，传教行为和传教机构会受到一定影响，从小小的不便到绝对封闭都有可能。这是艰难的时日，但我们认识到，这样的日子必很快过去，而精神之花终将盛开。1 月 28 日，领事命令传达，所有的女人和孩子要离开去上海，男人留在原地，直到两个月后南京出了事。

　　1927 年北伐战争期间，虽然部队多次从此地穿行，我们所受影响甚小。今年年初时医院被征地，以备收治少量伤兵之需，期间一名军队医官在我们这里稍微逗留，但是后来由于他的部队经济拮据，他离开了，征地也未再继续。9 月末，我们又被要求征地，这次是要在我们的房子里给部队安排住处，但并未强加。交战双方都有士兵在此养伤，离开时留下一些未付账单。但总的来说，我们对未受到重大影响而心存感激。

　　到了 2 月，还有一个更严峻的挑战，那就是一个由工人和护士组成，甚至企图拉拢医生的工会。日益增长的工资需求受到了医院职工的支持。由于南京事件，当所有的传教士成员都在上海躲避时，应医生、金医生和会计应先生在这困难时期，表现出了极大的忠诚、勇气和智谋，使得医院平安度过了这难挨的几个月。在这里，如何赞美他们都不过分。国共对抗的影响终于波及绍兴，结果是及时地阻止了地方团体对医院财产的没收，从那以后起最为主要的困难便只是部分护士学生不服从和不认真的态度。

　　9 月，金医生接受了在上海的教职，但是我们希望他能尽早回来。同时，我们有幸找到了王医生，他是上海宾夕法尼亚医学院的毕业生，他在所工作的教会医院被迫关门前不久，失去了那里的工作。蓝女士 6 月在美国休假，但是有望在 1928 年回归。高福林医生于 9 月末回到绍兴，在蓝女士不在的期间，他将担任监管人。幸运的是，我们也找到了何女士作为护士长。此外，还有三位护校毕业生也加入了医院员工队伍。

　　何女士静悄悄地上任，承担了她也承认的艰巨任务。日常指令得到了重新设定，规范秩序得以建立，另有两名捣蛋的高年级学生护士被开除了。她也强调了学生护士在病房实际操作的重要性。展望未来的一年，我们即便不能说是信心十足，也至少拥有勇气和希望。

　　值得说明的是，除了混乱的政治局势，住院病人仅比 1926 年减少了 23 人，在高福林医生看病期间，由于他半年未在岗位，门诊病人大幅减少。虽然其他服务增加，但是还是难以弥补这一损失。然而，付费服务有令人欣喜的增长，因此，该来源的收入在一定程度上抵消了来自美国捐赠的减少。当地人对医院非常友好,这从很多方面都能看出来。如果来自其他地区的搅局者可以离开绍兴,我们就更欢喜了。

我们仍然需要白十字会的帮助。我们再次表达对这些过去帮助过我们的组织的感激之情。1926 年,我们收到了来自多方朋友的大量包裹,对于这些朋友我们已个别致谢。如果这份报告上提及的人未收到致谢函,请与我们联系。1926 年末直到 1927 年,政治局势依然紧张,信件难以寄出或送入,且很容易丢件。当时我们建议尽少给我们寄包裹,带来了不少损失。然而,如今此地区局势回归如常,我们再次请求你们的合作,为我们寄送物资。如果您还没有收到我们所需物品清单,请与您所在地区的白十字总部或者美北浸礼会妇女国外传教会(Wowen's American Baptist Foreign Mission Society)联系,地址是纽约市第五大道276 号。

二、救助心灵——匆匆概观

大约一年半前,城里一家小店业主领着他的妻子到医院,她得了脖子和脊椎痉挛,不得不卧床,这名业主也因妻子的病痛而倍感颓丧。治疗过程很漫长,但是最后她几乎痊愈出院,不久之后就完全康复。与此同时,我们的福音传道者宋女士陪她度过了很长时间。在她离开医院时,她已经有心皈依,去年秋天她接受了洗礼。在她住院期间,她的丈夫每日去看她,总是为前来拜访的好奇的朋友热情洋溢地介绍这个机构。

去年 9 月末,绍兴一户有钱人家的孩子结婚,嫁到了邻近的城市,由于妊娠并发症找到我们,情况危急。幸运的是,她得救了,她的暂时性失明也痊愈了,出院的时候,她非常高兴……不久,她的哥哥拜访了牧师,给了牧师两百元钱作为感谢,一半给医院,一半留给教堂。一开始,我们的牧师不愿意接受这笔钱,因为害怕这会被认为是报酬,或者说被理解为对为病人祈祷的报酬。但是捐助者向牧师保证,这不是报酬,只是想对于教堂和医院所作所为表示感谢——他的儿子还一连好几个月在教堂的夜校苦练英语。

还有一次，一位贫穷的妇女在数小时未能成功分娩的情况下被送到医院。一开始，我们以为这是一对互相挤压在一起的双胞胎。然而，我们很快意识到，我们简直是在对付一个"妖怪"——这对双胞胎腰部以下连在一起。分娩很快完成，母亲也得到了康复。自然，人们对于这一"怪物"不寻常的样貌兴趣盎然。值得高兴的是，看到中国母亲分娩面临的极大危险，我们为那些愿意及早过来检查者提供特殊的财政支持以鼓励产前检查，也宣传我们妇产科的服务。我们希望，将来还能建立家庭产后服务，并有望扩展成社区护理。然而，目前我们资金不足，训练有素的护士也紧缺。

1927年底，一名腋下腺体化脓的年轻女子被送到医院。她是一位美丽的女孩，只有18岁——正好与我女儿同岁。下面是她的故事。

她以二房的身份嫁给了一个家境殷实但做事不计后果的年轻男子。很快，她的丈夫由于过度奢靡败光了祖产，不得不靠她的婆婆维持生计。他与另一个男人协商，要以四百元的价钱卖了这个女孩。但是当买家要检查女孩时，由于女孩害怕被卖后处境更糟，就说自己有病，交易就此告吹。女孩的婆婆怒斥了女孩，并且对她粗鲁残暴，让她缺衣少食，并且公开宣称要让女孩生不如死。最后，该市浸礼会的牧师知道了她的境况，劝说年轻男子将女孩交给了我们。来的时候，她口袋里仅有五元钱，婆家称在她完全康复以前，不会再交钱。在写此报告时，女孩已在医院住了半年多，接受了几次手术，日常吃穿正常。如果她痊愈，她将会被卖得比医疗费更高的价钱。如果她未痊愈，我们可以任意处置她，但是一分钱都得不到！这个可怜的女孩来的时候满眼泪水，委屈道："治得好是苦，治不好也是苦！"与此同时，她学习了阅读，我们试图寻找能让她独立的方法，但是她的问题不容易解决。

1927年10月末，辛牧师突然患病去世。说到与医院关系密切，我们中间没人比得上辛牧师。早年间，当门诊处初次开放的时候，辛牧师自愿服务，担任登记员和福音传道者。当候诊室和咨询室用一块隔板分开的时候，很容易就发现辛牧师是如何真诚并且巧妙地为来看病的人传递福音的。

当医院购地谈判开始的时候,他披星戴月不辞辛劳——只有那些在中国当时局势下买过土地的人才知道这意味着多大的困难。1910年3月医院开业的时候,辛牧师作为客人出席。从那天起直到他去世,辛牧师都是非常受欢迎的病房访客,同时也是理事会受人信赖与尊敬的成员……

三、现金资助

除去白十字会资助的物资,和上文提到的,以下是收到的现金资助:

1926 年

博伊西,爱达荷,主日学校	50.00 美元
波士顿,民众,特里蒙特,坦普尔少年	40.00 美元
芝加哥,伊尔,弥尔顿·舍克女士	25.00 美元
莫产特威尔,新泽西州,乔治·C.希尔斯女士	150.00 美元
明尼阿波利斯市,米恩,雷夫,厄尔·V.皮尔斯,D&D	25.00 美元
费城,巴,切斯特纳特,教堂街,男子班	41.00 美元
麦克科伦班	25.00 美元
波特兰,奥尔,S.C.兰开斯特女士	10.00 美元
普罗维斯登,R.I.,H.F.毕林思女士	50.00 美元
罗塞尔,新泽西州,第一教堂	24.43 美元
史蒂芬斯维尔,蒙特,W.H.杨格女士	5.00 美元
一位朋友	3000.00 美元
中华医学基金会 医生住所 梅克斯	3983.70 美元
当地中国人和外国友人	402.55 美元

1927 年

博伊斯,爱荷达,主日学校	50.00 美元
罗塞尔,新泽西州,第一教堂	37.3 美元

| 瓦恩兰,新泽西州,J.C.布鲁金斯女士 | 18.00 美元 |
| 当地中国人和外国友人　　梅克斯 | 981.25 美元 |

备注：以上捐助包括来自美国国外布道团委员会和指定帮助我们的团体,包括常规拨款。

第六节　1928 年医院年报

经历了 1927 年的动荡不安之后，我很荣幸回顾 1928 年取得的进步，并为此做出报告。一切安然无事,总体而言,我院洋溢着合作互信的快乐气氛。数据显示较去年只有细微的变化——门诊部的就诊人数有所下降,较去年少了一位出院病人,并多做了七台手术。

然而我们的财务状况发生了令人满意的变化。几年来,我们的账户入不敷出,但是今年我们达到了收支平衡。最重要的原因是从急诊和私人会诊中获得的稳步增长的收入。从 1926 年的 1600 美元到 1928 年的 3600 美元。应该说收入的增加主要得益于内科医生应先生的高效率——作为公信力的指标。1927 年费用的增加恰好由美国教会和亲友日常捐款弥补。去年这笔捐款额恢复到了一贯的水平,并在改善财务方面发挥了积极影响。另外两个主要因素可能是一次性的,一是高福林医生夏天在莫干山行医所得的 765 美元,二是由于意外的职员辞职而节省的 1000 美元。

应医生在 10 月份由于个人原因辞职。这 7 年间,从他和我们共事以来,不仅广受医院同事的欢迎而且享有令人羡慕的良好声誉。我们要放下遗憾,满怀信心地希望在不久的将来他可能再次在这里服务群众。

另外一个失望是一年前离职的任医生，本有望 9 月 1 号能够回到我院外科部，但他现在决定继续留在上海的国立中心医学院（National Central Medical School）。这些空缺职位很难填补,但就在撰写报告的同时,有好的迹象表明来年将引进一位得力的职员。

9 月初刚休假回来的蓝烈尔女士以实习护士长的身份做出了有价

值的贡献,而何女士仍然是护士长。1927 年,学员学风良好,在教室和病房都提供了良好的培训, 这种精神面貌甚至似乎在中国护士协会推荐的洁净的蓝白制服上得到了体现。夏季我院收了 7 名实习生,其中一名去世了。高年级的 4 位成员通过了 10 月份中国护士协会的期末考试,学期一满便将从学校毕业。

最后,在春季,数年计划一再搁置后,中央供暖设施已经建立并投入使用。病人和员工非常满意,而且费用适中。然而供水的问题仍未解决。夏初我院就和上海一家外国工程公司达成协议,准备挖掘一口自流井,但是对于他们的员工来说立即开工是不可能的。同时宁波市正在施工类似的项目,看起来成功的可能性不大。因此建立一个从河道汲水,然后快速过滤的净水系统似乎是唯一的选择了, 但是我们与合适的河道之间的距离给工程和资金造成了困难。

对于能提供良好充足供水设备的重要性,再怎么强调也不为过。我们打的井很浅,经常被污染。尽管病人和职工可以饮用开水,但对于自来水的误用很难避免。之前提到的死去的护士一定与这有关。上一届学校发生了同样的悲剧。我们的供水不仅不安全,而在秋季几个月里不得不代价不菲地从河道中搬运过来的水,质量同样糟糕。一再被提及的一个需求是为护士提供住宿。本来马上就会有一笔可能足够购置这样一块地皮的拨款,但正准备启动时却突然而无缘由地被收回了。或许因为担心中国的建设项目正江河日下吧。如果是这样,我们只能说,这里情况良好一如往昔,而我们也仍有这个需求。至于我们的医护人员,我们急需护士来填补空缺。该职位空缺是由毕德明女士和另一位医生的辞职造成的,这些年来我们一直在要求填补此空缺。而现在也似乎是时候聘请一位膳食专家了,无论他是传教士还是中国人。但我们应该向何处寻找呢? 当你祈祷时请记得我们这些主要需求。

最后,我们要再次向那些通过祈祷、现金和必需品等形式提供帮助的朋友表达由衷的感谢,是他们让工作得以顺利开展。我们由衷地希望,许多在过去通过地方白十字会连接起来的热心于服务中国病人的朋友,能够仔细地读读"服务"这个词,并知道我们对于能和其发生联系是感到多么满足。1927 年,当供应几乎完全中断的时候,我们感到了深深的失落,并在包裹恢复寄送了以后欢欣鼓舞。我们的必需品清单已经送到白十字会的总部,你可以清楚地知道你起到的作用。还有一件事需要说明,当你邮寄包裹时请记得一并为我们祈祷。

……

现金捐款

纽约阿姆斯特丹,安娜 海克尔	12.5 美元
爱达荷州首府博伊西浸礼会教堂 汉森先生	50 美元
波士顿富利蒙特青少年寺庙 克劳福德女士	50 美元
霍尔顿·露丝 E 纪念馆	12.73 美元
索默塞特市特维尔教堂 玛格丽特·罗伯特	50 美元
索默塞特市特维尔主日学校 埃塞尔·罗伯特	50 美元
纽约,一位朋友	3000 美元
费城,宾夕法尼亚州,圣彻斯娜特教堂(1927)	50 美元
麦考拉夫人(1928)	17.5 美元
1927 和 1928 级毕业生	100 美元
P. B. 布兰德博士	10 美元
普罗维登斯 H.F.比林斯先生	50 美元
泰沃顿,罗德岛 克莱拉 A 格林内尔	17.5 美元

当地礼物

众多中国和传教士朋友 墨西哥	556 美元
暑假收入,高达德医生	819.36 美元

备注:以上捐款包括通过 A.B.F.M.S.捐赠的部分指定用于我们开展工作,但也包括日常的专项拨款。

第七章　抗日战争初期院务（1931—1936）

第一节　1931 年医院年报

经历两年动荡后，能写下这份 1931 年的报告是我的荣幸，1931 年是工作中极具建设性的一年。我们这次遇到的困难并不是由内部环境造成的，重点是在挽留合适的医生。

在短短两年内，医务人员就经历了三次人事大变动，很长一段时间内，高福林医生都在休假。不过幸运的是，我们留下了获得古典文学硕士的陈医生，她是我们挚爱的牧师的女儿，牧师于几年前去世了。陈医生曾在金陵学院和北京协和医院学习，在中国接受的良好教育使她有着良好的个人品格。她生于这个城市，并十分认同基督教对机构的使命，这些都是她为这个医院服务的基础。陈医生主管内科，另外还管理妇科和产科的大部分工作。自去年 2 月，普通外科就由另一位陈医生主管了，陈医生在嘉兴一家长老教会员管理的医院工作过很长一段时间。我们找到了这些理想的医生作为我们的员工，我们相信他们会长期任职。我们也很高兴地报告，缪美丽女士在北平完成了她第一年的语言学习，9 月份起就要来绍兴加入我们中间了。虽然她大部分的时间还得学习语言，但只要情况允许就会尽力地帮助我们。

护理部今年史无前例地和谐。我们的主管吴安妮小姐，于 1930 年加入医院。她不仅专业工作出色，鲜明的基督教品质更是在培训学校中得以发扬光大。大多数的护士都来自教会学校，虽然并不是所有人都认为自己是基督徒，但她们似乎抓住了基督精神的要义，在工作中细心谨慎，并欣然参加教堂和医院的服务。除了吴小姐和蓝烈尔小姐，还有四位护士学校的毕业生，分别负责男病房、女病房、手术室和门诊部以及夜班服务。特别应该提到的是，在高福林医生不在期间，蓝烈尔小姐作为医院的主管为人忠诚，做事高效。尽管身体欠佳，并在调度以上提到人员的过程中多有操劳，但她仍持续工作，维持医院正常运转，并像以前一样为社区提供大量服务。她表示，接下来的一年，她会更加关注病房的工作。因此，我们都期望这将成为我们工作中重要的一部分。由于人手不足，行政上还有很多工作要做，我们很难将重心全都放在我们的专业责任上，但是随着医务人员和护士的增多，我们有信心今年会有更大的进步。

去年我们的设备显著增加。虽然整个国家经济萧条，还是有三位朋友慷慨地捐赠给我们必需的物品。

其中包括一台冰箱，用来储存生物制剂、牛奶以及在这个城市的炎炎夏日里哪都买不到的冰块。一套软水设施，能为厕所和洗衣房提供足够的纯净水，消除伤寒和其他持续存在的传染病给人们带来的真实恐惧。我们还收到了一个全新的、更好用的 X 光变压器，代替原先早已失效的那个。所有这些设备都已唾手可得，我们相信在报告打印出来以前就能实施安装。而来自匹兹堡第一教堂的另一群朋友，承诺从贾德森基金会(Judson Fund)拨款一万美元兴建护士之家。虽然这笔钱的汇率不像我们想得那么高，但我们适时的兑换还是使得这笔资金能保存很久。因此，我们知道我们最需要的物资近在咫尺，所以心存满满的感激……要感谢那些不仅帮助过我们，而且在共同追求中结下心意相通的友谊的朋友。

我们并不能说所有的需求都得到了满足。现在，我们有了性能良好的 X 光机，在大多病例中都能用到。但也还有几个昂贵的器材，能在重要的小众治疗中发挥作用，但必须等到资金富裕的时候才能考虑了。我们有充足的优质水源，但厕所、化粪池等设施还得再等等。我们相信我们未来的护士之家并不遥远，但是现有的资金能否支付必需的家具和设备还不确定。

我们无论现在还是将来都需要更多的器材设备，但今天我们最大的需求是受过专业培训的男男女女，他们比宝石更无价，在市场上也买不到……或许我们当前第一要务是找到能理解病人对食品需求的人手——这里指的是中国病人和中餐。有多少人的抱怨是因为食物啊！又有多少病人也许是愿意来这里接受治疗，重获健康和友谊，却因食物不合胃口而止步！

与往年一样，我们在这里对白十字会及其全国各地机构的朋友表示衷心感谢，感谢他们在1931年所做的贡献。我们希望每个人都知道，我们每隔几日便收到救助包裹，不仅有数目不小的捐赠，还有那随之而来的友谊。各位对我们的关爱并不是一时兴起，而是花费了数个小时乃至数天来为我们寄送这些物资，念着我们的名字，想象着同我们携手共进。你们想我们所想，为我们祈祷。你们为绍兴地区需要帮助的人所付出的爱心和服务，愿上帝以他的仁慈作为回报。

高福林

第二节　1932 年医院年报

回顾刚刚结束的一年，最令人印象深刻的莫过于年初的时候这一地区被战争乌云所笼罩，不久战事就爆发了，而现在这一情形在更远的北方再次发生。一年前，当战火还没有蔓延到上海之外太远的地方时，我们同情的神经紧绷着，那种感觉非常真实。在浙北遭受打击的情况下，我的朋友们失去了大量财产，有些甚至失去了生命。除此之外，爱国情绪达到了最高点。邮政和电报服务暂停了两个星期左右，我们每个晚上都要用小收音机收听两个小时的新闻，收听新闻就像是一种热心而又不失冷静的陪伴。

我们当时并不知道，在日军对上海北站的轰炸中，我们医院也遭受了重大损失，其中就包括那套饮水设备。因为就在战斗开始的前五个小时,新泽西州的朋友慷慨捐赠的、我们日思夜想为之期盼数年的软水设备,到达了上海北站,这是它从纽约到绍兴的长途跋涉的最后一站。软水设备的被毁让我们深受震动,但是相比较各方面的更大的损失,我们不能抱怨什么。我们只能充满感激,因为虽然有更多不幸,但是我们和我们的员工得以幸存,且这座城市拥有的安静、秩序以及极为友好的人际关系得以维存。

参考1931年报告,已收到的那四台大件捐赠品为:一台新X光变压器、一台电疗机器、一台电冰箱、一台供水系统的软化装置。这些新添加的设备的安装工作无疑对管理人员的时间和精力提出了更多的要求,但是大家愿意付出这个代价,我们相信它们在为医院人员的舒适和安全方面会带来高回报,并且能使全体职员的专业服务效率得到提升。安装前三台设备的好处大家都看在眼里,但是供水系统软化装置则需要一份更详尽的参考。绍兴的供水全依赖私人拥有的浅井、水池以及与城里大多数街道平行的水道。这些水道不但用于交通运输,还被用于淘米洗菜、做饭、洗衣。厨房、洗衣房、大染坊之类产生的废水都排入水道,同时水道还是灭火的唯一途径。有时候连着几个月都不下雨,水道里的水污浊无比,而那些穷人只能依靠水道里的水,他们的生活条件实在是可怜。医院除了有一个大水池之外,地上还有三口井。但是除非雨水频繁,这些井和水池根本无法满足供水需求,而且还需要雇佣苦力把水从中提出来。这里的人们应该是从更大的水道里汲水,因为那里的水相对而言更加干净,但是如果可以的话,为什么不创造条件让他们从近处打水呢?而最好的情况下,远处打来的水也并不干净,而且无疑满载病原。

当然,我们一直努力提供安全用水,但是如果没有一些职工和患者的合作,完成这一任务将不会那么容易。大约3年前,我们获批打了一口460英尺深的井。这口井穿过了地底岩层,水质清澈而且无菌,水量充足。但是不便的地方是这口井里的水很难用于洗澡或洗衣服。在这种困境下,新泽西州的一些朋友来到这里并捐赠了1500美元,提供了一台软化装置。然而不幸的是,当我们已经动手准备的时候,设备的一大部分在日军轰炸上海北站时被毁。不过在这样的环境下,我们也只能尽人事听天命了。我们安装了一台深井泵,它目前正在工作中。我们给深井泵、制冰机和软水设备分别建了小房子,相应的储水罐也被安置好了。我们要好好利用这些生水和处理过的水,如此方能满足各种需求。我们的小热水储存罐被换成一个符合我们今后正常需求的储水罐。我们还建了一个化粪池,医院半数都装了冲水马桶。就这样,我们取得了很大的进展,拥有了充足的冷水和热水供应。尽管软化水是必需品,我们现在还是不得不依靠原有的系统。

尽管太多的钱都用在了物质提升上,但是我们主要的兴趣还是在其他方向。我们真诚地希望通过个人努力,以及尽可能多地同政府当局、其他机构合作来进一步推动公共卫生的发展。沿着这样的思路,我们还为这座城市制定了详尽的计划。高夫人和米尔夫人在市孤儿院打来了友好的电话,她们提供了一个机会。

她们提议我们医院每周一次派出两三名护士到孤儿院去给婴儿们洗澡,给予这些婴儿护士所能给的关爱。几年前我们想要提供专业服务,这一想法得到了礼貌的答谢,却并没有真的付诸行动,因为当时负责行政管理的几个医生有些老派保守。但不管怎样,现在似乎没有需要时常出勤的眼科医生,我们很乐意派出一名员工去配合护士工作,提供这项备受需要的服务。奶妈们的不情不愿使她们对诊所多有抱怨,但这一困难得到了克服,得益于管理机构稳定而衷心的合作。这个计划发起后不久,慈善委员会主任访问了医院并表达了感谢,称赞此事的新闻公告出现在当地媒体上。圣诞节那天,当米尔夫人为孩子们准备一项特殊的服务和各种小礼物时,她惊讶地发现这个地方被装饰得得体而雅致。我们希望这项服务除了它固有的价值之外,还能表达我们尽可能与当地各个机构合作的愿望,同时还能作为开启未来更多且有效率的服务的一扇门。

除了方才所提到的新设备,原来的中式住房也被翻修了,它现在变成了两处为职工而建的舒适住宅。尽管花费的几百美元相当于未来几年我们要付的租金，但是这样以后更加便利，而且距离医院很近，对居住在那里的人而言这无疑意义重大。

我们对这些大量的新增设备表示深深的喜爱，它们极大提高了我们的效率。但是我们还是不得不提出其他需求，这些需求急需关注。我们很高兴地注意到护士之家这个在清单里多年居于首位的任务现如今快要完成了。必要的资金并没有全部到位，但是手头已经有足够的资金使得工作得以展开。我们希望在下一份报告发布之前护士之家得以真正完成。如前面的篇章所述，由于去年1月份上海发生了轰炸事件，我们的供水系统仍然不完善，完善它需要500美元。在我们的新X光设备能发挥出最大功效、做出令人满意的工作之前，我们需要安装一台200美元的稳压器。安装冲水马桶和化粪池需要更多的钱，而等到护士之家彻底建好后，原来被护士们使用的房间要腾作产科室，保守计算，这也需要二三百美元。这其中的部分需求或许能够由本地的一些朋友提供，我们马上就会组织一场以此为目的的活动。但是以往的经验告诉我们，这种方式所起到的成效不大……

去年春天，我们每周四下午都会在健康儿童门诊室外发起一项新服务，即鼓励母亲们带着婴儿来做例行检查，其旨在预防疾病而非治疗疾病。除了使用热水等需要支付五个铜板，这项服务不收取任何费用。每个来到这儿的婴儿和当地年长的人都可以好好洗个热水澡。对于能在加热的房间洗热水澡，他们都很感激。父母们对于一些小病都不会重视到去医务室的地步，而对于这些小病我们都会给出建议。

夏天的时候，肆虐的霍乱疫情袭击了这个城市。当地一些热心的市民提议由他们承担建立霍乱医院的费用，希望我们的一个员工做他们的医学主任。后来市政府也建立了一所这样的医院，这所医院中也有我们的一名员工，贡献了他一半的工作时间，这样一来我们自己的工作任务也更重了。出于对霍乱医院的感激，人们送来一块美丽的银匾献给医生和护士学校。为了支持医院的工作，他们还捐赠了现金。霍乱疫情结束的时候，经过严肃考虑，建立一所由政府管控的隔离医院被纳入规划。而这一计划本是我们在市公共卫生计划中一直所敦促的，我们相信在不久的将来会有更多计划被落实。

关于公共卫生方面的演讲也是我们计划中的一部分。在霍乱疫情的后期，我们医院的一名工作人员就霍乱的本质、预防和治疗方法做了几次演讲。之后另一名医生给浸礼会教堂的地区联合会做了两次演讲，一场演讲是关于罗伯特·科赫(Robert Koch)于50年前发表的有关结核病的病原学的重要论文，另一个演讲是关于传染病的起因和预防。在当时这个地区，传染病显然是大家最憎恶的。所有的演讲都广受欢迎，中间还插入了四幅大海报，这是在我们医院职工指导下，由一名年轻人所画的。

这些海报设计精美，由两种颜色印刷而成。我们目前计划发起一场运动，使公众接受一些措施，这些措施可能使这种疾病从该地区完全消失。考虑到其他演讲也应该在我们自己的学校和其他学校举行，我们希望这将有助于在卫生问题上创建一个庞大而明智的公众共识。为了进一步解决城市的卫生问题，我们的医院用一小块地建设了一座公共厕所。我们希望以这个厕所作为模版在整个城市普及开来。绍兴没有美国城市常用的下水道系统，不过废除现有的污水处理系统和取消大量的茅坑，就可以很容易地保持清洁。定期喷洒灭虫剂能将有害的飞虫减少到最低限度，不久的将来这很容易实现，也会是一个巨大的进步。学术讨论肯定是高瞻远瞩的，但我们希望实用性的演示会取得直接的效果。

今年只有一个重要的人事变动，即化验室技术员。新技术员接受过全面的培训，我们期望化验室能在高效的基础上运作。老程序将比以前更好地被执行，某些新测试的创立则能使我们的诊断和治疗更加明确和有效。另一个变化是米尔小姐在夏天结束了她的初级语言学习，并开始在病房开展常规工作。

她是我们的护士长，负责一半的病房和手术室。她对护理工作的热情、不懈的求索和对病人温暖的同情心使我们的护理服务质量达到高水准,这样的高水准是我们一直追求却难以达到的目标。我们不得不注意到,我们的工作人员素质已经大大增强。陈医生和钱医生不仅在基督教社区一直都很受欢迎,在这个城市也是如此,他们已经决定永久留在我们的医院。前不久,蓝烈尔小姐的健康让我们非常担心,但是她仍然坚持照顾病患,尽力不对她在护理部的工作以及别的职责造成干扰,我们本来应该请一个业务主管来打理这些事的。高福林医生在1931年的秋天休假回来,他已经在岗位上工作了一整年。由于人事齐全,这一年过得非常和谐快乐,我们的服务也令人满意。其他地方的统计表显示住院病人相比去年数量大增,我们的财务状况也非常令人满意。令人失望的是,得到手术治疗的严重病例的数量下降了,但这部分和两年的人员变动有关。现代医学在这个城市还很年轻,医院作为机构的整体声誉还没有达到应有的水准,每个医生都必须和病人建立关系、赢得信任。

对病人的护理工作如常开展,并无需要特别标明的事。因为找不到理想人选,我们今年毕业护士人数减少了一名。然而我们在培训学校招收到了比通常更多的学生,有23名,达到历年之最。我们也很高兴地汇报,我们高年级班的5名成员成功地通过了由中国护士协会所设定的期末考试,而且他们将要和我们一起完成接下来的3到4个月的培训。由于培训学校规模的不断扩张,我们特别需要一个能够满足其规模的房子。

曾经有一度,我们担心无法再接受新的学生。尽管我们的工作需要这些学生,却没有地方给新来的学生用于住宿了。最后,夏初的时候我们将这些新学生安排到一个员工的家里,该住宅毗邻医院,他们被分配到一个还算过得去的地方住宿。但我们渴望有个新家,为他们提供足够的房间,这样他们就能够睡觉、吃饭、接受教导以及进行社交生活。如果一切顺利,我们的下一个报告应该是说这件梦寐以求的事情实现了。贾德森基金会资助了一万美元现金以支持这个规划,大部分钱款都已到账。但相较于我们的需求,这些还是不够的。最初我们请求援助的资金只是用于建筑,而土地和设备所需要的资金需要进一步提供。但幸运的是,上海的汇率对我们很有利,以至于如果这座城市里的朋友能够再捐助一些,我们现在手头的这笔钱就能够满足合同中的基本需要了。目前的困难是要以外交使团联合会的名义获得合法所有权,所以我们的选址仍然待定。但我们希望在一个月内做出决定,这之后建筑工程应马上跟进。

……

最后,像往常一样,我们高兴地记录下我们对许多美国朋友的感谢,他们主要是通过白十字会组织慷慨地向我们提供了所需要的大量物资。在过去的一年里,我们收到了从各个白十字组织寄来的 86 个包裹,里面小到针线、大到床单被褥,我们也总相信这些物资充满了祈祷和祝福。这些日子以来,这里的苦难是如此普遍、如此严重,我们的需求是如此之多,全都依赖于你们的同情和资助。

高福林

第三节　1933 年医院年报

30 年前,现代医学的第一个根据地在绍兴成立了。诊所就诊的人很少,医生是从杭州过来的,直到 1903 年 12 月 18 日,一位掌握现代医学的医生来到这里定居,此后 30 年这里发生了巨大的变化。那个时候,外科手术鲜为人知——肿瘤(不论是新形成的或脱臼造成的)和脓肿都是通过贴上黏糊糊的膏药来治疗。而夹板也被认为是对断骨毫无用处的东西。人们从来没有听说过抗毒素,一个富裕且有文化的家庭可以从早上十点一直争论到晚上八点,才勉强同意用抗毒素,而且还是在有一个人已经去世,还有两个人因白喉病躺在鬼门关前的情况下。那个时候,为新开的医院找到一个训练有素的护士是非常困难的,甚至要到外地医院招人。而招聘合适的护士备选人也非常重要。今天,虽然情况还不尽完美,但是已经好太多了。与普通雇员完全不同的是,培训过的护士比他们更加专业，也更受到公众的认可。在高校学习过两三年或更久的女孩儿，以及那些积极融入社会的女孩都很乐意到我们的病房来做实习护士。我们医院被本地报纸评选为本市四大著名建筑之一。在过去几年里，我院增加了多种医疗和手术设施，收治住院病人超过 1000 人，门诊病人达 1.9 万人。除了我们本身的员工外，还有至少 12 名以上的现代医学方向的医生在我院实习。

在这种情况下，医院董事会在去年的年会上提出抓住时机成立一个公共基金会，这样我们可以通过购入有一定需求但价格昂贵的设备来扩大我们的群体服务范围。就此，我们成立了一个委员会组织，由地方治安法官担任主席，委员会成员包括商会主席、主要银行的经理人、杰出商人、贵族士绅和学者。迄今为止，已有四千美元进账到了基金财务官手里。

尽管国外经济萧条，国内也倍受战争和战争传闻的影响，我们却能庆幸地说"1933 年是个好年头"。国内维持着和平有序的状态，当地交通取得了巨大进展。路况得到改善，新路开始修建，还有数辆崭新舒适的公共汽车投入使用。为了预防夏季流行的霍乱，我们的员工在当地政府的安排下建立了一个应急霍乱医院，所幸没派上用场。正因为这样，我们统计表中的数据仅仅代表的是基于服务满意程度的正常增长值，而这更加值得我们高兴。

全年里，我们坚持为医院病房和门诊部的病人提供服务。院外拓展活动包括两个特殊的每周诊所——产前诊所和婴儿诊所。此外，我们还花大量时间思考了如何扩大我们的服务范围等重要问题。

因此，每周六下午，不论刮风下雨、天冷天热，我们都会派一名医生和一小队护士去到孤儿院提供眼科诊疗，并为那里的小孩提供护理服务。这种辛勤无私的服务让我们在当地留下了很好的印象，管理部门非常友好并准备同意我们的建议。我们希望有一天我们能够为其他人做更多的事。

孤儿院工作的发展为建立盲人学校奠定了基础。在基督教会的资助下,教师正在其他盲人学校接受培训,我们认为这项活动得到的助力不会太多。事实上,就在一年前,一个完全失明的小女孩被遗弃在孤儿院,她有明显的智力障碍和其他疾病。我们的护士把她带回医院进行更好的照顾,并且有希望在几个月以后将她送到上海的盲人学校总校。逐渐,她竟成长为了一个聪明可爱的小女孩,而这正是帮助那些可怜孩子们的意义所在。新建的绍兴盲人学校的核心主要是孤儿院的孩子,我们在那里的员工自然也受到了欢迎,并会每周定期探访。

另一扇向我们打开的机会大门是城市监狱。去年秋天,新的典狱长上任,他很快就发现有好几名犯人都患了坏血病。他立刻打电话向医院咨询,在有一名看守的情况下,是否可以让三至四名最严重的病例入院接受治疗。

我们当然乐意,而更令人高兴的是经过一小段时间的有效治疗,入院时连身体都不能动的病人已经可以回到监狱了,治疗效果非常好。这几个病人的主治医生后来还去监狱做过几次复查,并为其他类型的病人提供咨询,还就监狱的环境卫生提出了建议。几次探视都受到典狱长和犯人们的欢迎,并很快就安排了每周一次的探访,每次探访的最后,犯人们都可以聚集在院子里听一场简短的宗教宣讲。在我们没有提出要求的情况下,典狱长主动修建了一个小的水泥讲台并且为听众安排了木凳。

除了上面讲到的几个特殊例子以外,我们也做一些力所能及的事来增强人们对公众健康问题的理解和兴趣。初夏的时候,我们准备了大约三千份介绍布氏姜片虫的双色大海报,海报随机粘贴在城市和郊区的各个地点。这种疾病在其他地方是很罕见的,但在这里却是一种常见病,因此开明的相关公众健康部门应该将此作为亟待解决的一个问题,我们也希望能够提供帮助。在地区协会年会之前,将会有我们的一位员工进行两场妇产科方面的讲座,以调动大家的兴趣和热情。另外四场关于传染病的讲座将会在每年一次的女性短期学习班之前进行。女性短期班是由社区中的女性领导者组成的团体,她们人数很多且极具代表性。在她们自己的要求下,她们在医院里学习全市领先的高、中级学校的课程,并进行手术室、实验室、X 光科室的参观演示。

遗憾的是,尽管我们十分努力地想让学校邀请我们去为学生们做一次或几次健康主题讲座,但至今未获成功。

多年来,我们都希望在员工中设立全职公共健康护士,让她在产前病房或者其他诊所工作,或者去病人家中探访,这样可以有更多机会向城市和农村的小孩与老人普及健康知识。现在,这名护士终于确定下来了,来年就可以开展工作。我们坚信,这种良好的服务机会是很多的,制约只是在于我们的眼界和能够提供人员和设备的资金限制。

迄今为止,在影响医院日常工作的事情中,最值得一提的就是蓝烈尔小姐的患病以及后来她的退休。她在 11 年前成为这里的员工,服务积极高效。在毕德明小姐退休以后,她就成为护士长,直到任期结束才将职位传给了一个中国员工。在后来高福林医生不在国内的那段非常困难的日子里,她又担任了两年的护士长。很难充分表达我们对她领导能力的欣赏和对她不得不退休的遗憾。在她任医院护士长期间,董事会就她的工作授予了许多奖项,并为她颁发了刻有名字的银奖章以作为对她尊重的永久纪念。

我们相信,在今后的日子里,尽管她不能再继续参与工作,但回忆起自己向绍兴人民介绍现代医学和提供基督教服务这些伟大而又光荣的事,她一定也会很欣慰。

另一个损失同样在护士部,这就是吴护士长的辞职。吴小姐的母院曾打来多个紧急电话,要求她回去帮忙,最终她还是觉得那里才是她的职责所在。面对困境她有乐观的精神,她随时愿意向需要帮助的人伸出援手,关照医院内和医院外的朋友,这些特点都是她受到喜爱和信任的原因,我们会非常想念她。我们又有了两个新的首席护士,她们将为病房提供积极高效的帮助。同时我们已经让今年进来的护士学生进入高等初级学校训练,其中两位已经与上流社会家庭建立联系。我们对此表示欣慰,并不是说那些女孩会比经历普通生活的女孩做得更好,而是说这种现象是这个国家护士职业化发展的一个里程碑。好消息是除了新加入的周实习医生以外,我们的医务人员队伍没有发生变化。我们有希望在短期内可以有另一位女性传教士加入到相关科室工作。我们应该有至少四名宗教福利工作者,最好能配置六名。遗憾的是,这项计划在员工寻找困难和资金短缺的情况下受阻。和往年一样,大量事实向我们证明了给患者及其家人做宗教工作的重要价值。

在 1932 年的报告中,我们提到希望落实护士之家,这是很多年以前就在计划的项目。而值得我们深深喜悦的是,我们现在可以肯定地说这个愿望就要实现了。项目已经在 8 月份开工,除了木料的二次上漆、一些走廊和墙壁的施工以及其他小项目之外,建筑已经基本完工。建筑总共有三层楼和一个已完工的阁楼,它会是市里最美的建筑。底层有多间活动室、一个餐厅和两个设施完善的教室。楼上是可以住 48 人的舒适卧室区。工程不仅要让我们的使用者满意,也要让匹兹堡第一教堂满意,因为是其下的贾德森基金会使护士之家成为可能。我们相信,这是一座纪念碑,能够充分彰显对于某个特别的人的纪念,没有这个人在中国和美国的辛勤努力,它也不可能建成。毕德明小姐是我们医院的第一位护士,她创立了这所培训学校,白手起家建立起这个让我们引以为豪的机构。通过努力,她成功吸引了匹兹堡教堂女士们的注意,并信守承诺,这才有了今天美好的成果。我们唯一的遗憾就是长期的病痛使她不得不离开工作岗位,但我们相信她的精神和她的名字都将被我们永远铭记。

随着护士之家的建成,实现 11 年前提出的增加第三层楼的计划也将成为可能,那就是在三楼规划出一个妇科病房,虽然现在这个位置还被护士们占用着。但很快我们会有设备完善的产房、病房和私人房,有足够舒适的房间提供给越来越多的希望前来就诊的病人。

完成这一步之后,我们准备成立一个“最小化的有效单元”,也就是当一个医院有一定的规模,但却没有大到可以配齐全职的三名医生时,就可以采用最小化员工制,这样可以使医院合理高效地运作。也就是说，作为一个规模足够大的综合医院，我们可以维持有效的员工工作制度，未来在人员和设备质量方面也会有更好的发展。然而，有一种特殊工作是我们应该尽快添加到总路线中的，因为社会急需这样的工作。市政府和城市中的其他私人机构都还没有开始进行准备，至少在最近一段时间是这样，我指的是肺结核。肺结核在这个地方比在美国更加严重，因为潮湿和黑暗的原因（除了较富裕的家庭外普遍存在）。肺结核必须到医院进行治疗。社会迫切需要设施齐全的肺结核疗养院，但我们并不打算修建，这些事情只能由政府或当地的慈善组织来做。但我们可以抛砖引玉，可以设置一两间小病房，选择一些病人隔离起来，对他们进行治疗，不仅是要让这些接受治疗的人康复，更重要的是要让公众知道肺结核也是可以治疗的，以及如何治愈。一栋独立的建筑或者医院顶楼的一侧就可以满足我们的安置需求，并且花费很少，所以现在就请开始规划吧。同时，我们最最急需的是一名护士，第二急需的是一名医生。

正如刚才所提到的，我们希望今年能够增加一名社会福利护士和一名宗教员工。可能的话，还希望有一个办公室秘书，这样可以减轻医生和护士在行政工作上的负担，从而大大提高他们的专业工作效率。祈祷我们能得到相关的帮助，为这些工作能找到好的人选。

非常感激白十字会以及其他在过去艰难的岁月里给我们提供过无私帮助的朋友们。每当我们手术时或换上工作服时，我们就会记起你们是我们沉默的伙伴，为我们提供橡胶手套、棉花和纱布。当我们穿过医院的庭院，看到晾在外面的衣物时（尽管有些床单看起来更像拼布），我们会对自己说，是的，这些东西看起来很糟糕，在任何美国医院里这样的东西无疑早就被扔到破布袋里了，但是我们从来不担心。我们会尽可能用得久一些，在彻底坏掉之前，白十字会的朋友会再给我们送来的。当时的圣诞节是怎样的呢？图画书、玩具、皮球、布娃娃和一些廉价饰品就可以给我们的医院大家庭和其他人带来欢笑。如果你读了这篇报道的后半部分，你们会知道这几年我们一直坚持每周在城市孤儿院举办诊疗。为有需要的小孩子洗热水澡并照顾他们，也为很多患有眼病的病人进行现代医疗诊治。所以，圣诞节的时候，他们自然也成了圣诞大家庭的一部分。圣诞树上会挂满漂亮的装饰品，孤儿院的老师虽然不是基督教徒，但他带来了一个闪光的星星，星星是用缠着电灯泡的磨砂玻璃做成的。

这个老师在没有我们帮助的情况下，教会了孩子们一个圣诞节小游戏。做完游戏之后，我们会拿出装满礼物的大篮子，礼物是你们准备的一些给孩子的东西，这些孩子们在此之前都没有听说过圣诞节，也从来没收到过礼物，更不知道快乐的家庭和父母的爱是什么。那一天充满了欢笑和喜悦，除了孩子们打开小礼物时兴奋的鼻息声，孤儿们脸上洋溢的笑容，我确信在另一些人心里，更大或者最大的满足是"看到了天使"。由于财政状况不佳，近年来我们的拨款大幅度缩减，但是你们的礼物是对此最大的补偿，也在用最形象直接的方式告诉我们"你们的双手、心灵和祝福与我们同在"。

透过心灵窗口所见

1932 年圣诞节的前一个星期五，包括几名护士、五名教会成员、一名医生和我自己在内的一行人去到城市孤儿院准备圣诞节目。和往常一样，我们先是进行了眼科诊疗并给婴儿洗浴。在我们进行这些工作的时候，两位女性教会成员和奶妈们进行了谈话，向她们说明我们每周都会过来的原因。然后，我们把所有的奶妈和孩子叫到了餐厅，餐厅是一个只有一面墙的开放空间，只能挡住北风。这里不是一个宗教组织而是一个地方机构，我们并不知道他们是否会同意让我们过来举办这样的活动，但他们显然是相当乐意的，因为他们为此还装扮了房间。……有一个访客问我是不是我们挂的，我回答"不，是他们"。那里的工作进行的很艰难，因为只有几个医生在照顾孩子们，工作效率很低，而我们当然会非常认真仔细地做好我们可以做或者应该做的事情。机构领导对合作的积极配合也使我们受到了很大的鼓舞。

第一次去的时候,他们给了我们一间只有两个窗户没有门的屋子,你们可以想象这是一间多么舒适的"浴室"。现在,机构领导给窗户装上了玻璃,安上了门,房间里有两个烧木炭的铁锅炉,非常暖和。这些都是对方主动提供的,我们没有要求。圣诞节目包括圣诞颂歌、基督的故事以及一个美国黑人小男孩的小故事。陈医生讲完故事之后,孩子们都愉快鼓掌。他们都很兴奋地左顾右盼,但因为他们都是黄皮肤而我是白皮肤,最后他们都看向我,用他们的想象勾勒出故事中的达斯蒂长什么样子,但我相信他们都很爱小达斯蒂。我们将写着歌词的大纸挂好以后,告诉孩子们,护士姐姐会先唱一段,然后希望孩子们一起唱后面的部分。令我们惊讶的是,孩子们从一开始就加入进来并且唱得很好。可能他们在学校里学过这首旋律的其他歌词版本。活动结束以后,我先让最小的孩子们过来,然后是大一些的孩子,他们在拿到装着水果、糖果和图片的袋子时都显得很开心。奶妈们也分别收到了一条毛巾和一块肥皂,我们认为这些是对她们来说最实用的东西,记得她们也非常高兴……

我只想通过两件事来说明医院的价值,我确定这个城市里没有其他任何医院像我们一样在照顾那些特殊的病人,因为我们知道生命的价值,以及更重要的一个人灵魂的价值。

前段时间的某个清晨,有个男人来到医院,他在前一天晚上不小心吞下了一个异物,异物卡在了他的气管里造成了他的窒息,高福林医生给他做了紧急手术。手术前找不到他的担保人,手术之后由于他的情况不好,更找不到愿意帮助他的人。他的家人住在另一个镇上,因为认为他是"坏人"不愿意管他,他工作的商店也声称不承担任何责任。他需要转移到上海的医院去,因为那里有专业的设备可以取出他体内的异物,可是没有人愿意支付转移费用和其他费用。高医生自己出资将他带去上海接受了成功的治疗,现在他的情况很好。他的亲戚朋友都因为他是"坏人"放弃了他,甚至希望他死,他们也会这样说的。有一天,我告诉他,在经历过这种险境并恢复之后,我相信他会成为一个好人。他的脸上满是笑容,我觉得被人信任让他感到很开心。他开始做善事,在生命被拯救之后没有人会不心存感激。在他去上海的时候,一位护士告诉他:"等你好了回来的时候,希望你能来这儿看看我们。"当时他说不了话,只能用手指了指公交车站的方向,又指了指我们医院的方向,意思是说他一回到绍兴首先就会到医院来。……

还有另外一个例子。大概两个月前,有一个严重烧伤的病人被送了过来。他是工作时受的伤,雇主本来不想送他来医院,但是知道他的情况严重之后,雇主又积极地把他送了过来并且看起来愿意承担医疗费用。但是这个人状况好转一些,他们就拒绝继续支付费用,而这个男人自己并没有钱所以不能再继续住院了。他通过贷款又在医院多待了一段时间。他出院的时候,有一条腿还没有完全康复,但他答应我们每天会过来换药,可是因为他不能走路又没钱坐黄包车,所以过了好几天他都没有回医院。于是我去探望了他,安排他到医院继续治疗他的腿,不让他变成残废。他还很年轻,知道自己差一点死掉,我们不能让他再受到感染。他的雇主向医院支付费用直到他脱离危险,只是因为员工死了的话他要赔偿更多的钱,所以只要脱离了危险,员工以后能不能继续工作对他来说都无所谓。

1933 年 12 月 23 日,星期六,我一大早就到了城市孤儿院,前面走着两名挑夫,他们抬着圣诞树、装饰品和送给孩子们的礼物,而我的口袋里装着下午的演出清单。另有一个护士和我一起曾在此开展了两周的诊疗工作。然后我开始修剪圣诞树,我相信孩子们是第一次看到这棵圣诞树,它更加漂亮,能带来更多欢笑。孩子们会在周围跑来跑去,在膝盖间手拍手,快乐地说"它多漂亮!"我在装饰圣诞树的时候,老师过来告诉我孩子们准备了节目,并邀请我进教室去看看。我的心一沉。我希望圣诞节目尽善尽美,所以害怕他们会准备一个俗气的节目出洋相,虽然出于礼貌我也会让他们表演。进教室之后你们猜孩子们准备了什么——圣诞节的故事!我早就忘了去年我给过他们一些圣诞杂志,他们在其中一本上面找到了这个小剧本,准备表演。

我当然非常热心地用自己带来的东西给他们打扮。下午两点半，一切准备就绪。孩子们表演四幕短剧的时候，护士们唱着准备好的圣诞颂歌。我站在高架台上的圣诞树旁，把写着名字的礼物撒到桌子上，孩子们都尖叫着从包装纸上找到他们的名字。之前他们从来没有收到过专门为他们准备的礼物，能够为别人做一些独一无二的事情也让我感到非常开心。他们很喜欢每周六都会过来的那个中国姑娘……如果我让他们出入婴儿诊所，他们也知道是在治疗，通常他们愿意一直待在那儿直到冲回教室去参加他们所谓的"祷告会"。有一些玩具是白十字会捐赠的，我们要感谢那些捐赠礼物给我们的人。其中有 100 多个礼物是给孩子们的，52 个是给成年人的。

…… ……

没过多久，机构来了一个新人，他提出了有用的改革措施。他开始带犯人到我们的医院就诊，有两名犯人在医院待了差不多两个星期，现在我们过去探访的时候，他们会不断过来感谢我们使他们身体康复了。

…… ……

周一，我们把圣诞节的快乐带到了病人的心里。所有可以行动的人都聚集到小教堂，欣赏着我用灯泡和其他东西装扮的可爱的圣诞树，这是我亲爱的家人寄给我的。高福林医生带来了特别的圣诞节讲话。然后我们去到病房给每一个人送礼物。最开心的是九个小孩，他们收到了装满玩具和零食的长袜筒。有一个小女孩在看到我放到袜子里的小戒指时开心地尖叫起来，如果不是她的腿还不能动的话，她都要从床上滚下去了。另一个女孩一直想要一个布娃娃，但当她真的得到布娃娃的时候，她都不敢相信那是送给她的。

下午，我们又坐黄包车赶到了一所学校的门口。这是一所盲人和聋哑人学校，也有病弱者和老年福利院。

有 23 名孩子、60 位大人和许多邻居过来听讲。最触动我的是这里的需求，看到盲人听到音乐和唱歌时脸上洋溢的笑容，我心里很欣慰。但是看到聋哑孩子眼里的渴求时我又感到心情沉痛。陈医生给他们讲了圣诞故事，我控制不住地向这群人说出我个人的感想，因为他们中的某些人我们也许再也不会遇到了。之后，我们教盲人孩子合唱，让我很高兴的一件事是他们都很努力地背诵和演唱，一直到把歌曲完美地记下来。也许这是他们第一次学习外国歌曲。我们给每个孩子都准备了小礼物，为那些聋哑孩子准备了精美的图书。因为没有足够的东西给病弱者和老年人，我们把礼物拆开分给每个人一些小礼物，这让他们非常欣喜。那里的管理人员非常希望我们再去探访，我们也准备从下周日开始实施我们有规律的探访项目……

26 号星期二，我们为参加诊疗的孩子举办了社区聚会，有大约 200 位孩子和他们的妈妈一起参加。发完礼物之后，我看到一个很漂亮的小女孩穿着可爱的粉色丝裙安静地坐在最后面。她就像图片里的娃娃一样，有红红的脸蛋、又黑又直的头发。

我把她叫过来对她说："因为你是一个非常乖的小女孩，安静地坐着没有去抢东西，所以我要给你一个很棒很特别的礼物。"虽然我手里除了一袋吃的外没有别的东西，但我的制服口袋里有一个小橡皮球，我把它拿出来递给她。她谢谢我之后就开始往外走，这时一个护士对我说，她觉得这个小孩看起来很熟悉，以前肯定是我们的病人，并说出了一个名字，我立刻跑到街上喊她"阿桃！"她转过身来，我说："让我看看你的腿。"她让我看了，我发现她的确就是那个曾经因为严重烧伤，在我们医院住了好几个月的小丫鬟。这简直是奇迹中的奇迹，在她生病的时候，她的母亲来了，一开始她不愿意和自己的母亲说话，因为她无法爱一个把自己卖去当奴隶的母亲，但实际上，那个可怜的母亲什么都不知道。她只是家里的一个小妾，后来因为被虐待就自己一个人跑了出去，也不敢把这个小女孩带走。这个小女孩当然也受到了虐待，当我们第一次见到她的时候，她都说不出一个完整的字。她不知道善良为何物，因为她从来就没感受过也从来没有期待过。我去给她穿衣服的时候，她试图咬我或是袭击我。好几天都是我给她穿的衣服，因为她不准其他实习护士给她穿。但是渐渐地，她在新环境中改掉了以前的坏毛病，变得越来越好。她的母亲先离开了,并对她之前的养母提出了诉讼。现在贩卖孩童是非法行为,所以她要回了自己的女儿,并且把她照顾得很好。她在医院里恢复了健康,也找到了自己的母亲,目前我们在与这个家庭进一步接触……

高福林

第四节　1935 年医院年报

一、我们的 25 周年纪念

在 1905 年 5 月,30 年前, 我们在一个紧邻教堂的临时建筑中开办了一个小诊所,这是这个城市现代医疗实践的开始。5 年后,在复活节的早晨,在那所于 1910 年 3 月 10 日正式开业的新医院大楼中,我们接收了第一个住院病人。在此期间,我们收治了 14 982 个住院病人,接待了 263 279 次门诊。医院容量扩大了两倍,现在有 90 张床位,并在有需求时还能提供更多空间。除了陆续添加的小的改建以外,我们还添置了一个厨房、一个洗衣房、为男性员工提供的宿舍、蒸汽压力除菌器、中央暖气、现代排水系统、电话系统、电灯、最新的 X 光设备、透热疗法机器、提供给已婚员工的 6 个宿舍。最后要提到的一点是,为我们的全体护士提供的一个漂亮宽敞的房屋建筑,它与医院紧邻但又与其分隔开来。在这 25 年间,我们的员工由一名医生和两名未受过培训的助手,发展到 4 名 A 级医学院毕业的医生,7 名毕业护士和 20 名学生护士,4 名技术助理,3 名宗教福利工作者和一组各类服务人员——在这个医院大家庭里共有 67 个心灵。与之同时增长的还有人们对医院的信心与尊敬,医院成立到现在,已成为这座城市标志性的公共机构。这里的工作人员被看作是有在公共福利受到一些影响时能给予帮助和建议的人。确实,我们还存在许多不足,但是整体上,我们有理由带着信心面对未来。为了从不同的方式了解医院的成长, 这里我们简明介绍如何理解此报告中出现的一系列图表。

二、人员变动

回顾这些年,我们的人员发生了几次很重要转变。第一,也是最重要的是,缪美丽小姐,现在的 R. E. 布朗夫人的辞职,她在 6 月份回到了在太平洋彼岸的丈夫身边。尽管她在去年就已经结婚了,可她拒绝离开我们,直到她的继承者做好充足的准备来接替她的位置。对于这些年她和丈夫所做的牺牲与特别贡献,以及她所完成的建设性的工作,我们和这个她所服务的城市都恩重难偿,我们能做的是公开认可并深深地感激他们。第二个损失发生在 9 月底,詹医生辞职去了另一家宗教医院。他和我们在一起工作将近五年,而且经常给我们带来快乐、忠诚和有效的服务。我们非常想念他。但幸运的是我们也有收获。陈医生在去年 12 月去了美国,在几个重要医院中观察学习了几个月,然后于 10 月中旬重新回来服务。她带着高度的热情完成了不同形式的高强度的工作,我们非常高兴能再次聘请她。的确,她在此期间结婚了,但由于她的丈夫是一个非常友善的绅士,毕业于我们上海的大学,现在是这座城市中唯一一个全年级中学的校长,所以她的婚姻只会为我们以及这座她生长的城市服务而增加力量和资源。

接近夏天的时候,考虑到陈医生的退休,我们聘请到了李医生服务于外科手术部门。他是齐鲁大学医学院的近期毕业生,对自己的工作有着强烈的兴趣,并且还喜欢唱歌和拉小提琴。因此他不仅给予了我们医院宗教的服务,同时也为教堂提供了切实的帮助。

最后,在去年的最后一天,我们来自美国的新护士,鲍尔斯小姐(我们在上一个报告中介绍了她),于北平学习了一年的语言之后来到了绍兴。尽管在她能够从语言学习中抽出更多的时间给予医院工作实质的帮助之前,还需要一年的时间,但是我们依然很高兴她能来和我们在一起。对于所有的人员,尤其是新进者,我们要告诉这些虔诚的祷告者,来年会是一个快乐并充满收获的一年。

三、本年度工作

我们很高兴今年没有任何重大的困难来打扰我们的工作——没有战争和瘟疫,没有洪水和饥荒,尽管其他省市的同事们正令人悲痛地经历着这些。并且那些模拟空袭和精密的防御演习,需要医院分担服务的准备,时时刻刻地提醒着我们,危险就在我们身边真实地存在着。商业情况明显恶化,飞涨的物价及食物、药品、一般性补给均登记在册。还有不断提高的服务花费,像 X 光检查,甚至是普通的病房和住所花费,令患者难以承受。结果我们不得不提供大大超出预算的善款数额和延期账户。然而,在这一年中出院的住院病人达到新高,共有 1131 人——而20 685 个门诊病人的数量也比去年有所增长。

因为陈医生于 10 月份的回归,我们可以组织一个新的部门了,多少可以平衡一下之前那些部门的负担,尤其是为负责人的临床诊治任务减轻了一些压力,使他能够有充沛的精力投入到医院整体的管理中,包括一些为公众健康服务。而这个包括了产科、妇科和女士病房的普通手术、皮肤科的新部门,则被归于帅医生的有效关照中。

经济情况不允许我们添加任何重要的物资设备,但是一个非常重要的进步是我们有了两间小病房,9 张给肺结核病人专用的预留床位。在这个地区,这种病的破坏力是极为可怕的,然而休养、阳光和良好的食物的重要性我们似乎还没完全搞清楚。我们迫切地需要一个小的疗养院,在尽可能好的环境下对这些病例进行治疗,会对有效治疗方法的探索有所帮助。我们希望这些病房的开放能成为铺路石,以便为建立真正恰当的疗养所筹集基金。

去年,我们在这么多年里首次出现了赤字,账目上的数字大约是2000 美元。这其中部分是由于当地商业的萧条,但是主要是由于来自监理会的拨款突然被大幅扣缴。今年一部分的缺口得到修复,而且我们将所有项目花费的预算都降到了最低,没有津贴购买新设备,修理、更换、改进等都被严格限制在必要之需上。在这一年快要结束的时候我们的账本上显示了 49.37 美元的盈余。我们非常高兴事情没有变得更糟，但是很多时候，它还是不能满足我们到期的账单需求，并且这笔负担给我们造成了不可避免的焦虑。我们认真地请求你们这些祈祷者，在已开始的这一年，帮助我们获得更大的财务自由。

在那里，会为每个孩子洗澡，称体重，并做常规的检查，看他们身体条件是否稳定成长。最高的纪录是一个下午接纳了 79 个孩子。我们认为这是最重要的价值，不仅是直接地为我们所关心的孩子预防疾病，更是给这座城市的女性灌输一种个人和公共健康的基本准则。如果允许，我们希望在紧邻教堂的建筑中再建一个诊疗所。这是一个人口密集的地区，我们需要更多的医院服务于所有不同的病人。

医院的其他每周临床检查，即产前临床检查、为盲人聋哑人在学校设立的普通门诊，以及在收容所、监狱和孤儿院的门诊像往年一样进行，但孤儿院服务在夏初临时中止，由于财务和其他相互债务责任还未决定是否恢复。

我们在这些诊所中的工作以及其他一些服务，都得到了一位新加入护士的极大支持。她在南京受到过政府学校对于公众健康护理的特殊培训。这是这座城市提供此种服务的一个开始。我们相信这将发展成为更美好的可能性，因为她熟悉病房和诊所里的病人和他们的家属，并常去拜访他们的家。我们乐意将公众健康护士团队扩大，经常拜访这个地区所有的学校以及他们的家庭。这项服务所带来的巨大价值在美国和其他地区都已得到证明，但在中国效果尤其显著，由于普通民众健康常识匮乏。

我们的员工还为普通大众、女子中学以及两个政府学校举办了多场健康主题演讲。在政府组织的第六个每年一度的儿童福利展上，我们的两个医生在检查委员会任职，另一个健康护士则与群众直接接触。

我代表本院被政府邀请作为一个大型反鸦片团体的三名发言人之一，并受邀与一个防空袭计划和防御团体的成员数次会面，为随时可能爆发的战争做准备。最后我被告知医院将参加一个为政府公共健康基金花费出谋划策的特别委员会。这些都是我们参加公共服务的大好机会。

四、致谢

我们鸣谢大大小小的许多馈赠，这远远多于我们在困难时期的期望，使我们能够继续前行。我们的感谢函已送至每个捐赠者，但为了防止他们没有收到，我们在这个报告中已经印出了详细的名单。特别值得一提的是来自匹兹堡第一教堂对于完成兴建护士之家的 500 美元捐助。如果这些朋友能看到我们对于这样一所建筑是多么感激，他们应该也会感到满足。此外，我们也要表达对于这一年来通过白十字会慷慨捐赠物资的许多赞助者的感谢。我们非常高兴能收到这些箱子和包裹，不仅仅是这些物资尽得其用，而且它们饱含着对于我们共同目标的提示。如今，我们需要你们持续的帮助，乃至甚于往常。如果你能够寄来更多的物资，我们将满怀感恩。我们尤其需要罩单——哪怕是在困难时期，我们总是需要它们来遮盖其他设备——还有棉布、医用纱布、外科医生橡胶手套、肠线、大量的橡皮膏等。请从白十字会总部按照标准规格提供这些或其他物资，这样可以避免因为尺寸不合适而损失时间和金钱。

五、心灵窗口一瞥

一名贫困的年轻的父亲走进来，问我们是否可以接收并照顾他两岁的小儿子。他的妻子突然丢下他和这个孩子，以及一个几个月大的婴儿出走了，而他的工作又需要他长时离家。他刚刚来到这座城市，没有可以帮他的朋友，而孤儿院又不肯接收这个孩子，除非孩子是被永久遗弃的。我们能帮忙吗？当然我们这样做了，很高兴地接收了他。过了一阵，孩子母亲回家了，并成为我们的病人。希望我们给了她比药物更珍贵的东西。

几个月后，我们收到了一个来自富裕家庭的请求他们将他们幼子托付给我们三年。他在家没有得到好的照顾，几次在我们的儿童病房接受饮食调理。母亲是一个很现代的、并愿意学习的人。我们能接收他抚养他三年吗？医院可能不是一个让健康的孩子成长的好地方，但是我们很感激这种对我们的信任。

春天的时候，这座城市开展了第六届儿童福利展，高福林医生被邀请为民众做演讲。我们在检查委员会的两名中国医生和一个新进的公共健康护士也做了一次讲话，她以一个大洋娃娃作为示例，演示了如何照顾孩子。另外，缪美丽女士分发了浴盆浴巾和香皂，准备好给孩子们洗澡，如果家长希望的话。这是整个展示最吸引人的部分——人们聚集过来，孩子们在啼哭，护士们的双手接过孩子。虽然没有其他更多东西，但有从医院带来的孩子衣物，写着婴儿疾病和预防方法的海报，食物、奶瓶，已经足以引起家长观瞻把玩的兴趣。

大部分的家长都很年轻，或许这是他们的第一个孩子。小家伙们穿上亮丽的丝质衣服，戴上漂亮的帽子，都胖胖的，许多还都很漂亮！——无疑家长们都为他们而感到自豪。有大约300个孩子得到检查，还有一些人没有能够及时登记，否则人数还将更多。这难道不令人振奋吗？人们照顾孩子、正确喂养和训练需求的意识已经苏醒了。爱孩子是中国人一个非常显著的特性，不管是男人还是女人。但是失明的孩子，可怕的脓肿和营养失调的增长，非常令人惊骇。现在政府已经给予了更多的对社会公共健康的关注，我们希望很快就能看到巨大变化……

几个月以来我们一直在照顾一个患有脊柱结核的年轻人，他绑着石膏绷带，无法行动。近日，我们认为最好将他从第一个病房中转移出来，但现在他又被转回去了，原因是他想待在有人唱歌的地方。在那第一个病房，我们每天早晨都举行一个简单的服务——最多15分钟。但在另一个病房中没有这种服务，病人可以自由到其他病房，如果他们愿意。……

一天，一个年轻男人带了一个一只眼受伤的年轻女人来到我们诊所，她的眼睛已经几乎快失明了。他们说，在她砍木头的时候，一片木渣飞了起来扎入了她眼中。而我们不知道的是，这个年轻男人是一个自学的"医生"，并且大胆尝试想要治疗女人的眼睛。但当他发现他做了多么糟糕的事情时，为时已晚。他将这个姑娘带来我们这里，担心已经危及到她的生命。最后，幸运的是她保住了生命，但是不得不失去一只眼睛，然而这个"医生"却没有受到惩罚。我们能做什么来保护天真的大众以及"现代医学"的信誉，以免受这种不负责任的庸医之害呢？

……

圣诞前的一天在门诊部巡视时，我们注意到一个年轻女人穿着破布衣服，蜷缩在炉子边，伸出瘦弱的手指取暖。她的一条腿上有严重溃烂，几乎从膝盖延伸到脚踝，覆盖了半条腿。

一点一点，我们了解了她的故事。童年时她就订婚了，并被带去和她未来丈夫的家庭一起生活，这经常发生在穷人家庭中。13 岁时，她在厨房火边，衣服着了火。她的婆婆没有救她。在一个邻居发现她，并向她的腿泼水灭火的时候，那只腿已经严重烧伤了。多年过去了，伤口一直在恶化。与此同时，她的未婚夫也死了。最终在她 21 岁的时候，以 60 元的价格卖给了另一个家庭做新娘。但是她的丈夫是智障，我们可以想象那种生活是多么煎熬，这样极端贫苦的家庭使她离开了家，来到这个城市中乞讨为生。一段时间后她被一个老乡认出，并搭了一个木板，让她睡在他家院子里。最终筹了一角硬币，来医院寻求帮助。虽然我们的慈善预算已经远远超支，而且还出现了几百美元的赤字，但是我们不能将这个可怜人赶走。医生和护士很快筹集捐款，为她提供了一个月的护理。洗澡、干净的衣服、温暖的床——这不是天堂般的生活吗？我们希望如此……

高福林

第五节　1936 年医院年报

对于基督教医院的管理层来说，1936 年带来了几个惊喜。首先是新年以后，我们收到了一笔 2000 美元的捐赠。这位朋友 25 年前在医院创立之初提供了一笔资金,而后为医院持续慷慨解囊。大萧条使她的捐赠中断了,但就在我们濒临窘境的时候,上帝又一次回应了我们。我们的蒸汽锅炉对于逐渐扩大的医院规模来说太小了,并且开始漏水,在修理期间我们只能耐心等待。我们的消毒器对于现在的工作量来说也太小了。此外,暖气、供水和其他一些设备都需要增加。这些需求都很紧迫,但在过去两年中,尽管进行了裁员,且对于每一笔开支都仔细盘算,我们一直在亏损状态下营业,壁橱空空如也。去年,我们曾请你们为我们很快会找到一条出路而祈祷,而今,这第一个回音来了。

很快,第二个惊喜随之而至。2月底,政府决定采取强力行动,将鸦片这个恶魔彻底从本地区根除,并请求我们的帮助。对于不曾在中国居住过的人来说,可能很难想象鸦片在这片土地上给人民和政府造成的痛苦。在有些省份,人口中很大一部分都是瘾君子,而在很多省份,公共财政收入的很大一部分都直接或间接源自鸦片交易。政府似乎对即刻禁绝鸦片无能为力,但决心在有限的范围内尽力做到,也许是为了起示范作用。而绍兴正在这个示范区内。这里建立了一所临时收治医院,一百多名"嫌疑人"和瘾君子被带到这里进行检查和治疗。但这也远远不够,于是我们被要求给予帮助,并同意将三楼几乎整个楼面都用作这个用途,收留了三十几个病人。政府同意鸦片病人可以在任何他们选择的地点接受戒除治疗,但又公开宣布全城除了我们医院,任何机构无权发放烟瘾治愈的证明书。自然,这是当地政府对于我们诚信和能力的信任。在接下去的两三个月里,虽然我们的员工,尤其是化验室人员,常常超负荷工作,但是大家都无怨无悔。……但此次运动给我们带来的不仅仅是政府信任的一票。这些病人几乎全是有钱人,有些人在本城或当地颇有影响,有些人则是被冤枉的。

对于能借此机会接近这些通常接触不到的见证人,我们心怀感激。最后,我们也感怀由此运动而带来的财政支持。由于这些病人家境富裕,能够承担相应的费用,而我们也没有为此增加多少管理支出。自然,按照常理我们不希望以后还会有这样的意外之财，但这次积聚的富余必能在不久的将来在财政困难的年份发挥作用。

另一件多少是意料之中的，令人愉快的事情是，护士部工作的良好成绩，尽管有几处问题。这是建院以来第一次，我们在没有传教士护士带领的情况下运作。在这个地区受过专业培训的护士重金难求，更何况现在连薪水都要发不出。但刘树芬小姐，这位之前的主管和指导员，同意承担起护士长的职责，并和她的护士们一起，尽力将护理水准维持在了先前的水平。今年护士学校招收了相当于医院护士总数的十名新学员，而我们也第一次能要求毕业生必须达到初中文化水平。今年 3 月，我们将一名新近毕业生送到北京协和医院，进行为期四个月的医院餐厅管理事务培训，并已经开始收到一些回报了。今年我们也更多考虑了护士的培训问题，探讨由三家教会医院共同设立一所护士学校，并向政府申报此事。

这两个问题各自独立，却又彼此相关，因为后者需要我们提高护士培训课程设置的最低标准，而前者要求我们在提高课程质量的同时在第一年通过合并教学和集中授课尽可能降低教学成本。令人失望的是，到目前为止我们仍然只能说"有所进步"。但同时，我们取得了一些针对我们自身工作的有建设性的改进。而一名在这方面受过特别培训的护士已被指派专注从事课堂教学工作。从事公共卫生的护士也在持续开展工作，并有所扩展到学校方面。最后，从 12 月 1 日起，我们迎来了鲍尔斯（Bowers）小姐在病房开展工作。虽然仍在学习语言，她目前几乎已经全职花时间在病房了。

在医生和技术人员方面，今年有两个变化。8 月份，利雅（Lea）医生离开我们加入了宁波华美医院；年底，在我们这里工作了 14 年的会计应先生，前往杭州的航空学校任职。为了接替他们，我们找到了两位年轻人：来自嘉兴医院的米医生，以及之前在杭州商业部门工作的滕先生。两人都满怀热情和能力，开始承担起职责。我们相信，他们一定能够在今后的若干年中为我们的机构做出贡献。

总的来说，今年的工作与前几年相比并无太大变化。在城外 20 英里，一条公交线路上出了一场事故，随即所有伤员都被送到了我们医院，这再次显示了当地领导对于我们的信任。此事还引起了一场安置伤员的救助活动。此外，还有几例枪伤病人。可怕的刀伤病例，说明了犯罪事件在增加，城门外不远几里就有匪患。但总体来说，我们的工作进行如常。门诊部接诊 24 031 例，比 1935 年增加 3356 例。出院病人 1236 例，比 1935 年增加 105 例，但需指出的是，非常有趣，这个数字正好是我们在这段时间收治的鸦片上瘾者的数量。手术的数量和重大程度稍有增加，X 光检查的数量增幅显著。即使除去鸦片病人带来的收入，我们的运营也有适度的结余，在连续两年的亏损以后，给我们带来了希望与鼓励，尽管我们还是要非常小心地进行管理运营。

如报告开头所述，一笔两千美元的捐赠使得我们能够添置一些急需的设备。我们已经购买了一个新的大蒸汽锅炉，并订购了一些病号服和器械消毒器、一个蒸汽蒸馏器以及其他一些急需的病床器械。并且，如果资金充足，我们将增加暖气机，为整个医院供暖。我们非常感谢宁波医院的汤默思医生和游先生，来我们这里花了几天的时间调试 X 光机，增加其运行效率和安全性，他们还将我们的学生技师王先生带去了宁波，让他接受了几个星期的 X 光设备操作培训。这也减轻了我们的负担，并使这方面的服务得到了扩展。我们还卖掉了医院员工居住的，两年前就有义务售出的房屋，用这笔钱购得了紧挨着医院的两所小房子。这块地产对我们价值重大，不仅仅使我们能够在此就近安置员工，也因为在三面临街的情况下，这是医院唯一可能扩展的方向。如果再购买三块小土地，便能组成一块有用的方形地皮。我强烈建议，在有机会的时候，医院主管能被允许购买这些土地。

我们在公共健康方面的工作继续开展。如所承诺的，我们每周举行一次产前门诊和婴儿门诊，在监狱和收容所也每周各有一次门诊。所有这些服务都是免费的。不幸的是，在孤儿院的工作未能继续开展，但我们的教会工作者邦小姐每周都会去那里探望，为幼儿园和学龄孩子讲故事。近期孤儿院暴发了麻疹瘟疫，在她名册上的 27 名孩子中只有 9

名活了下来!你会想我们应该为他们做些什么吧?我们已经安排了公共卫生护士在我们的中学开学以后即刻前往为所有学生做检查,并将所有她觉得需要医护的学生送往门诊部。在此之后,她将继续在学校治疗沙眼,以后每个星期,老师和学生都将有一个小时的时间向她咨询最新的传染病情况。为了说明公共健康服务的需求,以下一份来自越光初级中学的调查报告很值得研究:173 名受检学生中,77%患有一种或多种病症,其中包括 133 例 t 沙眼,31 例口腔问题,67 例扁桃体肥大,2 例皮肤病,1 例中耳炎。

除了为教会学校的服务,以及以上所提到的每周 4 个不同的门诊,我们的公共卫生护士还在学校和我们自己的门诊等待室中做了 137 场讲座,在一个学校进行了小型门诊,在附近一个村子里进行了和传教活动相关的特殊工作。此外,与城里的两所公立学校也建立了友好关系,每年帮助他们进行疫苗接种,今年在我们常规医务室以外进行的疫苗接种达到了 1493 例。当我们的医生觉得有必要时,我们也会去住家出诊。我们也正与附近的一所公立学校商议开展类似于我们自己附属学校的健康保健项目。我们希望能一点一滴地扩展我们的服务,对政府的公共卫生行为进行补充,直到覆盖城里所有的学校。

至今我们很失望,政府一直没有给我们协助改进城市卫生的机会,但我已被邀请在两个学生集会上就公共健康问题发表演讲,并在另一个反鸦片运动集会上进行演说。并且,在我们的初中和一所附近的公立高中,我们正准备每月开展一系列的健康讲座,学生对此兴致盎然。通过与政府的合作项目,这所公立中学的高年级女生也将来我们的门诊部观看护士开展工作,以便将来如有需求,能部分做好准备为红十字会服务。

需要再次指出的是,我们为本医院能为医学研究人士提供设施支持而感到荣幸。来自上海国立医学院(National Medical Collage of Shanghai)的寄生虫学教授楚医生,和来自曼彻斯特大学的麦考伦医生在我们这里花了几个星期的时间,研究使绍兴在医学界闻名的两种吸虫病——肝片吸虫病和肺吸虫病——的传播和治疗。除了这些研究本身的价值，他们的造访对我们的员工是个巨大的激励，因此我们心怀感激。我们也感谢朱医生捐赠的化验室设备，使我们能在今后继续开展此项研究。

在结束公共卫生这一话题之前，我希望提到一个威胁绍兴人民和政府的严重问题，以及我觉得我们医院在寻求解决办法的过程中所承担的责任。我们没有具体数据，但很可能像中国其他地区一样，结核病在绍兴是致病和致死的首要病症，尤其是肺结核。医院的最新数据显示，除了沙眼，结核病是人们就诊的第二大疾病，在所有 6981 个病例中占了 405 例，近 6%。但比这个数字更为严重的是，当地不良的气候、生活条件的简陋以及卧室糟糕的采光，即使在富人家里也一样。并且所有的社会阶层对于该疾病的性质、起因、治疗等事实都几乎一无所知。

我认为，有两件事是必要的：首先需要进行一场积极的启蒙教育，也许是通过某个抗结核病社会组织。其次，能为一些有选择性的病例提供恰当护理的机构设施，以便向公众展示结核病是能够治愈的，以及怎样治愈的。当然，最终需要政府或慈善市民来出资建造一个真正的结核病疗养院。但为了促使这一天早日到来，我们应该在医院的直接支持下提供一处小房子，来为小部分人提供治疗，而不至于给医院增加太多的负担。并且，因为多数病人都很穷，我们需要一笔捐赠，使得必要的长期住院治疗的费用降到最低。我建议集资 25 000 元（中国货币），或是8000 美元，并将其中一半作为长期基金。

作为总结，我们希望对长期以来通过捐赠金钱和物资支持我们工作的朋友表示由衷的感谢。我们很高兴地看到捐赠名单里又有了几个新名字，并希望带来足够的回报，能使得他们愿意年复一年地资助我们。由于页面限制，我们不能一一列出来自白十字会团体的各种捐助，但每当收到一个包裹的时候，我们都向捐赠者表达了私人的谢意。在此也请那些没有收到我们的消息，或是有所遗漏错误的人士与我们即刻取得联系。我们非常感谢你的配合，难以想象在没有你们的帮助下如何开展工作。

第八章　全面抗战时期的院务
（1937—1945）

第一节　1937 年医院年报

回顾过去的 12 个月,很难为 1937 年写一篇报告,我又回想起许许多多的感触,心情非常复杂。在停业的日子里我们被乌云笼罩,或许是因为我们的工作在社区中得到了广泛的尊敬,如同太阳一样一直在发光发热。我们给很多人提供了服务,服务的范围也是多样的,与此同时,当地社区给了我们的全心全意的支持,其支持力度是前所未有的。

福康医院受到了大力支持。医院除了受到来自美国的医生、护士们的大力支持以及来自传教会的将近 1000 美元的捐款外,我们的工作资金全部来自于医院收入。必须承认这对我们管理部门而言是一个不小的压力,但是我还是不能同意来自国际联盟的斯坦伯医生的观点。他在中国所做的关于卫生情况和卫生问题的调查报告做出了如下陈述:"基督教医院无疑有利于中国的中产阶级和上流社会, 贫穷人口则很难从中受益。"我们大多数的住院病人每日只需要交 50 美分,相当于普通人一天的工资,因此病人的每日平均花费是 2 美元多。即使是这样低的收费,对于那些无力支付的病人,我们仍旧会为他们减免部分费用或者全部费用,而这些我们垫付的费用累计已达 500~1000 美元。由于住院病人导致的收支不平衡, 我们必须对那些付得起钱的病人收取更高的费用来平衡收支。尽管还有提升的空间,我们却很高兴将这种收入的增长记录下来。很遗憾,给社会各阶级提供平等的专业服务这一理想状态在医院里并没有得到实现。而由于我们的普通病房干净又舒适,导致那些本会选择专人病房的人也选择住在普通病房里。从这点来说,战争让我们更迫切地需要捐助。直到盛夏,我们所有的手术都处在亏损状态。上海的大量难民涌入绍兴,不但我们的普通病房住满了病人,就连专人病房都满了。11月底,我们的财务终于有了盈余。但不幸的是,随着战争的到来,绍兴城里的人都出去避难了,城里有钱看病的人都搬走了。所以这篇调查报告出来的时候我们已经没有任何收入,而日常花费却要照旧支付。这种状态的持续时间预示了我们医院明年的财政问题的严峻程度。至少这个情况非常明显。在医院恢复正常收入之前,我们只能靠国外捐助、增加更多的传教士职工以及增加年度拨款份额。要想提高我们的服务质量,扩大服务范围,就必须得到足够的捐助。如果这样做,我们的收入就会增加,起码能够收支平衡,如此一来我们的职工就不会感到焦虑和有压力,且还会拥有合理的收入,我们的人员的更替和收入的增长就都能到保障。

因为纽约一名朋友的慷慨,两年前的圣诞节我们收到一份捐赠,得以添置急需的重要设备。我们将于初秋安装从纽约运来的一台每小时可产生两加仑安全可靠的蒸馏水的全新蒸馏器,手术室急需的一台更大的敷料消毒器,用以确保舒适安全的病房服务的两台便盆清洗机和消毒器。我们也开始就购买一块与医院东边地块相连的地产进行协商,而东边是唯一可以扩展的方向。在不久的将来,员工宿舍将建在这里,并且在当前的街道拓宽计划里,我们的门诊部也将迁移到此处。已买入但由于战争而未安装的更大的蒸汽锅炉,将使我们的集中供暖系统扩展至医院三楼,而医院迄今仅部分供暖。我们也计划在我们的临床化验室中增加新程序,其将包括购买新设备,但鉴于战争可能破坏我们的设施设备,这一期望必须推迟。

鲍尔斯小姐迄今主要致力于语言学习,在过去的一年中几乎将其全部时间贡献于医院服务中,并且获得了明显和非常令人满意的结果。陈医生两年前在美国结婚,她发现在照顾家庭的同时履行在医院的职责相当困难,于是在4月末辞职。在两个月的时间内无法填补她的空缺,但自7月1日起我们有幸获得徐纪法医生的服务。他是一位具有良好的品格,受过专业培训的年轻人,极富激情地投入工作中,我们对其抱有极大希望。他是本地人,在我们的绍兴学院接受早期的部分培训,并在上海大学和上海国立医学院完成全部培训。他所说的语言是绍兴方言,他的传统也是我们的传统。我们有理由希望并相信他将始终和我们在一起,并将成为本市社区强有力和值得信赖的领导。最终,施乃德被委任接任我的位置。我们的休假应该开始了,无论我们是否能再回到中国,现在是时候将本机构传给更为年轻的一代了。遗憾的是这一交接为时过晚,未能使我们在施乃德医生承担他的新职务之前共同工作。同样不幸的是,由于战争已带来和将要带来的困难,使我们的工作条件将会更加复杂,并为负责人带来更大的困难。但我们拥有极好的员工,他们忠于机构和我们的领导,因此我们能怀抱希望和信心面对未来。

在今年上半年我们的工作正常进行,药房注册和入院,执行的主要手术,使用X光线检查,因肺结核入住病房以及使用人工气胸治疗的数量均正常增加。在这些规范治疗措施之外,也积极开展我们的公共卫生常规工作。

在公共卫生护士楚小姐的指示下,对我们教会学校的所有孩子均做了健康检查,并给一些有其他要求的人也进行了健康检查,且在诊疗所中为需要的人提供了适当的治疗。通过与为我们提供免费疫苗的国家卫生局合作,医院建立了免费的天花疫苗接种中心,并进行了数百次的疫苗接种。为学校和其他感兴趣的团体进行了健康主题讲座,我们在市监狱、盲人和聋人学校、贫民院的常规免费诊所仍在继续。为在四个农村中心开设每周服务一天的诊所制定了明确计划,这些诊所中的治疗工作旨在聚合分散在不同地区的卫生工作。甚至在开始之前,本项目已获得上海一名商人的热心支持,因为其家乡位于选中的四个中心之一,并且我确信本项目一旦执行,可从本地资源获得必要的财政支持。不幸的是战争暂时阻断了这一计划。

而战争造成的另一损失则更为令人失望:由我们员工全权负责市

孤儿院的医疗服务这一提议失败了。三年来，缪美丽小姐在一些护士的协助下，为机构中的婴幼儿提供了每周一次的免费诊疗服务，并极大降低了疾病率以及群体中的发病率。我们曾试图说服当局给予我们为整个机构提供医疗监督的合约，但他们声称一些感兴趣且有影响力的人不愿放弃老式的中国治疗系统。当缪美丽小姐于两年前离开我们时，诊所不得不暂停了，但是这一项目仍然在持续，最终在9月，我们得到了梦寐以求的邀请，于是立即派遣一名年轻中国医生去那里常驻；然而战争随之来了！这是苦涩的失望，尽管从孤儿院获得的收入并不多，我们已准备好必要时为该项目倒贴。因为凭借这一绝好的机会可以证明，我们可以用尽责的管理和现代的医疗护理为这一机构服务。或许在将来情况好转的时候可能重获启动机会。

我们也完成了许多后续工作，虽然其结果可能不会立即显现，在这方面我们应注意。即使医疗诊所被暂停了一段时间，邦小姐已继续每周探访孤儿院中大一点的孩子，进行指导和讲故事。多年来提供了忠实有效服务的宋女士在年初退休，这不得不说是一个损失。但她仍在时间和体力允许的情况下查看病房，并且永远是受欢迎的来访者。

当战争于8月份在上海周边打响的时候，一些员工，包括护士长刘女士，以及员工中的传教士正在度假，有时与绍兴取得联系都是不可能的。涌入的难民向各个方向寻求出路，场面如此混乱，以至于任何途径的出行基本都是不可能的，连续几周信件不能派送，电报要走九到十天，杭州之外的电话服务中断。在涪陵的刘女士，做出了英勇的努力，在历尽千辛万苦之后，成功返回。在青岛的鲍尔斯女士，连续几周不能确保返回通道的安全。在莫干山的高夫人和我于9月初得以返回，我们也遇到了困难但是并不大。回来后，我们发现城市里一切正常，医院内的工作照常进行，只是有个特殊的战时组织在活动，正如传说的那样，他们在对护士和一些邻里进行了发生战争时的紧急措施培训。

我应市政府的要求，为其他在委员会担任委员的医生进行服务，为从前线带来的受伤战士提供医疗救助，我们医院因为优秀的员工和优良的设备被安排照顾这些多数严重受伤的战士。为了照顾这些病人,我们清理出了一定数量的储藏室,为受伤战士提供了 40 张床位,增加了一名医生和几位刚毕业的护士作为我们的员工,并且成功地为那些志愿学习的青年男女开设了简单的课程——每个课程只有两周,他们将作为护士助理。其中的一些人被留下来,为我们服务,但是大多数人被送到了由城市创建的各种紧急军事医院。在那里,他们表现出了良好的精神面貌,并且提供了切实有价值的服务。军事部对伤员的照顾基本上毫无准备,这成了此次战争一个最悲伤、最惨痛的特点,我们很高兴能尽一点绵薄之力来填补这个缺口。

我们的付出得到了回报,穷人来到我们这里,用语言和行动表达了感激之情。而当 12 月初,由于日军的临近,所有战士被撤离到另一个城市时,他们用泪水表达了对我们的感激。差不多在那时,萧山,一个离绍兴 20 英里的小城镇,遭到了猛烈的轰炸,超过半数的建筑物被摧毁,1500 多成年男女及儿童被杀害。12 月 15 日,新绍兴火车站遭到轰炸,被完全摧毁,日本军队正在靠近杭州,仅仅有 30 英里远。再看看其他城市已经发生的一切,对我们而言似乎是时候带上护士撤到上海了,那是唯一安全的地点,也有很多他们可以做的工作。我们仅留了一名男员工在绍兴,进行了相应的安排,将一些价格昂贵的设备藏起来,希望它们可以逃过可能发生的抢劫。在圣诞节的下午,我们的护士离开了这座城市,但就在这时,轰炸再次发生。这次是在圣诞节早上,城里的一所进步小学成为攻击的对象,大面积受到摧毁,一些妇女和儿童被杀害。

听到消息,帅医生决定留下来提供帮助。但是这些受伤的人基本上已当场死亡,而她并不能做什么,因此,她重新加入到宁波的同伴中,并且与他们一道去了上海。在一个妹妹的帮助下,他们找到了临时居住地,在此报告书写之时,希望所有员工能被新单位接收,上海圣卢克(St.Luke)难民医院也即将开办。在此种情况下,希望所有人员平平安安,做好在上海开展工作的准备,并且尽快回来。战争给我们带来许多苦难和心痛,还可能会带来更多不幸和损失。但是,它也给了我们一个重新认识社会对我们的需求、社区对我们的敬意的机会,而最重要的是,这次考验证明了我们的员工像金子一样珍贵。对我自己而言,认识到在为这样一个团体服务已是一件乐事,而此种友谊的中断,即时只是暂时的,也使我哀叹,但未来是宽广的,充满希望的——让我们去应去的地方吧。

第二节　1938 年医院年报

由于战争条件的不可预测性,以及在 1937 年年底时我们的各种差会机构普遍处于不安定状态,日本军队已经侵略过了杭州。高福林医生和我们的医院工作人员在 12 月已经撤离了医院,只留下了一名骨干人员。大会和代表团一致建议他立即返回美国,因为他的休假将在春季到期。华美医院将我调职,以便我接任基督教医院院长的职务。

1938 年 1 月 6 日,我在会计唐先生的陪同下抵达绍兴,那时已经过了入侵最危险的时间。我们的工作人员辛先生和一些护士服务人员仍然在医院照顾五名伤员——士兵和平民, 他们和另一位医生一起尽可能地帮助伤者。当工作人员撤离时,其中有四人留在医院里,原因是他们没有更好的地方可去, 其中一人因得不到其他地方的照顾而被送进了医院。我们的一些护士在城里,应邬先生的要求,他们回来帮助我们。傅小姐和叶小姐是我们的两位新毕业生,也是当时我们仅有的研究生,因此,一名负责护士工作,另一名负责诊所和手术室的工作。通过向我们的员工发送信件, 我们很快就有了足够的工作人员来照顾那些在 1月 10 日重新开放诊所日里涌入的病人。

到 1 月底,医院里有 40 个病人,我们有限的工作人员也是超负荷工作,任何符合条件的人都被招募到工作中去。我们需要更多的医生和护士,但在那个时候,召回护士和舒艾博士是不明智的。我们的护士和来自宁波市华美医院的护士们有机会与上海的圣卢克医院合作,在布伦南路的第 2 号医院为难民提供服务, 他们为那里进行了一项真正的服务。由于这个原因,我们确实感到需要他们回来时得征得他们同意,生怕我们的要求会妨碍那里的工作。到 4 月底,医院里有 80 人,只有一半的医生和护士。正因为如此, 医院决定将住院病人的人数限制在 60 人以下,只有这样才能把他们都安置在医院的上面两层。刘小姐和潘博士亦加入了我们的行列。 当刘小姐和其他几位研究生护士,连同帅医生在 7 月中旬回来时,我们又最大限度地重新开放了医院,很快扩大的工作人员一如既往地超负荷工作, 原因是整个绍兴地区我们是唯一一家能够给当地居民提供现代医疗护理的医院,难民很大程度上来自河北岸。我们的几位值班护士因过度工作而病倒,他们经受了各种疾病的困扰。在这些人中,有我们的护士负责人刘小姐,她现在因为肺结核而被照顾(在我们医院),我们希望她能有足够的恢复能力。

在 1938 年,我们的医院和它的员工们都相当忙碌。全体工作人员牺牲他们的时间和精力,表现出对该机构的忠诚和他们真正的奉献精神。他们让所有接近该机构的人都感到,在绍兴,我们的优良传统在这里得到了很好的维护。

在这个动荡的时期,我作为代理负责人遇到了各种各样的问题。住院病人和门诊病人数量的迅速增加使得我们的管理方法发生了变化。事实上,我对当地的方法、习俗和规章制度一无所知,也不了解当地的情况,这使我不可能进行有效的集中监督,把责任分配给各个部门的负责人似乎是明智的。当其他工作人员撤离时,斯先生一直忠实地参与着,在 2 月的紧急董事会会议上被选为代理业务经理。于福德先生被选为医院的代理财务主管。为了完成跟教会医院之间进一步合作的想法,托马斯先生被选为 X 射线部门的负责人,他和舒艾博士一起担任了负责人。帅医生当时在上海,她被要求在红十字会医院的 X 光射线部门接受 3 个月的训练。帅医生被要求继续负责产科和妇科的工作,考虑到她需要额外承担放射科医师的职责,因此不让她为女性再做常规手术。曾先生被要求继续负责内科、临床实验室和公共卫生。我一直担任普通外科主任,潘医生承担了大部分的责任,同时负责眼睛、耳朵、鼻子和喉咙的工作。已经成立了一个宗教工作委员会,由潘博士担任主席。曾在上海大学工程学系任职的范先生,已被加到工作人员中,并已熟练接管了我们所有机械设备的改造和修理工作,以及对服务人员进行监督。自从护士回来后,何小姐已完全负责厨房,包括采购等,使我们的膳食有了明显的改善。

因此,我们一直奉行把各部门的责任分配给各部门首长的政策。代理负责人发现他们自己忙于各部门的协调工作,更不用说他的医疗工作了。

由于办公室的额外工作,有必要聘请一名秘书学生——赖先生,来协助司徒华先生和唐先生工作。迫切需要对办公室房间进行改造,已经制定了一个更令人满意的方案。我们还需要改变办公程序来处理我们日益增多的工作。鉴于本公约的医疗委员会已建议对我们的三家医院采用统一的记录和会计制度,应该考虑这些变化。会计面临的额外工作使我们似乎应该有一名护士作为接待员来接待和登记来访者,并帮助出院的病人。

随着我们客户的增加和员工的增加,我们非常需要修订和更新规章制度来帮助监管住院部和门诊。

1938 年,尽管工作人员过度劳累,政治环境也不确定,但仍有努力处理一些最需要的维修工作。楼下的病房和大厅的一半楼层都是重新装修后的,屋顶被清理和修复;为了防止可能的入侵,提供额外的保护,组合墙也建得更高了一些。去年夏天,冰变得不可用了,所以范先生努力使冰厂重新运转起来。我们最近买的房子经过了清洁和修理,并可供范先生的家人使用。曾医生的房子被重新布置。范先生和助手们在一点一点地把我们医院的病床铺成标准高度。

二楼的前私人房间我非常不满意。它们很吵,一点也不清静,还很黑,大厅也很黑。我们将四道门穿过走廊,改变分区,整修了墙壁和地板,在门的上半部分镶嵌毛玻璃嵌板,八个头等的私人房间,以及一个更明亮的走廊,每个房间的花费不到一百美元。自从油漆干了以后,这些私人房间几乎都被填满。

其他改建包括拆除运河旁的公厕,用墙隔开那块地,并建立一个便利处理垃圾的地方。抽水机是为配合预计的供水变化而建造的。

我们现在的饮用水供应一直很不理想,从来不能作洗衣或消毒之用。洗澡和煮食也不理想,而且逐渐变得更不理想,还造成了我们整个管道系统的阻塞和损坏。整个医院和看护的固定设备都生锈、腐蚀、泄漏而无法输送水。由于管道淤泥和生锈,很可能我们的大部分管道都将不得不被替换。井内 200 英尺的套管本身已经生锈,又掉进了大约 200 英尺的水井里。厕所的固定装置不是漏水就是不工作,造成财产损坏,下水道堵塞。医院和看护家里都没有热水炉。由于渗漏、生锈和剥落,医院、看护院和家里的热水器已经在今年冬天的大部分时间里都不能使用了。

在与托马斯博士和董事会其他成员协商后,上海一家实验室对水进行了进一步分析,结果显示每 100 000 份氯化物中有 200 份含量偏高,水硬度高,据报不适合作任何用途。当局已购买水管和我们现有的净化渠水系统适应的泵及配件,而经测试显示后者非常适合使用深井水。如果净化效果不理想,则可能需要加设一个慢速的滤砂器。它会在与我们的物业毗邻源头的地方建造,估计费用大约是 2000 美元。此外,运河的深挖也是难民救济工作的一部分,使用救济资金。如果必须建造沙过滤器,将会增加大约 1000 美元的成本。应该每年都有很大的折旧成本,超过新系统的效用大大增加的价值。关于这个项目,人们认为有必要将厨房和洗衣房的排水系统改道,使其不再流入运河。

其他需要改进的地方是:进入蓄水池前要过滤我们的饮用水 (活塞);高压蒸汽系统改造;我们的办公室、一楼和三楼的走廊、手术室、产房和托儿所、实验室和门诊都非常需要改建,以提高效率来处理越来越多的案件,病房、手术室、X 光和临床实验室的新设备;新供水系统可用后,管道和固定装置的改造和更换;电线的改道;为住院病人、门诊部门和工作人员提供更充足的住房空间。其中一些项目需要特别提及:戈达德博士已经购买了一台更大的蒸汽锅炉，以满足对高压蒸汽日益增长的需求，从而使其能够用于加热我们的热水；对手术室内器械、敷料和溶液的有效消毒；在厨房用蒸汽做饭；在不需要一般加热的情况下，对操作室和产房和六个浴室进行加热。

我已经推迟了这些改变，直到有适当的水供应，以免我们因为使用旧水而破坏新设备。上述的改变都是有效处理我们工作所必需的，以上任何一个改变都需在这个系统产生实质性改变前完成。

每当旧系统出现故障时，我们会迫于压力要更换水管装置，但是，我们不应坐等这些不幸及极为不便的事件发生。

电线是一项需要说明的项目，我们的 X 光服务因线路电压的改变而大大减少。有一条高压线路经过医院，从这条线路减缓下来的变压器为我们提供高效的服务。城市电力公司愿意在线路上安装一个合适的变压器，直接连接到我们的医院系统，我们采用单一的 220 伏电压系统。由于我们的电表和线路都不足以应付日益增长的用电需求，看来唯一要做的就是改变这种情况，所需费用并不大。

特别要注意有更多的住房需求，从一年的第一天开始，诊所全年平均每天有超过 100 名病人。在过去的 6 个月里，我们每天接待人数已经在 100 人到 150 人之间，仅普通外科诊所一天就有 60 到 90 个注册。诊所的房间从来没有准备好容纳这么多人，在外科诊所尤其如此，那里有很多外科治疗及伤口和皮肤疾病的包扎。工作人员的规模扩大，使得在诊所空间上也有了更多的需求。应以候诊室为代价进行调解，可能暂时会提高诊所的效率，但候诊室已经过于拥挤，尽管高效的处理可能会减少对大的候诊室的需求，我们必须期待不久的将来有一座新的诊所大楼。住院病人的住房是另一个问题，而传染病病房的病床不超过 96 张。

然而在过去的 6 个月里，我们可以在任何时候填满 150 张病床。我们每天都被迫把急需治疗的人赶出我们的医院，因为缺乏床位，只能勉强安排额外的病床给紧急的病人来应对"生与死"。尽管我们关心的是许多被轰炸的案例，但我们这样做的代价是，有时会驱赶那些比起伤兵更需要药物或外科治疗的平民。人们可能认为，这种需求只是暂时的，随着和平的到来，来我们的诊所病人和想要入院的病人将会减少，但我不这么认为。虽然诊所的患者增加可能要归因于我们良好的病房条件，但我们更相信是因为在这种紧急情况下患者对我们的信心和平日里我们的优异表现所带来的广告效应。我们医院现在所覆盖的地理范围和专业范围都大大增加了，而且还在继续增加。我们现在满足绍兴及邻近地区契约的方式将决定未来我们在这里的医疗工作。到目前为止，我们已经接受了测试，但并没有发现很大的需求。如果我们继续扩大住房和工作人员的规模，以满足当前我们所服务的社区的需求，我们在这个社区的未来是有保证的。因此，我们需要更多的床位，更多的诊所空间是永久性的。这一需求进一步扩大，我们的手术室空间只能容纳未来一半的需求。公共设施完全不够，厕所和浴室很不卫生也不适合我们日益增长的需要。X 光房和临床实验室都需要更大的空间。办公室拥挤，效率不高。小礼拜堂将不够容纳我们的工作人员，更不用说病人和他们的朋友了。宿舍不够，仆人的房间也不够。我们的未来扩张策略是非常明智的。

当城墙被拆除时，我们有机会从城墙上买到最好的砖头，投资不到 1000 美元买下了 8.8 万多块砖。不管是否会立即使用这些砖块，它们都是很好的投资。

在任何进一步考虑兴建更多楼宇或投入大量资金购买旧建筑之前，应该对未来 20 年医院建设需求进行仔细的研究，草拟一个完整的医疗工厂平面图。我建议成立一个委员会来研究这个问题，这是我们最迫切的需要之一。有了这样一个平面图在手，我们未来的住房需求单位可以根据需求和财政许可来建造。

随着对医院需求的日益增长，我们的工作人员一直承受着超出他们正常工作的压力，而且增加的人数太少了。在 1938 年年底，我们的员工大约有 100 人左右，包括 51 名学生护士和两名在实验室和办公室的学生。今年年底，我们的护士人数比往常多，因为今年有大量的实习生。

其中一些可能会退出。到1939年，当一个新班级进来的时候，我们将不再需要更多人手，这些新的实习生将会更有效率。

新增加的员工包括：潘博士，他曾在浏河医院工作，现为外科学系副医师；凡博士，毕业于上海新德医学院，在南京中央医院工作两年多；郑博士，实习医生，来自杭州省医学院；范先生，曾与上海大学工程系有联系，作为我们机械、电气和管道设备的负责人，是我们非常需要的一员；沙先生，临床实验室的助理技术员，也曾在浏河医院工作；赖先生在办公室里帮忙；吴先生是实验室里的学生。

在这一年里，护理人员发生了几次变化。王先生去年在我们医院完成了实验室培训，现在已成为X光技术员，工作做得很好。我们希望能有一个新工人，与我们的福利和公共卫生工作合作，为我们的宗教工作提供更大的服务。在这种情况下，合适的人将是一笔巨大的财富。如上所述，刘小姐是我们的护士，她患了肺结核。我们正在给她最好的治疗，希望她能在1940年7月前康复，以便在鲍尔斯小姐休假时接手护理工作。毛小姐在春夏两季我们最紧缺人手的时候帮助我们，她以前的结核性病也复发了，正在我们的医院接受治疗。

仔细研究我们1937年和1938年的财务报表和1939年计划预算，加上对刚刚过去两年的统计报告的研究，将使人们认识到在1938年期间服务的变化。X光部门和临床实验室提供的服务尤其值得注意，因为它们的检查总数增加了，它们的收入也增加了。外科的服务增加比数字显示的要大，既因为来我们这的保健类型的案例，也因为这一事实的病例发生总数的增加，由于人手和床位不足，我们必须减少收治人数。同样出诊数也增加了，这一事实表明，我们的受欢迎程度和增加的工作并不都是由于战争造成的。尽管当时没有头等房间和二等房间，要么是因为我们把它们用于三等病房，要么是因为它们被改变了。尽管如此，我们在1938年的第一类和第二类的病人比1937年增加了50%。我们的公共卫生工作在这一年里一直处于不利的状态，原因是我们的工作人员不足。尽管如此，我们提供了近9万次预防伤寒和霍乱的疫苗注射,监狱、老人之家和各种诊所的工作在 7 月中下旬逐渐恢复。慈善基金的记录只会在一定程度上表明我们医院在这一年里所做的救援工作的数量,因为许多人在诊所接受了免费的治疗,而这些人通常都可以支付他们的费用。

一项对开支增加的研究,会显示为何预算的增长与病人的增长不成比例。银金交换率已是药物和物资成本的两倍多。脱脂棉、纱布和绷带的使用与往年不成比例,因为受感染很多人伤亡,所以我们不得不购买它们,以前这些物资都是从美国妇女那里获得,它们被送来作为白色十字会的礼物 。当然,我们的美国朋友们也不能预测对这些物品的需求增加。董事会的成本同样也惊人地增加,其中大部分员工都是我们的员工,所以我们不得不对我们的总工资计划进行修订。因此,在这条线上的支出有了显著的增长,我们必须通过增加服务费用来平衡。

总的来说,我们认为,从所提供的服务和获得的朋友的角度来看,这一年是有益的。我们要特别感谢绍兴红卍字会在经济上对我们的帮助照顾,这使我们能够在医疗上照顾许多来自周边村庄被轰炸受伤的平民。邓先生在规划防范入侵教会大院的难民营方面非常精心。

我们要感谢那些负责国外慈善基金的人,他们使我们在这一年里能够做的很多工作成为可能。我们特别要感谢来自我们姊妹机构宁波华美医院的员工,他们在这一年中表现出良好的合作精神和耐心,帮助我们获得了药品和物资,并为我们的工作人员提供了最好的娱乐服务。我们要感谢麦克拉肯博士和圣路加医院的同仁,因为他们被困在上海时,协助我们两个教会医院的护理人员,让他们可以在力所能及的范围内提供最大的服务。我们亦感谢他们的好意,当这里护士需求变大时,让护士得以返回我们的医院。

在此,我们也要感谢泰勒先生和教会相关的财务工作人员。他们提供了许多友好的帮助,在经济、人员上向我们提供帮助,和我们互相协商许多的采购或订单。

最后,我们要感谢我们医院的财务主管于福德先生,感谢我们的全体工作人员,感谢我们身边的董事会成员,以及许多我们没有提到的朋友,感谢他们的服务和这一整年的关注,正是这些极大地鼓励了代理院长,以及那些与他一起继续努力工作的人。

施乃德

1939 年 3 月 20 日

第三节　1939 年医院年报

不敢相信,自写完 1938 年的报告,已经过了一年。但距离我寄出那年的医院报告及包含的补充说明仅仅过了一个多月,因此,我相信各位都已经拿到的那份报告会帮助加深对这份报告的理解。

今年初以来,我们在人事上遇到了一些挫折。六个员工跟刘女士和毛女士一样患上了肺结核——旧病复发加重,在大部分情况下,这都是由于全部人员共同面临的不断增加的工作压力造成的。这当中包括诊断化验室的助理技师沙先生、办公室助理学生雷先生、妇产科主任帅医生、之前负责隔离病室和门诊部后转到放射科的庞女士、化验室的二年级学生高先生以及厨房助手应佩福(Nying Peh-foh)先生。其中两人已经出院, 但其余的仍在医院接受治疗。大部分人在连续治疗下恢复良好,且预期能够拥有较长且有质量的生命。

还有三位员工离开了医院:我们的 X 光技师王先生于 9 月份突然离职,加入了他姐夫的私人诊所;我们护士学校毕业的于女士加入了金华医院护理团队;培训学校的校长姚女士去了芜湖综合医院做了护士长。

万医生 1 月份刚刚加入我们,却因为家人生病于 6 月份离职,今年秋天才返职。刘医生,毕业于北京国立大学医学院,在南京综合医院有过几年工作经验,又在大上海公共健康部任职,作为内科助理于 10 月 1 日加入了我院。另外还有应,浙江省医科大学毕业生,也开始在医院实习。在春夏季,我们有员工一度迫切需要休假,却由于人手不够被推迟。而现在人员数量足够保证接下来的工作顺利进行,并有更充足的时间进行换班,以更好地工作。一位化验室的新学生,张德华(Chang Tseng-Hwa)女士,也于今年秋天开始工作。

1 月底,我们还会迎来一位员工,楚先生。他担任我们的宗教和社会福利部的负责人。我们已毕业的部分护士在进行再培训,其中一位将接任 X 光技师一职,另一位则将开始在一个新设职位,即信息引导员的位置上工作。我们还希望在化验室多招一名助手。

今年出现了不少问题,其中首要问题是财政,原因是中国货币现面值仅有两年半前开战时价值的四分之一,且由于战争带来的物价上涨及联系中断,当地需求得不到满足。这些导致药物和医疗物资价格呈三倍甚至四倍的增长,生活必需品的价格也相应增长,因此对于那些找我们看病的人来说又增加了负担。若不是美国顾问委员会的慈善基金及当地组织、友人的帮助,许多需求根本得不到满足。

这些财政变化同时也增加了我们的员工及其家庭切实的负担。从 1937 年,米的价格从 8 元每担涨到了 26 元每担,使得战争期间工资及津贴增加成为必要。

相较于 1939 年、1940 年的工资,包括津贴及住宿员工膳食在内的费用比预算高出了 48%。然而实际上,我们不得不在董事会有所行动之前预支经费以满足这些需求,然后常务委员会在 9 月后再提供补贴。但是,尽管有这些增长,员工仍然在战争时期不得不面对各种困境。不断增加的经济负担使得员工越来越惧怕疾病,因此,医院不得不出台医疗保障措施使员工获得安全感。

作为保险用的资产改革比一年前显得更加重要,且必须尽快完成,这在去年工作中由于各种压力被忽略了。但这又是迫在眉睫的事,为了在木材便宜时多多进行囤积,医院又增加了火灾隐患。

而米价的增长不仅对每一个需要吃饭的人增加了负担,也使得医院必须买够 300 担米,在下一茬米收获前保证自足。似乎明年可以考虑买未去壳的米,这样储存起来就不会变质还可以省钱又能保证供给。10 月,我们发现在本地难以买到足够口粮的大米。幸运的是地方长官协助我们从附近买到 300 担大米,我们也为了将来不再买而多花了几百块。

药品和物资的运输是医院管理的另一个问题:9 月份订的药物到 12 月还没有到。运输的延迟及上海市场供应的不确定因素使我们必须订购 6 个月的量,这意味着一次要花掉 7000~8000 元。为了在市场波动中节约成本,确保供给不匮乏,这项开支连同大量购买燃料和米的需求使医院比平常需要更多的流动资金。价值 6000 元的大米和 9000 元的药品使 1939 年的财务报告出现了赤字。

由于在 1938 年底缺少资金,又需要更多的流动资金保证购买力,因此修缮工作不得不推迟。由于缺少设备,新的需求也产生了。这问题尤其体现在门诊部,由于 1939 年病人来访量比 1938 年多了 50%,这种需求使得我们去年急需扩建门诊楼——现在看来加盖一层是必需的,尽管我们知道这或多或少是临时措施,只能满足我们近五到十年的需求。这项需求很大,因此超过了我们对其他建设、修葺的需求。

尽管产生了上述问题,但本年度医院也取得了进步。如上文提到的门诊人次从 31 645 提高到了 40 512,而门诊天数从 82.3% 提高到了 99%。在医疗服务上的这种大幅提升与总预算的限制相比,当然更能说明问题。我认为我们不仅医治了更多的病人,而且服务也更好。我们现在主要担忧的是需要增加照顾病人的设施,不仅仅是目前的病人,也包括我们由于没有空床位而不得不拒收的病人。

然而,我们已经一点一滴地组织员工更好地适应逐渐增加的工作量。我们计划委派一位毕业护士负责接待入院和出院的病人,并给入院的患者提供信息和引导。我们认为这样能够消除人们入院后因照顾欠周而产生的批评和愤怒,也会减轻会计人员的负担,减少目前笼罩我们会计室长久以来的疑虑。总之,引导护士会有时间整理档案材料,保存记录,因而减少了业务管理者的工作量。罗女士会在她完成课程后接手此工作。为此,我们开创了新的标准医疗记录表。这是一个标准的会计系统,与宁波的医院类似,与姐妹机构相比这样能更加有可读性。这个系统会在 1940 年 1 月启动,为了适应这个变化,必须要部门改进,增加文件柜和新造家具。护士学校也需要新的座椅，许多旧的要修复。出于此项需要，我们已经雇了三位木匠，他们即将在完成护士站的家具后立即开始修缮活计。当办公室重组之后，我们希望立即着手加盖门诊楼，我们近期已经在合适的机会买了价值四百元的松木，因为这种木材很稀少。

在过去的一年里，我们没能够做许多去年列表上要做的事情，但我们完成了水管的接入，这及时地满足了需求。实际上，旧的水泵在新的供水系统接通前就坏了，新的供水系统使我们避免了很多的不便和窘迫。雨水过滤器也以低成本完成。我们在1月份完成洽谈并购买了医院附近的房子。该房屋现在已经启用，作为员工家庭成员和服务人员的宿舍，同时，这也是米仓和木匠车间的工作室。

一个特别大的成果是，我们开展了所有领薪人员和雇员以及学生的医疗保障。这减轻了他们的压力，并增强了他们的信心。我们已经开展了对医院员工和求职者的强制年度体检，包括做胸片在内的以预防疾病的措施，希望这些能够起效，防止我们的员工受到结核病的侵扰。

尽管已经取得了这么多进展，但是有许多去年列出的需求仍未被满足。用于水暖、饮用水、工具消毒、蒸馏和做饭用水供给，以及用于手术室、产房、育婴室和卫生间特殊供暖的高压蒸汽改造还没有完成。对上述这些房间以及实验室和厨房的改造迫在眉睫。对电路的改造也需要去完成。为员工以及其他人员安排住宿成了不可能完成的任务，我们不得不在外面租了一套公寓，等到明年又会有两个需要安排住宿的家庭。如果能获得足够资金的话，一排新的公寓需要在1940年底之前建成。但如果无法首先做出用地规划，新建房屋的计划就会受到影响。去年我就提到过需要充足的住所，但这个需求在今年更加紧迫。

作为众多迫切需求中的一个，我们需要一位负责宗教及社会福利工作的主管。我们在诊所和病房传播福音的工作像往常一样由李牧师担任，且宋女士继续以志愿者的身份担任圣经教师，以满足妇科病房的需要，但是随着医院的壮大，我们需要一个领头人……在疾病完全治愈之前，没有什么方法能被称为是绝对有效的。尽管我们的医生和护士深知其中的重要性，但是时间和职位的限制让他们没有办法跟进处于恢复期的病人，在出院后前往他们的村庄或住所继续探访。在这方面，即使我们的公共健康部门想做，也不太可能完全覆盖。因此，医院员工带着期待和愉快的心情，欢迎刚在上海大学完成宗教教育课程的朱培春先生担任我们的宗教和社会福利主管。他少年时代就在我们浸信会学校学习，充满了宗教热情，真诚地渴望满足我们的需要，和我们的医疗及公共健康部门合作，研究所有前来就医的病人的需求，包括精神和身体疾病，家庭成员和生活环境等方方面面。他还会和我们的公共健康护士一起，尽可能多地前往需要精神或身体后续护理的病人家中，并为所有感兴趣的人联系牧师和距离最近教堂的教徒。我们还需要他加入到市立监狱、少年管教所、养老院以及孤儿院的工作中，满足这些人的精神和社会需要，而目前我们的医生和公共健康护士除了治疗他们身体上的疾病，没有余力做其他事。

我们还希望在春天之前增加一位面向妇女和儿童的年轻圣经教师，作为朱先生将要开始的这项工作的补充。

此外，我们的资深员工认为需要建立一项福利基金，以帮助那些有特殊需要的雇员以及他们的家庭，并且试着帮助和鼓励他们的孩子接受最大限度的教育。医院理事会希望董事会能够批准建立这项基金。

我们的公共健康工作年内在不断增加。在写这篇报告时统计表还没有完成，但是在完成后它将清楚地展现出这项工作在各个方面的增长。由于管理层变更的原因，监狱的工作暂时停止了，但是这个圣诞节我们仍然被邀请前往探访并表演节目。今年我们被邀请前往少年管教所和少年教养院做同样的工作。我们在那里以及在养老院的工作在圣诞节告一段落。员工、病人和朋友们筹集了差不多两百多美元，足以弥补开支。由于普通门诊时间变更以及诊所和其他工作的冲突，我们的健康婴儿诊所和产前护理诊所今年遭受了一些损失，但是我们希望能尽快补救回来。

在过去的一年，霍乱并没有像在前年一样造成重大灾难。也许我们的早期预防性措施降低了传染病的严重程度。但是，在城市和乡村暴发了恶性疟疾。从 7 月到 11 月，很难买到足够多的奎宁以满足医院和诊所内病人的需要。到了秋天，价格上涨到了令人难以接受的程度。

多数慈善机构都在使用奎宁，当地的救济机构请求我们帮助他们使用慈善捐赠得来的奎宁进行治疗。但是由于缺乏人手，任何大规模的治疗都变得不切实际。我们正在为迎战今年夏天更加严重的传染病做准备，希望今年能比去年做得更多。不幸的是上海的慈善基金越来越少，而由美国顾问委员会设立的规定让这些基金变得几乎不可能大有作为。我们希望了解我们需要的朋友们能够尽可能地帮助我们。

在匆忙的这一年中，伴随着使国家陷入无序的战乱，我们应该放眼未来，看看我们未来将会如何。30 年前的 3 月，我们的医院初建。在这 30 年里它能够稳步成长，很大程度上是因为它坚守着"用现代的医学帮助预防和治疗疾病"的宗旨。这种坚守意味着不断进步，其中物质上进步的表现有：1922 年，两层楼变成了三层楼。1934 年护士之家完工，设备和新建筑慢慢增加，主要来自美国友人的慷慨捐赠。而 30 年后的今天，逐渐增加的需求超过了当前设施的能力。现在看来尽管处在战乱时期，或许正是因为战乱造成了更多人需要"现代医学的帮助"，我们应该认真考虑在这个时间和条件下，开展一场为建立新的现代一体化医疗机构募捐的活动。有什么时间比现在更适合去开始着手满足这一紧迫需求呢？一位董事会成员送来的圣诞礼物被当作"建筑基金"的启动储备金，希望这种圣诞精神能够渗透到生活在一个比中国幸运国家的人们心中，感召那些享受了"现代医学预防和治疗疾病"的人们帮助中国享受到同样的果实。

在这混乱的两年中我们成功地组建了一支由年轻进步的医生以及忠诚的护士和员工构成的团队。愿接下来的一年我们的愿景能够实现，愿我们忠诚的员工能够在崭新的现代医疗机构内继续高效地用现代的医学帮助预防和治疗疾病。因为新的机构将包含提供最好的现代医疗护理所需的一切。创始人从无(除了信仰)到有建立的机构,现在成为这个百万人口地区唯一的一所现代医院,让我们带着和创始人一样的信仰继续放眼未来,开创医院历史中的第二个三十年。感谢所有使医院在过去能够正常运营的人们,感谢那些提供了时间和金钱的诸多本地和国内的朋友,但最应该感谢的是创始人高福林医生,他让我们重复他最后一篇负责人报告的结尾,重申并相信未来大有希望。

施乃德(代理院长)

1940 年 1 月 12 日

第四节　1940 年医院年报

三年半的战争使得医院的每位医护人员和职工身心筋疲力尽,恐怕不久精神伤害还会显现。持续高速工作的压力和几乎每日都要面对的紧急情况大量耗费了我们的精力。生活开销、病房安排、食物短缺、手术器械和医疗用品供不应求以及交通困难等问题几乎使我们心智衰竭。每日疗愈病痛,我们还能感到稍许安慰。然而,由于有限的病房、短缺的人手和不足的慈善经费,我们不得不拒收一些患者或者饥饿的难民。看到城市大街上成百地死去或者正在死去的人,看到那些社区里邪恶的人——他们不愿慷慨解囊,甚至想从中攫取利益——所有这些场景都使我们日渐憔悴。1940 年末,医院不仅成为该区域唯一一家提供服务的医院,而且其服务能力不减,我们祈求在未来的岁月里能有新生力量,并祈祷我们能成功在绍兴地区福泽众生。

在这一年中,医护人员和其他人员的变动给我们造成了大量不便。2 月份,当日军进驻绍兴时,我们履行协议,没有拒绝有些职工想要离开去更安全区域的想法。鲁医生、万医生、郑医生和应医生,以及一些护士在当时离开了。

失去这四位医生对我们来说是不小的打击,幸运的是,大部分职工不仅与医院同在,而且毫无怨言,主动完成走的人留下的工作。后来,郑

231

医生和鲁医生先后回到了医院，似乎我们能够挺下去了。然而与此同时，曾医生肺部轻微出血，不得不卧床休息。一段时间里，他将不能承担工作，但是有宝贵的机会阅读最新的医学作品，并且为医务部的管理提供了诸多宝贵的建议。

幸运的是，帅医生卧床一年后再次振作起来，护士刘女士也再次承担起了她的责任。庞女士担任了护士管理的工作，郑医生今年秋天离开了，沙作为首席实验室技术员，在郑离开前的地方工作。6月，马医生过来实习一年，罗荷英女士作为初级技术员加入了实验室。罗女士是我们的毕业生之一，现在是我们 X 光的技术员。

7月，斯先生辞去了业务主管的职位，担任了绍兴国际救济会秘书长。我们有幸邀请到王先生来任职，但是由于口岸封锁，他直到11月中旬才能抵达上海。然而，当他到来的时候，他以个人的忠诚和孜孜不倦的工作展现了非凡的能力。

2月份，朱培春先生加入了我们，帮助我们设立了宗教和社会福利部。在缺少时间、材料和援助的情况下，他成功了克服了种种困难。如果不是他放弃了自己的工作，为医院的利益服务，并且在王先生到业务部之前担当此任，他其实可以更有所为。

过去一年里，我们遭受的最大的损失是失去了自我上任三年以来一直在这里工作的何女士。她用自己的行动证明了自己是最忠诚、最尽责、最不知疲倦的员工。她的工作在厨房，负责采购、计划，为职工以及病人准备食物，还负责记录资料——在石油和食材价格不断上涨的前提下，这些工作都相当不易。她将会被我们永远铭记，她"忠诚"和"尽职"的形象会一直存在我们的心中。

于女士是我们的毕业生，在职位空缺时，她巧妙地填补了空缺。沿袭前辈的足迹，她在自己的岗位上兢兢业业。

我们希望可以尽快找到一位年轻女士来协助王先生办公室的工作，承担日常秘书工作，例如记录、分发资料、写信等。我们还希望可以有人来帮助宗教和社会福利部的琼斯女士，她是湖州传教士的养女。她在育儿学习和上海的工作都与妈妈以及婴儿打交道,她熟悉这些,知道如何满足她们的需求。

不仅是资金,大米现在也成了日趋紧张的问题。尽管我们说收支平衡,但是也不尽然。1939 年的秋天,我们购买了足够食用 10 个月的大米,每担 23 美元,这在当时是比较贵的价格。那次购买大米(和药品)让我们在 1939 年的赤字几乎达到 8000 美元。幸运的是,这次购买让我们得以把病人看病费维持到一个合理的程度。

然而在 8 月份,我们又遇到了粮食困难。当时市场上最低价格已达到了每担 70 美元。记录显示我们已然赤字,我们也希望能得到政府帮助买到价格低廉的大米,因此我们延迟了购米时间。然而,日军占领了此地,购米越来越困难。直到 1940 年末,我们的储米量从 10 个月减到了仅仅够维持两周。如果我们在 11 月买了米,正如去年那样,我们的记录中会显示赤字 5 万美元。

比照去年的财政报告,一切物品的价格都在上涨。尤其是药品支出,从 32 000 美元涨到了 76 000 美元。药品和医疗器械不仅价格上涨,而且很难购到。6 月的封锁后,已无药可买。我亲自去了上海,从那里带回来了大量供给以及从美国来的白十字补助。邬福安先生到来时尝试着带一些物品,然而由于台风和洪水没有成功。价值几百美元的药品付之东流,医院供给岌岌可危。运送这些供给的费用占比也从 15% 上涨到 25%,因为货运费上涨如此迅速,目前的运输成本几乎上涨了 100% 到 150%。

所有这些使得我们的住院和临床费用增加。在这些增长面前,除了慈善救助,穷人越来越看不起病。只怕我们必须再次涨价并且募捐更多善款。尽管住院费用低廉,还是有 26.4% 的住院病人享受到了部分或全额减免。只有通过上海美国咨询委员会不断捐助,这才得以实现,而他们的钱款来自美国国内教徒。

除此之外,数据显示我们利用手边的住房和器械提供了最多的服务。事实上,2 月的威胁入侵和 10 月份的侵略的确减小了我们的服务范围。未来,病床将会减少,病室会更拥挤,门诊急诊室也是如此。这么做是为了确保我们的员工在为病人服务时避免受伤。除此之外,我们的住院时长为平时的89.3%。

总病人数从1642降到1170,减少的原因主要在于平均每个病人住院时间为26.4天,而不是18.5天。当然,这意味着,病人的病越来越严重,同时也由于我们精力、财力、物力有限,只能先诊治病危病人,再考虑情况较轻的病人。这也解释了为什么今年医院死亡率高达9.5%,许多人在24小时内就已死亡。如果我们有多余的空间和更多的人手,情况会大为改善。正如中国老话说,医生只能治疗疾病,他不能使人死复生。当然,当地条件——家庭情况、贫困和瘟疫日益严重,这也使我们更加力不从心。

除了我们改善医疗水平的能力和日渐上涨的价格,我们也做了一些维持并且改进的事情。我们完成了办公室的改建,同时,为护士学校学习和办公提供了椅子、文件柜,装有橱柜的房间,一间新的病例室,以及一间为存放白十字会供给的阁楼。管道系统需要一定的改进,我们将污水排放在医院后的水渠里。我们试图让水渗入地下,但是并不奏效。此外,为了防治臭虫,我们建造了一间小的密封室,来处理熏垫、床铺和家具。

但是还有许多未做的事情。下一步是完成拖延已久的高压蒸汽锅炉和杀菌连接工程,同时改造实验室、手术室和妇产室,提高效率来满足日益增长的需求。今年冬天,由于锅炉生锈,我们没有暖气,所以这是很迫切的要求。我们希望,目前的锅炉能够通过高压去除室内冷气,等到条件允许,会建一个新锅炉来代替。

我们还希望将门诊大楼多建一层,但是也被推迟了。我们的员工数量迅速增长,住房设施不足,这一问题亟待解决。

在改建期间,厨房可能是最迫切的需求,并且这个问题今年必须解决。除此之外,门诊和医院走廊墙壁、医院地板也需要翻新,不能再拖了。

我们的污水处理系统也存在不足,难以满足需要,需要早点建造一个能够满足一半建筑设施需求的化粪池。

鉴于越来越多的需求和拥挤的环境，我们需要集思广益筹措更多的资金。

以上便是我们最最迫切的需求。

…… ……

今年，由于朱女士因病缺席，与预计相比，我们面对巨大的需求，公众健康没有更大进展。不仅如此，由于学校被破坏，我们需要为公众福利做出更大贡献。医院尽全力应对了斑疹伤寒症、回归热、霍乱、痢疾、伤寒的蔓延。直到8月底霍乱流行时，本市的隔离医院才建成，因此我们的门诊承担了大部分此类病例的医治工作。除了这项工作，我们也对来自三家机构的病人进行了接治，分别是饥饿儿童营，新开的市孤儿院和残疾人之家。每周两次探视监狱仍在进行。之前在医院帮助我们的毛女士，现在患病正接受气胸治疗，但仍然在提供着帮助。我们都很感激她所做的工作。

除此之外，我们感谢美国的朋友，被他们的精神感动。他们通过白十字会给我们如此多的赠予，包括钱和物品，并且为中国的教堂提供资金。我们也感谢美国咨询委员会，感谢他们对我们工作的慷慨支持，感谢绍兴国际救济委员会的共同协助，感谢当地红十字组织和许多当地朋友的帮助。

1939年，疟疾在该市和该地区邻近城市广为传播。夏秋季节，我们医院门诊的病人每天达到近百人，在医学部住院的超过了50人。在这些病人中间，大约80%的人患有疟疾，疟疾患者中大约80%~90%的人是严重的类型。这种蔓延的疾病究竟是由于战争导致该地区人群拥堵，还是由于感染人群或士兵从中国南部迁移到来，很难有确切证据说明。

此外，鉴于有限的人员、设备、床位，来此就诊的病人超过了我们所能承受的范围，仍然有成百上千的人由于缺医少药而死亡。医院里流传这样的故事，一个人家里都因该疾病死亡，他是唯一的幸存者，被邻居或朋友送到了医院。似乎对我们来说，毫无疑问这一地区急需更多的医疗帮助。

除了疟疾,我们还看到了该地区以前没有或少有的疾病,例如斑疹伤寒症、回归热和威尔士病。这些令人恐惧的病症例如白喉、流行性脑膜炎和疟疾,都频繁出现在门诊中。即使我们缺少医护人员,即使我们隔离病房很有限,我们也尽可能多地救治这些病人,因为这一地区没有别的可以隔离治疗他们的地方。伤寒热前几年在绍兴广泛传播,今年大幅减少。

肺结核在绍兴地区发病率尤高。在门诊,我们每天都能遇到这种病例,即使在闹市区随便检查都能发现。X光、结核菌素和唾液检测的使用,使得早期发现成为可能。在医院,大约三分之一的住院病人命丧此病(无论是否得到初步诊断)。我们试图限制结核病住院人数,希望可以救助能够救助的人。因此,我们拒绝了很大一部分不需要住院或者病入膏肓的结核病人,因为他们的病很难治愈。所以,我们的公众健康部希望能够推行一项能帮助到被拒绝的病人,并普及健康知识的工程。对于已住院的结核病人,我们试着让他们坚定信心,让他们了解持续坚持治疗的重要性。人工气胸已经被应用于治疗肺结核,在我们的医院已开展了两到三年,应用此治疗方式的病人今年有所增加。未来,我们希望能够增加其他治疗肺结核的疗法。

此外,在门诊和病房区还有许多代谢紊乱的病例。由于有限的医疗条件,生化实验不到位,心电图等测试无法实行,我们很难救治这类病人,而这些条件都是治疗此类病所必需的。

因此,我们希望能尽快完善化验室,通过化验确诊病症,更好地救助这些病人。

1940年6月,曾医生带着肺结核去就寝,虽然他的病症发现早并且不严重。他一直在高度压力下工作,休息并接受治疗是明智的。现在,他作为病人待在医院,与此同时,他仍然为医学部做出了贡献,并且为其他同事提出合理建议。在他未工作期间,由郑医生和卢医生接任,他们受到了经验丰富的同事的帮助。我们希望下份报告时,曾医生能够回到工作岗位,继续负责医疗和公众健康部,希望他一切顺利,不要再被病魔击倒。

外科工作已经成为医院所有部门中最重要的部分。1940 年从外科出院的病人占出院总人数的 40%,当然这在一定程度上是由于过去两年经常性的轰炸造成的。单是操作清创术和去除异物就大约占手术总数的 20%。

虽然如此,医院外科工作已经相当多样,对医院而言,这是一个绝佳的机会,我们不仅可以向该地区的其他病人宣扬我们的服务,与此同时,外科医生也因为范围广泛的手术需要而得以学习和完善自己的能力。仅看医院的手术清单就足够印证这一事实,清单上可以看到"唇裂修补术""盲肠癌切除术""胸廓成形术""甲状腺切除术""硬脑膜下减压和清除碎片"等等。

随着材料成本的增加,手术费自然也需要增加,这无疑导致了许多病人无法得到他们所需要的外科治疗。出于管理上的迫切需要,我们的时间被占用很多,外科工作中很大一部分都落在了潘医生和米医生肩上。

一直以来,我们都主要关心胸外科手术伤口的各种情况,轻的话一般是表面擦伤的伤口,重的话则是深穿透、剖开、穿孔的伤口。在少数情况下我们能从胸腔内取出弹片。在 1939 年,我们一共给 3 个慢性积脓症患者做了胸廓成形术,一个病人是由于肺炎晚期,另外两个是由于外伤。

一个 7 岁的孩子得了肺炎晚期积脓症,我们通过闭式引流法并针对其肺组织体积缩小采用吸气再扩法使其恢复了健康。尽管由于在经济和教育上的问题,我们需要认可和协调,但是这种采用萎陷疗法的外科手术应该更加广泛地用于治疗肺结核。在 1940 年,为了治疗肺结核,我们做了八例横膈膜中断手术和两例三级侧边胸廓成形手术。这两例手术完成得很好,两个病人也康复出院。但如果这个地区所有的肺结核患者都需要得到适当的医治,无论是以我们的病床数量,还是财务状况,都不足以满足这一需求。但是,为什么他们不能接受应有的治疗呢?

从 1939 年到 1940 年,我们配制了 30 副眼镜。很多人为了获得证书而来到诊所做屈光矫正或是测量度数。从 1940 年 6 月份的大封锁开始，我们就无法从上海订购到眼镜。由于没有相关机器，镇上的商店无法制作镜片。如此一来我们的工作就难以为继了。在 1939 年，我们做了六例眼球摘除术和一例眼内容摘除术，其中只有一例是因为外伤，另外两例是由于眼内有一小块弹片而摘除了眼球。

尽管很多致病的扁桃体都应当被摘除，但是只有很少的人认同这一治疗方案，这些人大多有着良好的教育背景。慢性中耳炎和沙眼在眼耳喉鼻诊所所收治的各种疾病中名列第一，用于治疗沙眼的奎宁疗法得到了芝加哥医生 E.塞林格（E. Selinger）等人的肯定，因此我们在长达一年多的时间里都采用这种疗法。这种疗法在一些病例身上的效果很令人满意，但是一些病人由于路途遥远或者别的一些原因无法定期来诊所接受治疗，所以它在后期治疗中表现出的困难也是很明显的。

近来我们发现口服磺胺片能够有效缓解急性症状。当涂抹培养显示出有链球菌或双球菌时，磺胺片偶尔也被用于治疗中耳炎。由于缺乏维生素而引起的角膜溃疡在儿童群体中呈增长趋势。

在 1939 年，妇产科接受患者要比往年多得多。尽管我们绍兴公共卫生中心的助产术拥有广泛的实践，但是它并没有对我们的工作有积极的影响。总的来说，来我们产房的都是中产阶级女士。

由于一些女性的骨盆条件不适合自然生产，今年剖宫产手术的人数有所上升。有时候你能看到整整一个病房都是做剖宫产的孕妇，但这并不是我们乐意见到的景象，我们所愿见到的只是手术后病人得到康复，症状得到减轻，可以回归她们的正常生活，履行她们的日常责任。

我深深地感谢施乃德医生能够在我患病期间替我完成工作。如果没有他不断的帮助、兴趣和丰富的经验，我可以肯定我们这一年不会这么成功。即使是现在，他还是承担所有的妇科手术，将许多婴儿迎接到这世上。

1940 年，妇产科的患者少了很多。因为日军的侵略使大多数家庭，尤其是妇女和儿童都转移到了乡下。有些人甚至把家搬到了乡下。由于在乡下交通不便,所以人们一般不到城里寻医看病,除非他们病得非常严重。正是由于这个原因,我们很少见到有人过来。我们希望和平能够快点到来,这样我们就可以给我们的朋友提供更多的帮助了。

1939 年,我们接收到很多被炮弹炸伤的伤者,这是一个研究 X 射线学的好机会,在某种程度上所有临床实践都会用到 X 射线检查,我们也很高兴能为病人提供这种服务。大多数被炸伤的人都是城市居民,他们受到有意或无意的炸弹袭击。1939 年,有 1441 个病人做了 X 射线检查,创下了新纪录。

1940 年,做 X 射线检查的人数有了下降,发生这种情况并不是因为需求减少,而是因为周遭恶劣的环境。

首先,这一年当地的电力供应被切断了。1 月份日军穿过了钱塘江,占领了距离绍兴 30 英里远的萧山,而且一小支日军几乎就要到达绍兴本地了,停电持续了大约 23 天。10 月 24 日,绍兴又一次地被日军攻占,尽管日军只在绍兴停留了 3 天。发电厂被日军严重摧毁,以至于停了近两个月的电。我们自然无法在没电的情况下做 X 射线检查。直到 10 月31 日,X 射线检查才得以使用。所以说大概有 3 个月我们都没有做 X 射线检查。

其次,我们无法获得足够的大米,这个问题非常严重。相对于去年,大米的价格上涨了五到八倍。有些人甚至因此饿死了,大多数人几乎都吃不饱饭。很多人使出最大的力气,只为了活下去,因此他们根本没有就医或者做 X 射线检查的时间,更没有这样的想法。为了使那些需要做 X 射线检查的人得到这项服务,X 射线检查费已经降到了最低,但即使这样也成效甚微。我们的愿望是为尽可能多的人提供 X 射线检查服务,因为我们希望所有来我们这里寻求救治的人都能够得到我们最好的关怀。

我们想教育公众,使他们懂得 X 光检查作为一种医学诊断方法所起到的作用。我们希望这个时代和它面临的米价难题(高成本生存)能够迅速得到改善,这样的话更多人就能够做 X 射线检查了。

5月中旬，我又一次得了肺结核，这个病我已经得过一次，当时在床上躺了将近16个月。因为这个原因，1939年对我而言是我经历过的一段最艰难的时光。如果没有施乃德医生和郑医生的帮助，1939年的X射线检查科不会得到如此好评。1939年10月，我们的X射线科技术员王先生离开我们去了他大舅子开的私人医院。陆小姐是护理学校的毕业生之一，施乃德医生和曾医生在培养她的过程中所展现的仁爱以及所做出的大量帮助都让我心怀感激，陆小姐现在作为放射科的一名技术员，其工作表现非常出色。

就像医院里的其他科室一样，在过去战争发生的两年里，护理部同样也面临着很多困难和问题。由于这座城市的地理位置，绍兴一直都处在被占领的危险之中。护理职工也好，学生也好，在这样的条件下，他们对于自己是否还应该留在这里很纠结。所以我们为了能将他们留在工作岗位上费了很大的力气。尽管面临诸多困难，我们的工作也依然做得很好，即使在绍兴被日军占领的那段可怕日子里也是如此。

在过去的两年里，护理部发生了很多变化，我们设置了新的护理部，并安排了我们自己的护理学校毕业生在那里担任医院工作，尤其是挂号处和射线科的工作。如同在病房中的服务一样，她们为病人和医院贡献了全力。尽管这个工作跟在病床前护理有很大不同，但这却真正地给了护士们服务他人的机会。所以说培训护士对我们而言是最重要的工作。我们这样做有两大目标：一是尽可能地让我们的病人得到最好的护理；第二就是我们作为一所教会医院，要为中国的护士职业培训做出贡献。为了完成这两大目标，我们要培训出最好的护士。但由于绍兴大米价格昂贵，我们的招生受到了极大的影响。多数人都处于营养不良的状态，很多家庭都填不饱肚子，甚至还有的家庭连米都没有，几天吃一顿饭，用一些蔬菜替代大米充饥。一些女孩急切地想要参加我们护理课程，但是在体检的时候却发现她们达不到我们的健康要求。

现在我们有11名合格护士和14名实习护士。9名学生参加了1940年12月的中国护士协会期末考试。由于目前我们还没有一个日常培训人员,所以由医院在职医生、护士以及医院的朋友们负责指导。我们的上级鲍尔斯小姐6月份休假时离开了我们,希望她能够尽快回到我们身边。

第五节　1942年医院报告

余服务绍兴福康医院已五年矣,在此变易无常,经济困难之际,组织之多难,供料之缺乏,医务及看护程度降低倾向,虽曾受厌倦与失望,然终给余对于上帝恩佑更强之信仰,余所不及料者。回忆五年前并瞭望将来,余深信机遇之助吾等——此种机遇已证明平静而有秩序之生活与具牺牲之服务,以制胜困难。

陈如上述,故虽币制更易,生活提高,已降低吾等服务病人之数量,虽于去年曾三次更增预算及薪给;虽困济贫病之款项与院中供品赠送之来源已绝,虽供品之难于采集及无力购买——然吾等仍热具希望与勇敢于此新来之年,盖吾等深信,若吾等忠诚服务,吾等必能继续以福康医院为工具而服务绍兴之病人。

一、人事方面

去年最足鼓人之事,即院中国人能分任院内一切事务与组织。而余个人去留不能自知之事实,却足以促其速成。吾等诚觉幸运能聘到章安澜医师襄助内科,周家慰医生襄助外科,李隆平女士管理厨房并训练饮食事宜,朱爱莲女士仍值班病房护士长,任一阳女士为病房护士长,而朱任女士为本院护校之毕业生。

罗荷英、俞姣英、钮惠玲等女士,拟于去年秋离院者,今已被劝阻,仍为本院服务,而曾任病人注册处书记之潘雪梅女士及病房护士长王凤珍女士之离院,吾人犹抱歉意焉。

去年中爱神似特形活跃,徐纪法医师与罗荷英女士已于去秋结婚;本院化验室技师蔡念慈先生假期赴沪,结婚而回;本院助理机师许再卿君为最近之结婚者。

王起华先生与徐纪法医师曾患肺病，现已视事，后尚需相当之休养，然于放视事后，在事务室及化验室工作上之效率已有相当之增进。徐医师最近拟多致力于化验室。王先生之视事能使诸杨春先生致其全力于宗教及社会福利事业。则今年对于宗教及社会福利十二月与公共卫生事业，更抱殷望。

二、服务方面

上述人员之加入于本院职员，吾等觉更能解决关于服务方面之诸问题。然目前一切问题非人员之健全所能单独应付也。请注意本院置统计总计，当能一目瞭望窥视去年工作之趋势。本院普通门诊挂号数突降，若与一九四一年相较，仅及前年四分之三，病人住院日数总计仅及前年五分之三。诊症次数亦仅前年四分之三。而以三等病人之锐减最为瞩目。头等病人之数却增，其住院日数总计却超过前年四分之一。此等事实，显示二点：其一，富裕之家并不觉本院费额之增高，故不值二等三等病房而住头等；其二，本院费额之增高乃使无力医药者裹足不前，因救济费之减低（前年为六万九千元，去年仅为二万二千元），故从前以免费或半费进院之被救济病人，今则无法医治。然三等病房之纳费额实较物品之价格低产殊多，终年如斯也。

每病人每日之平均费用，为物品增价之准确标志，前年之平均数为老币十六元另六分，去年则为老币二十七元七角三分，是则物品之增价约为四倍明矣。

在内科方面，病人减少，在外科方面人数虽减，然诊症病人，比率增加。出院病人之治愈者比率增加，而在院中死亡之病人次数既少，比率亦减。

由上各点所表示之事实为：1.与前年较所医治者为比较的不甚需之病情；2.病人在门诊部医治者外科遂超内科（与门诊部记录可以瞭见），故进院病人亦以外科居多；3.小康之家尚有能力在门诊部就诊内科与外科之疾病,然因一般的贫穷及药物之增价,吾等对于社会之服务受莫大之限制,此种服务之限制更可于特别挂号与普通门诊挂号比率之减少见之。吾等于医务上之治疗,其成绩可在统计报告及医务人员实地改进是之。内科与外科供品之购买,诚为难事,然以余所见,本院绝无因供料缺乏而减少病人复原之机会。本院几种特别药品,诚将用尽而无法补足,则该时患此种病者或将不能如有此种特别药品时之便利耳。

三、经常维持方面

本院机件及装置有许多急需修理,有许多且现时不能用。本院置蒸汽锅,已用二年,最近发现火管裂缝,然尚无法修理之。厕所卫生设备亦是同样状态。物料与技工,既觉难寻又感价格之非能力所及。

用水来源,近因电力缺乏,受害殊大。吾等现正设法购一电力人力两用之打水机,雇佣二人可使本院贮水池充满,足以供日夜之用,而其费用或可较省于现下电力之价。且用电力打水仅是供给早上数小时之用,甚感方便也。

机械的设备如压力计、打水机等均为现疲惫毛病,几种机件出现不时坏后,无法添置。吾等将在今年经过炎热之夏季而无冰箱及冷藏机矣,于保存药物及血清等实感不妥。X光之电力不足,且有一玻璃管早已破损不合格用,欲重置之实属不可能之事。大厨房即可修建完竣,吾等希望其于卫生及柴薪之经济,有满意成绩。

最近柴薪甚难购买,且价高涨,而购得之柴,质料松束,更以为憾。此及当致力于防止汽水管及热水桶热力之散失。下列各宅之更新,极不能缓,如职员宿舍,病人房间以二等房为最要,化验室、割症间、产科间,如经济可能,当属院工逐一改建之。

第九章 抗战胜利后的院务(1946—1949)

第一节 1946 年医院报告

一九四六年为希望与复员之年,破坏之战争已过,诸事渐次恢复原状。福康医院亦向复原与复兴之途迈进。唯因困难与限止重重,致吾人未能畅所欲前。再次一年之上期,物价激涨,生活指数日高。救济物品来源减少,几使吾人经济陷于绝境,幸此危险时期不久消逝,乃重行计划,以谋恢复。虽吾人进展有限,而当此稿草成之时,吾人正向光明之途迈进。谨存感谢与谦卑之心,略述现状及待解决问题如下:

一、人事方面

在此一年,行政及事务方面变动甚大。潘院长于九月二日离绍赴美深造,而贺锦声先生于三月间来院代其职务。一为王起华先生因出任越光中学校长而辞去事务主任之职。院方物色人才达七月之久,今岁二月,始有陈维荣先生接任。一为院长室秘书朱章苏女士于六月间离职,今年二月施琴小姐由美抵绍,担任此职且负责贮藏室之保管。尚有范光耀师母代替徐勤瑶女士工作于问询处,又有陈维敏先生任技士及驾驶汽车,且工作于事务处以代替王永田先生,因王君不久将来将入大学肄业。如是事务处人员安排妥当,此后工作,谅可顺利进行。

施乃德医生于一九四六年一月在吾人渴望中返绍,吾人深表欢迎之意。渠初与吾人相见,正当吾人在楼凫安葬帅崇文医师之时。渠来院仍任外科主任且兼任妇科及产科主任以代替帅医生。女医师陈信宝不久拟去金华福音医院任职,今则在施医生之下工作。胡修元医生继任外科医师。俞克忠医生毕业于国立上海医学院,于去岁三月来绍任内科医师;韩颂霖医生由政府指派至南昌省立医院服务,五月后回院任内科助理医师。如是院中连我共有内科医师三人。周苏文医生毕业于上海圣约翰医科,于一九四五年五月来院实习,今则任妇科及产科医师。

二、宗教社会服务部方面

陈泽民师母于九月间辞去助理员之职而任职于越光中学,后则由贺锦声师母充任之。

金松泉先生于一九四六年初来院充任实验室技士,年底辞职他去。另有荣任志小姐、李澄钰小姐于六月九月先后辞去饮食间职务,院方则训练将毕业之护士二人以充任之。又有护士长沈蓉江、陈英黛、杨炳辉、章壁臣、钟丹婷五人,先后离去,而丁利雅、陶乃贲、陈灵恩三女士来院工作,今院方尚缺护士数人,希本届毕业护士留院服务。

公共卫生社会服务与新工作之开展。当战争猛袭绍兴之时,院方正致力于慈善机关之服务,如孤儿院、养老院等,此项工作由医药、社会服务与宗教三部合组而成。及绍兴沦陷,诸事皆生动摇。过去一年,此项工作重新奠基,且开展未有之新工作。公共卫生社会服务部与城中慈善团体约定时间,每星期派医生与公共卫生护士前往该慈善机关免费施诊(今有五处之多)。倘有住院之必要,准予免费来院就诊,若须每日诊疗者则来医院门诊部诊治,又补种牛痘,在医院及慈善机关,一皆免费施种。八月间柯桥诊所开始,时间定每周星期三,由院方派医生护士与实验室技士同往。本年一月应柯桥商会之要求改为免费诊所,且定每星期二次,此为有意义之尝试,其旨趣在教育该地人民并使贫病者得有机会受医药之治疗。今每次就诊人数平均在百人之上。医院门诊部每星期三下午亦免费诊治绍兴普通流行之疟疾与内脏寄生虫等病。院方刻正计划,扩充至每星期二次,且拟免费诊治癞头等病。去秋学校卫生一项曾尝试行希望今春能扩大范围,普及各学校。

过去一年,院方各校受各救济机关之委托代为分发救济物资。宗教社会服务部负责分发者计有婴孩之奶粉,营养不足者之脱脂奶粉、鱼肝油、维他命丸、大比目鱼油、豆汤粉及小孩衣服等,分发对象为学校、教堂、慈善机关及需要之个人。

十月,中国护士学会在南京举行年会,本院护士学校派校长监察及教师为代表出席开会,会毕返校,在管理方面颇多改革。会议中决定所有护士学校,须向教育部立案,现院方已着手进行,又十二月间护士毕业,曾由教厅派员来校举行考试。

三、财产器具及房屋修理

医院之建筑与财产,不够应用,此已由潘院长于去岁院董事会报告中提出。前曾有将浚德之校舍及女西教士之住宅让归医院,而此计划之手续迄未办妥,希不日能圆满解决。抗战期间,医院房屋颇少修理,去岁虽限于经济,仍择要修理一部分。如禅法弄之住宅,当日人占领绍兴时,几全放弃,九月间开始彻底修理,至十一月陈泽民先生之眷属乃行迁入。又前王起华先生所住之屋,破坏不堪,当迁入之前,亦稍加修葺。浚德之西角曾改建一汽车间,可容汽车二辆,又为护士部添置叠床三十架、书桌四十套及其他为职员家属办公室用之写字台、椅子、碗橱等总计卅件以上。彻底改善阴沟为改建上重要工作之一,今已开始建造水泥管子,以便排水。门诊部之房屋,小而不适合,拟改为楼房。行政院善后救济总署曾拨给麦粉九吨,作为改建之工资。倘若此计划能于半年内实现,则内外各科及医生办公室,可较宽敞。潘医生曾提及医院需另建大厦一所,以应需要,今任何来院参观之人,亦具同感,希望此项计划能于五年内完成。

此外用水来源亦为问题,院方曾计划于城外水深之处安置水管,导水入内,且装置大水池以贮水。又有热水炉,已觉太小,且陈旧不适于蒸汽及蒸馏水之用,且时常发生障碍并随时有破裂之处。当吾为此报告时,X光机亦失去效用,达一星期之久,院方唯有灯泡二只,此二灯泡。

年久将坏，亟希能有一较完整之 X 光设备及一套轻便之 X 光机泡。施医生且担任外科主任，代理妇科及产科主任，医院会计，修理及维修之指导，由于施医生之慨助，院方得利用其小汽车，以开展公共卫生之工作。又大卡车一辆，亦由施医生为三教会医院请求而得，使三医院之联络更行密切。

美国援华会、中国国际救济会、英国红十字会、加拿大红十字会、联合国善后救济总署、行政院善后救济总署及绍兴三慈善救济机关等等赠予救济物品多种，其中一部分作为"恩施款项"，尚有个人对恩施一事，深感兴趣而代募捐者，如周家声、罗怀凯诸先生及前院长高福林医师。

第二节　1947 年院务报告

抗战胜利二载有半，休养生息，适正其时，奈何复员未了，"戡乱"又起，国家财政平和乏术，通货膨胀日甚一日，而物质之高涨，犹如脱缰之马，不可收拾。社会经济，日渐枯涸，患病就医，心余力绌。本院抱服务之旨，岂能坐视，贫病救济费之支出，因之激增，而救济物质及贫病捐款，为数有限，处此情况，院中经济之困难，不言而喻。唯吾人虽遭此前所未有之困难，仍本快乐之情怀，为病家服务，并抱无限之希望，向光明之途，努力迈进。谨以感激与谦卑之心，略将过去一年之大事，叙述于后：

一、人事方面

潘院长于前年九月二日离绍赴美，至去岁圣诞前夕，在吾人之渴望中，始行返绍。在此期间，人事之变动颇大。去岁六月，文书王克远先生辞职升学，乃聘丁至善先生继之。护士陈维敏于八月间由医院保送至汉口协和医院与中国国际救济委员会所合办之技士专科学校肄业，为期一年，专受医院方面需用之机械之训练。产科医师周苏姣女士去后继之者为张维新医师，张医师毕业于山东之齐鲁医学院，于九月间来绍任职。外科医师胡修元辞职后，添聘罗运华医师，又聘韦一悌医师为特科医师,其他尚有柯元乔、沈根法二实习医师同于七月间来院,药剂师叶啸亚及助理陈慕贞女士先后去职,继任者为杨忆慈女士及黄树瀚女士。杨女士毕业于成都教会联合大学之药物系。X光技士王锡海先生于七月间来院,旋由院送至宁波华美医院在汤默恩医师之指导下,受专门训练三个月。护士长陈蕙芳女士因结婚辞职,尚有陶通贵、丁丽亚、陈灵恩三护士长亦先后去职,又本院前缺护士长数人,乃以本校毕业生陆敏、顾文珠、计慧瑄、晏海珊、章丽秀及祝慕英等六人继之。

尚有病人账目结算方法之改变亦须一提,查本院住院病人之费用,向由临床医师结算。去春,则改由问讯处司其事,病人住院经医生准许后,先至宗教社会服务部填写个人历史及家庭环境,再至问讯处缴预存费,其账目每星期结算,倘有不足,通知保人来院续交,出院时如曾施行手术者,由医师填注手术费后,即可算账出院,手续较为便捷。

二、公共卫生社会服务部之新工作

本院近来致力于慈善机关之服务,公共卫生社会服务部与城中慈善团体如维德孤儿院、福安育幼院、育婴所、安老残弃所等约定时间,每星期派医生或护士前往免费诊治,成绩颇佳。过去一年除继续此项计划外,另开发二新工作,一为柯桥诊所,一为免费诊所。柯桥诊所系应柯桥商会之请,每星期二、五早晨驶自备小汽车送医师及护士五六人,前往施诊,就诊者平均每次在五六十人,除酌收部分药费外,余皆免费。一年来成绩斐然,迨至十二月初,以天寒病少,始行停诊。免费诊所设于本院门诊部,每星期三、六下午免费诊治眼疾、疟疾及内脏寄生虫病等,本院并受中国盲民福利协会委托,对沙眼之防治尤为注意,每次就诊者在六十人以上。

三、财产器具及房屋修建

医院之建筑与财产早有不敷应用之感,故前有将浚德之校舍及西教士之住宅转让医院之议,此项计划已于去秋圆满解决。修理及改建方面,在抗战期间甚少进行,今以实际需要,虽限于经济,仍择要修缮,如三层楼之男女病房曾加油漆,自三月间动工,至八月底完成,计需一千七百余万元。潘院长住宅久未修理,去年四月,亦加刷新,计需四百余万元。前浚德之侧屋,作为职员住宅可分住五家,七八月间曾修理五分之三,计费一千余万元。又本院向行政院善后救济总署请得发电机一座,请中国国际救济委员会工程师马图平先生于六月间来绍设计,特造动力间一所,十一月间又来院装置 X 光之设备,先后计耗四千余万元。医院大厨房所用之灶由施医生设计,改用柴油,经数月装置即可应用,唯近来配购柴油,不如所请,而黑市价昂,所耗不菲,倘柴油来源不畅,恐难完全应用。门诊部之改建,及彻底改善阴沟,去岁曾一再进行,购贮木材、电料,并制水泥管子,后以经济困难中途停顿。用水来源拟于城外水深之处,安置水管导水入内,且装置大水池以贮水,曾将计划造送行总请求水管,后以水管无着,暂作罢论。浚德大屋拟改作肺病疗养院,病床及被褥等一皆齐备。惟病房改建,需费颇大,至今尚未动工。医药器材去岁增加颇多,由行总方面来者为发电机一座、X 光机一座、齿科 X 光机一座、打水机一、显微镜一、齿科全套器材以及其他什物;由汤医生代为请求者有 X 光机一座、病床二十张;由浙江省卫生业务委员会而来者有铁床四十张、杠床十张等,此等器材均装就应用。

四、护士学校

自教育部通令所有护士学校须向教育部立案后,本校尊令积极进行,十一月间完成立案手续,由教育厅颁发校钤,即日启用,嗣后学生毕业须经教育厅会考并加盖厅印后方为有效,去岁本校毕业生十五名,经教育厅会改,幸皆毕业,今春会考亦已于已约见举行。

中国国际救济会、联合国善后救济总署、行政院善后救济总署,浙江省卫生业务委员会赠予救济物品多种,对恩施一事深感兴趣而代募者如周家声先生、罗怀凯先生、朱仲华先生、李馥苏先生、高镜朗太太等,余代表医院及病人深致感激之情,而医院同工,在待遇菲薄,工作繁重之情形下坚守岗位,和合无间。

第三节　1948 年医院报告

民国三十七年年度之内,吾国社会经济显示极度之波动与变动,通货贬值达最高峰。八月间经济改革发行金圆券,收兑金钞,限制物价,试行仅二月余,因拟于持久施行,又几经修正、补充,而至取消限价。改换兑金办法,物价乃随之高胜,生活指数重复扶摇直上。待至十二月下半月,上海之生活指数,已达八月十九号之十八点三倍,及农历新春以后绍地米价每石已达三千余元。一般物价亦随之上涨,超过院收费与职工待遇,颇费考虑与更改,幸此困难年继续办理,诚当存感谢之心也。兹将一年内大概情况缕述如下。

本年全年门诊病人总数为三万二千七百八十一人,免费病人达百分之五十一七,而免费病人日数为百分之二十四点一;化验次数为二万二千百五十人次,开刀间手术为五百十三次,X 光检验为二千零三十一次,X 光片子为八百六十五次。均较去年度为增加,社会医药之需要于此可见一斑。

今年承中国援华委员会之助,得将浚德房屋改建为肺病病房,一层楼设病床二十张,病人阅读及娱乐室一间,及人工气胸手术室一间;二层楼可有病床十九张,内普通病床八张,房间七间,又有卫生设备及浴室,本拟将旧有堆货间改建为职员宿舍。

本年度人事之变动,可略述如下。

施乃德医师夫妇及子女等于六月间离绍返美休息,将于一九四九年九月间返绍,美籍护士倪女士在北平学习中文一年,于九月后来绍,仍即系学习语言课程,同时帮助白十字会医院用品之处理工作,嗣因时局关系,于十一月间离绍返美,从事深造再来服务;罗运华医师与张维新医师夏间期满赴台,旋即江启元医师担任外科助理,王蕴芳医师任产科及妇科主任职;严君王柔年终告老退休;陈维敏君前由院保送至汉口协和医院技士专科学校；毕业护士回院工作者有颜文美、孔月娥、冯秀灵诸女士，陈蕙芳女士于十月间复返本院，仍担任手术室工作。

护士学校由刘树芬校长主持继续招生，立业手续早经办妥，最近关于教育部条案事，亦已办竣。今年度毕业人数为七人，夏间所招新生十四人。

医院经济虽拮据，但是本年度终毕未负债，而贫济一项大法币廿二亿七千八百二十五万元，又金圆券一万八千五百九十元三角元。患者门诊人数为一万一千二百八十六人，住院病人为一百三十七人。春间贫病救济费捐款总数为法币十亿三千一百万元。其他捐款，西教会自八月份起每月补助救济费美金五十元，由教会司库折合法币汇来。又中国育民福利协会与本院合办之免费诊疗所，每月亦有补助费寄来，浙沪议会对于护士学校亦时有津贴转来。中国援华委员会拨款五十五亿，由中国国际救济会转来专为改建肺病病房及职员宿舍之用。

第四节　1949 年医院报告

一九四九年，为非常之年。一月至五月为绍兴解放前之时期，通货膨胀，谣言纷纷，人心惶惶不安。幸吾院同人，意志坚固守岗位，继续努力，为人民服务。五月初，解放前夕，社会秩序动摇。而同人等处置事变，筹商应对，一应维持工作，一面保护资产，避免无谓损失，因得以渡过难关，这是应当感谢的。解放之后，人民政府为稳定金融，保障人民经济起见，公布折实单位。故院中收费与薪给，均改用折实单位计算。一面配合时代精神，扩大院务会组织，由组推选，以合民主原则。眼下解放战争尚在继续推进中，而战争所引起之破坏，政府正在努力恢复，并从事于建设性的经济。故人民负担，一定有相当之重。一九五零年为困难之年，但吾人均应忍受暂时之报告，以达成远见之建设与繁荣。兹将一九四九年之院务简单作一报告：

一九四九年，门诊部病人总数共计三万四千一百一十八人，其中免费病人约占百分之三十。住院病人,一年中进院者计一千二百七十九人。住院日数为二万五千六百四十天,而免费病人为一百四十一人,住院日数为四千零五十四天。化验次数为一千七百六十九次,开刀手术为六百六十次,X光检查为一千七百三十次,摄片为五百四十二次,总观一年之医务,较一九四八年门诊部与住院病人均稍有增加。化验与X光较前有减少,而手术次数,一九四八年为五十三次,增加一百四十七次。

本院病房与护士学校屋顶,年久未修,过去时有漏雨。

人事方面,无大更变。吴民仁女士由社会服务处内调至注册问询处,襄助王菊美女士。其原有工作,聘江启元医师之夫人李玮文女士担任。化验间蔡念慈先生,曾于十一月间赴申中山医院研究一个月,以求进步。

医院常年经费,素以自立自养为本。但医院原以服务病家为宗旨,取费更需顾及一般社会经济。而较近物资关系,物价甚高,开支方面,虽尽力节约,仍有相当之大。如伙食电费,燃料及日用品,均有上涨。至于职工薪给,较之以前,亦已减少。大家报告上去。全年收支相抵,亏欠一千四百万元。但实际上并不止此,因敷料以及病人所用被褥枕毯之类,实际未有添进,所购药品,亦未能补进所用去的。

护士学校,继续办理。夏间所招一班计十二人。本届毕业生计十四人。十二月间浙省教育厅召开职业教育座谈会,本校亦推代表前去参加。政府对办理护士学校,已有相当之指示。

本院贫病救济事业,承蒙社会大众所称赞,热心公益绍兴,亦有自动捐助者。本年度前援助收到捐款,折米四十余石。而实际可用去者,则达八倍以上之巨。中国盲民福利协会与本院合设之沙眼治疗免费诊所,继续进行。本院对于肠寄生虫病疾、梅毒、大麻风等,亦有免费诊治,以及对于各慈善团体之服务,得以继续。凡此种种,均应声明道谢。

对于过去之一年,宜作自我检讨,以作未来之策划。本院对于公共卫生素来提倡,然而未够深入农村。而关于群众卫生教育,尤宜协助政府卫生当局,广为宣传。

绍兴一地，特别关于肠寄生虫病，沙眼、肺痨等之治疗与预防，饮水与排泄物之卫生处理，对于人民健康影响巨大。每年之死亡于肺痨、痢疾、伤寒者，为数可观。医药工作，既为全社会之事业，本院诚宜与其他团体发生通力合作之关系，以改进人民之健康。

后　记

　　绍兴第二医院是绍兴市建院最早的一家三级乙等综合性医院,其前身是美国传教士高福林创建于1910年的福康医院。值医院105周年院庆之际,在医院葛孟华院长的领导下,医院委托杭州师范大学周东华教授团队对福康医院院史档案资料进行搜集、整理,并利用这批档案资料,在绍兴市文保建筑"福康医院旧址"三楼成功布置了绍兴第二医院院史馆,面向公众开放。院史馆搜集了原本馆藏于美国耶鲁大学、哥伦比亚大学、柯桥区档案馆和国内其他档案馆、图书馆的"福康医院档案资料",成为绍兴第二医院展示"3H"(即"Heart、Head、Hand")医学人文非物质文化遗产的代言人。

　　团队充分认识到,档案资料是人类文明传承的纽带,能够起到"无声中有声"的重要作用。绍兴第二医院致力于院史档案资料整理与医学人文教育遗产开发,根据本单位禀赋进行了一项基础性工作。为推进原始档案资料搜集、整理和医学人文教育遗产开发这项工作,葛孟华院长和医院管理层专门安排一笔专项资金,聘请由周东华、葛孟华、戴望云、傅颖、张再洋等历史、医学、外语、图书馆、民俗学等专业人员组成的专业团队,按照"抢救一批、引进一批、挖掘一批、整理一批"的思路,对福康医院的档案资料进行全面搜集。

　　首先,"抢救一批"指的是拟定对尚在世的原福康医院员工家属进行口述史访谈,例如福康医院护士学校1943级学生、后任医院护士长的章丽秀老人(2014年11月12日上午采访,时89岁)、医院药剂科老员工胡恪勤老人(2014年11月12日上午采访,时92岁)、福康医院护士学校毕业生、护士长、第二任中国籍院长徐纪法夫人罗荷英老人

（2014年11月27日上午采访，时93岁）等十余位老人。从他们口中，我们知道了很多有关民国时期绍兴和福康医院的往事，例如抗战时期的绍兴和福康医院、民国时期绍兴的女子教育等。

其次，所谓"引进一批"是指派专人到美国相关机构搜集福康医院档案资料。福康医院是美国传教士高福林创办的，高福林隶属美北浸信会。在当时，一家正规医院的创建和运行，所费不菲，基本靠美国捐助生存。因此，高福林和施乃德这两位外国院长与潘连奎、徐纪法两位中国籍院长在任期间，给美国的美北浸信会每年均有信件和医院年报。这批资料分散在美国各地，主要有三处：耶鲁大学神学院图书馆、哥伦比亚大学伯克图书馆和亚特兰大浸礼会档案馆。因为时间紧张，当时只来得及搜集耶鲁和哥伦比亚的档案资料，大约百余件数千页，主要包括照片、书信、年报、书籍和老绍兴的影像带。本书重点展示两份：一份是施乃德夫人1943年写给友人的长信，一份是福康医院年报。

再次，"挖掘一批"指的是对柯桥区档案馆馆藏福康医院档案的全面挖掘。在档案局两任局长，尤其是现任局长尹局长的关心指导下，在张如华科长的帮助下，对馆藏十余包数千份档案进行全面整理，挖掘出非常有价值的档案，如高福林与宁波华美医院、杭州广济医院院长往来通信，福康医院抗战时期英文通信等一大批中英文文字档案和照片资料。其中特别值得一提的是福康护士学校历届毕业生合照和福康医院历年院董会会议记录。

最后，"整理一批"指绍兴第二医院对医院图书馆和档案室馆藏档案、图书资料的整理。福康医院从医院草创开始就注意购置各类西医书籍，在对医院图书馆图书的整理过程中，发现两批价值非常高的图书资料。一类是高福林藏书，包括传教士学习中文的字典，即1865年版的《五车韵府》，高福林1905年签名本医书等数百册；另一类是医院中医处方。此外，医院档案室也收藏着诸如福康医院年报、董事会记录等档案。

通过数年之功，这一任务基本完成。现在展示在诸君面前的这册《福康往事》，就是这一项工作的成果之一。《福康往事》一书能够编撰出版,得到了福康医院老员工的特别支持,尤其是美籍院长施乃德一对儿女 Mr. Ted、Mrs. Marian(即泰德和施福美),潘连奎院长的女儿潘惠平、潘允平及女婿陈为松将军、徐纪法院长夫人、福康医院老护士长罗荷英女士等的支持和帮助;绍兴第二医院葛孟华书记和医院院长等的鼎力支持,提供了课题所需要的经费和办公条件;得到浙江省哲社重点基地杭州师范大学浙江省民国浙江史研究中心的大力支持,本书也是浙江省哲社基地课题"美藏绍兴福康医院英文年报译介"(项目号:16JDGH071)的最终成果,年报由傅颖、戴望云翻译,周东华校对。